In Vitro Diagnostic Devices
체외진단용 의료기기의 이해

In Vitro Diagnostic Devices
체외진단용 의료기기의 이해

발 행 일	2018년
옮 긴 이	이흥만, 신재민, 이정욱, 노미숙
발 행 인	박종열
발 행 처	세종의학
주　　소	(157-924) 서울시 강서구 화곡로 111 스카이빌딩 6층
전　　화	(02) 2604-5323
이 메 일	pjy5322@naver.com
홈페이지	www.sjmedi.com
정　　가	45,000원
I S B N	978-89-969681-9-1 93510

Translation from the English language edition: In-Vitro Diagnostic Devices
Introduction to Current Point-of-Care Diagnostic Devices by Chao-Min Cheng,
Chen-Meng Kuan and Chien-Fu Chen
Copyright Springer International Publishing Switzerland 2016
This Springer imprint is published by Springer Nature
The registered company is Springer International Publishing AG
All Rights Reserved Korean translation copyright 2018 by SEJONG MEDICAL BOOKS
Korean translation rights arranged with Springer International Publishing AG
이 책의 한국어판 저작권은 Springer International Publishing AG 사와의 독점계약으로
'세종의학'이 소유합니다. 저작권법에 의하여 한국 내에서 보호를 받는 저작물이므로
무단전재 및 복제를 금합니다.

※ 파본은 교환하여 드립니다.

In Vitro Diagnostic Devices

체외진단용 의료기기의 이해

Chao-Min Cheng · Chen-Meng Kuan · Chien-Fu Chen

이흥만 · 신재민 · 이정욱 · 노미숙 옮김

세종의학

옮긴이 **이흥만**
고려대학교 의과대학 이비인후과학 교수
고려대학교 구로병원 의료기기 중개임상시험지원센터 센터장
고려대학교 구로병원 의료기기 사용적합성 테스트센터 센터장
고려대학교 구로병원 안전성모니터링센터 센터장

신재민
고려대학교 구로병원 이비인후과 임상교수

이정욱
고려대학교 구로병원 의료기기 중개임상시험지원센터 연구교수

노미숙
한국기계전기전자시험연구원 선임연구원

옮긴이 서문

체외진단용 의료기기(in vitro diagnostics, IVD)는 인체로부터 채취된 검체를 이용하여 질병의 진단, 예후와 치료반응을 평가하기 위하여 검사에 사용되도록 의도된 의료기기로, 새로운 기술의 발달과 융합을 기반으로 급속하게 발전하고 있다. 또한, 최근 고령화 사회 진입으로 건강에 대한 관심이 증가함에 따라 체외진단용 의료기기 시장과 규모가 더불어서 크게 성장하고 있다. 체외진단용 의료기기를 기술특성에 따라 8개의 세부 분야로 나눌 수 있으며, 이중에서 현장현시진단 분야와 분자진단 분야 시장이 크게 주목받고 있다.

현장현시검사(point of care testing, POCT)란 검사실이 아닌 현장에서 검체의 전처리 과정 없이 실시간으로 진단 및 치료에 이용할 수 있는 검사로, 일반 의료기기의 비용 및 규제 문제를 해결할 수 있는 분야로 각광을 받고 있고, 비용이 적게 드는 장점으로 최근에 수요가 증가하고 있다.

이러한 체외진단용 의료기기 산업이 고부가가치 산업이지만 일부 자가검사 기기를 제외하고는 사용자가 안정성과 유효성을 중시하는 임상의사로 국한되어 의료기기 업체의 시장진입이 어렵고, 세계 헬스케어 기업이 이미 국내시장을 상당부분 선점하고 있어 진입장벽이 높아 국내 기업에게 어려움이 많다.

그럼에도 불구하고 국내에 체외진단용 의료기기 산업분야에 도움이 되는 참고 서적이 없어 관련 분야 종사자가 어려움을 겪고 있다. 이러한 문제점을 해결하고 앞으로 의료기기 시장, 특히 체외진단용 의료기기의 발전에 많은 도움을 주기 위해 이 책을 번역하게 되었다.

이 책에서는 현장현시검사를 소개하고 요약하여 자세히 설명하는 것 외에도, 실제적으로 필요한 몇 가지 중요한 원칙 및 메커니즘을 설명한다. 또한 가정용 의료기기를 개발하는 방법을 이해하게 도와주며, 저렴하고 효율적인 체외진단용 의료기기 개발에 기여할 것이다.

마지막으로 이 책이 번역되어 나오기까지 밤늦게까지 수고를 마다하지 않은 고려대학교 구로병원 의료기기 중개임상시험지원센터의 이민영, 최찬진, 이은혜, 김유림, 이영은 선생님들께도 지면을 빌려 감사의 말씀을 전한다. 이 책이 체외진단용 의료기기를 이해하고, 국내 의료기기 산업 분야의 발전에 밑거름이 되기를 기원한다.

2017년 12월
고려대학교 구로병원
의료기기 중개임상시험지원센터장
이흥만 교수

차례

옮긴이 서문   V

1장   체외진단용 의료기기 개론

1.1   개요 1
1.2   구조 3
1.3   장점 5
1.4   항체 5
1.5   라벨 6
1.6   막 7
1.7   응용분야 8
1.8   결론 12
참고문헌 12

2장   중합체기반 체외진단용 의료기기

2.1   개요 15
2.2   중합체 재료의 선택 16
    2.2.1   폴리디메틸실록산 16
    2.2.2   고리형 올레핀 공중합체 17
2.3   중합체 기기의 제조 18
    2.3.1   구조 형성 18
        2.3.1.1   소프트 리소그래피 19
        2.3.1.2   사출성형 21
        2.3.1.3   핫엠보싱 22

		2.3.1.4	나노임프린트 리소그래피	23

	2.3.1.5	직접가공	24
	2.3.1.6	레이저인쇄 미세유체 기기	25
2.3.2	기기밀봉		27
	2.3.2.1	접착결합	27
	2.3.2.2	열결합	28
	2.3.2.3	용매결합	29
	2.3.2.4	용접	30
2.3.3	세계칩 인터페이스		30

2.4 유체제어 부품 32
- 2.4.1 밸브 32
- 2.4.2 펌프 34
- 2.4.3 혼합기 36

2.5 응용 38
- 2.5.1 표본준비 38
- 2.5.2 분리 40
- 2.5.3 시약저장 42
- 2.5.4 대사산물 및 저분자 검출 43
- 2.5.5 DNA기반 및 RNA기반 진단 45
- 2.5.6 단백질기반 진단 48
- 2.5.7 세포분석 50

참고문헌 52

3장 저비용 체외진단용 의료기기 기술

3.1 개요 61
3.2 종이기반 미세유체장치 62
- 3.2.1 종이의 장점 62
- 3.2.2 제조기술 63
- 3.2.3 검출법 65
  - 3.2.3.1 비색계검출법 65
  - 3.2.3.2 형광검출법 66
  - 3.2.3.3 화학발광검출법 67

　　　　3.2.3.4　전기화학발광검출법 67
　　　　3.2.3.5　전기화학검출법 69
　　　　3.2.3.6　표면강화 라만분광검출법 71
　　　　3.2.3.7　기타 검출법 72
　　3.2.4　새로운 기능 및 디자인 74
　　3.2.5　진단 응용 76
　　　　3.2.5.1　종이기반 대사분석 76
　　　　3.2.5.2　종이기반 효소결합면역흡착측정법 81
　　　　3.2.5.3　종이기반 병원체 진단 84
　　　　3.2.5.4　종이이용 DNA기반 분석법 85
　　　　3.2.5.5　종이이용 세포기반 분석 85
3.3　실/면사기반 미세유체 90
3.4　임상진단용 저비용 미세유체장치의 상용화 92
3.5　결론 93
참고문헌 93

4장　포도당센서와 잠재력 방향

4.1　개요 97
4.2　콘택트렌즈기반 포도당센서 설계 및 제조 103
　　4.2.1　포도당센서 디자인 및 제조 103
　　4.2.2　발광다이오드 제작 104
　　4.2.3　안테나 디자인 105
　　4.2.4　무선판독칩 구조 105
　　4.2.5　콘택트렌즈를 이용한 무선 및 센서 통합을 위한 제작 106
4.3　결론 108
참고문헌 108

5장　체외진단용 의료기기관련 국내규정

5.1　의료기기 품목 및 품목별 등급에 관한 규정 111
5.2　의료기기 허가·신고·심사 등에 관한 규정 118
5.3　체외진단용 의료기기 임상시험계획서 작성 가이드라인 122

5.3.1 개요 122
5.3.2 가이드 라인 130
  5.3.2.1 체외진단용 의료기기 임상시험계획서 항목별 작성 가이드 130
  5.3.2.2 체외진단용 의료기기 분류별 임상시험계획서 작성 예시 148
참고문헌 200
5.4 체외진단용 의료기기의 임상적 성능시험 관리기준 가이드 라인 201
 5.4.1 목적 201
 5.4.2 근거법령 201
 5.4.3 용어의 정의 202
 5.4.4 적용범위 202
 5.4.5 임상시험기관장 203
 5.4.6 임상시험심사위원회 205
 5.4.7 시험자 207
 5.4.8 의뢰자 209

6장 약어풀이 211

찾아보기   213

체외진단용 의료기기 개론

1.1 개요

의료에 대한 투자는 최근 몇 년 동안 계속 증가하고 있으며[1,2] 주요 질병퇴치에 중점을 두고 있어, 질병매개체 제어와 함께 치료효과를 높이고 부작용을 감소시키기 위해서 비용효과적이며 효율적인 약물개발이 가능하게 되었다. 또한 예후를 결정하고, 질병단계를 확인하며, 치료를 모니터링하고, 보건서비스의 확산을 평가하는 데 필수적인 진단방법에 대한 요구도 확대되고 있다[3].

분자기반 진단은 질병의 진단, 치료 및 예방에 중요하다. 현재 실험실 분석은 모든 질병의 70% 이상에서 정확한 진단을 지원하며, 지속적인 치료약물의 모니터링을 보조하기 위해 사용된다[4]. 따라서 중앙실험실의 전통적인 신난시스템은 외래진료소를 위한 중요한 구성요소이다. 그러나 고전적인 진단기술은 복잡한 검사정화(complicated sample purification)를 바탕으로 노동집약적이고, 시간이 많이 소요되고, 고가이며, 훈련이 잘 된 작업자를 필요로 하는 정교한 기기에 의존하여 확장된 실험 요구사항을 충족시키는데 적합하지 않다. 의료기기 업계의 주요과제 중 하나는 빠르고 정확하며 사용이 용이하고 저렴한 기기를 개발하는 것이다. 예를 들어, 현미경 관찰은 기초적인 시설이 적게 필요하고 단순하며 저비용으로 광범위하게 사용될 수 있지만 정확성은 다소 의심스럽고 충분히 활용되지 못한다(결핵, 말라리아 및 주혈흡충증 도말검사)[5-7]. 결과적으로 건강관리 비용과 불편함을 증가시킬 뿐만 아니라 검사결과가 나오기도 전에 환자가 의료시스템을 떠나는 원인이 된다[8]. 따라서 의료서비스를 확대하는 데 있어서 자원이 제한된 환경에서는 보다 빠르고 정확한 진단검사가 중요하다. 이러한 진단검사를 위해서 최소한의 검사실 기기와 작동을 위한 교육이 필요하다[9,10].

검사실 진단에서는 개선된 효율성 외에도 입원병동 환자, 외래진료 환자 또는 현장현시(point-of-care, POC)시스템에서 직접적으로 발생하는 다양한 진단법이 필요하다 [11]. 현장현시검사의 개념은 주로 환자를 위한 것으로 짧은 처리시간, 최소한의 검체준비, 시약저장 및 이송이 쉽고, 사용자에게 친숙한 분석장비, 디지털 또는 가시적인 정량분석이나 반정량 단일 판독이 필요하다 [4,12,13]. 현장에서 최소한의 샘플준비와 칩내장은 운송과 처리로 인한 지연을 제거하여 처리시간이 짧아지면, 의사결정이 신속하게 이루어져 치명적인 결과를 예방할 수 있다. 샘플 분석시 사전 지식이 필요하지 않으므로 고령자가 최소한의 교육으로 집에서 검사를 수행할 수 있다 [14].

첫 번째 현장현시검사 기기는 1957년에 요단백을 측정하기 위해 개발된 소변 딥스틱 테스트이다 [15]. 당뇨병 모니터링을 위한 포도당 측정기와 임신테스트를 위한 측면유동 기기(lateral flow device)는 현재 현장현시검사 진단에서 가장 널리 사용되는 기기이지만 고감도가 필요한 경우나 많은 양의 시료를 필요로 하는 경우에는 적용될 수 없는 단점이 있다.

최근 수십년 동안 이러한 요구사항을 충족시키는 기술이 발전되었다. 1980년대에 처음 제안된 측면유동 면역분석법(lateral-flow immunoassay, LFIA)은 단순한 설계로 인해 널리 사용되고 있다.

1956년에 Plotz와 Singer는 라텍스응집 분석법(latex agglutination assay)을 고안하여 측면유동 면역분석법의 기술적 기초를 도출하였다 [16]. 평판기반 면역측정법(plate-based immunoassay)이 같은 시기에 개발되었고, 1950년대에 Berson와 Yalow에 의해 방사선면역측정법(radioimmunoassay)이 설계되었다 [17]. 1960년대에 개발된 방사선 동위원소를 효소로 대체한 효소면역측정법(enzyme immunoassay)은 반응시간을 줄였고, 방사선면역분석법보다 특이도가 높다. 1980년대까지 측면유동 면역분석법의 기본원칙은 계속 개선되었으며, 그 후 몇 년 동안 확고하게 수립되었다 [18,19]. 이후로, 기술의 다양한 측면에서 적어도 다른 500개의 특허가 출원되었고, Becton Dickinson Co.와 Unilever 및 Carter Wallace와 같은 회사에서도 많은 특허를 출원, 등록하였다.

고체상태(solid-phase)로 신속한 검사기술을 위한 초기개발을 주도한 응용분야는 인간 임신검사였으며, 진단을 위한 소변검사는 지속적으로 역사적인 관심의 상징물이 되었다. 특정 테스트 응용분야는 항체 생산기술의 향상과 Vaitukaitis 등이 수행한 연구로 인간 융모성성선자극호르몬(human chorionic gonadotropin, hCG) 검출과 생물학의 상당한 발전 결과로 1970년대에 이루어졌다 [20]. 그러나 측면유동시험을 완벽히 발전시키기 위해서는 상당한 기술력이 필요하였으며, 니트로셀룰로스 막의 제조, 항체 생산 및 가공장비와 같은 많은 기술은 1990년대에 개발되었다. 따라서 이 장은 측면유동 면역분석의 접근법에 관한 기본정보를 소개한다.

1.2 구조

그림 1.1은 측면유동 면역분석법의 핵심요소로 여러 가지 구성요소로 구성되며, 서로 다른 재료로 만들어진 부분으로 구분된다. 시험이 시작되면, 처리된 샘플이 스트립의 근단부인 흡수패드에 흡수되며, 샘플은 시약이 고정되어 있는 접합패드(conjugate pad)로 이동한다. 접합패드에 표지된 시약은 미세한 골드입자이거나, 착색되거나, 형광성을 띄거나 또는 상자성체 라텍스 입자(paramagnetic latex particle)이다. 특정 생물학적 성분은 분석 형식(assay format)에 따라 항원 또는 항체이다. 다음으로, 샘플은 건조된 시약을 이동시켜 입자간 상호작용이 일어난다. 샘플과 시약은 스트립의 다음 부분인 반응 매트릭스로 이동되며, 특이적 생물학적 성분이 고정되어 있는 다공성 막이다. 이러한 생물학적 구성요소는 대개 단백질, 항체 또는 항원으로 사용되는 막의 특정선에 반응한 후, 적용된 단백질에 의해 포집되고, 초과된 액체는 흡수패드에 흡수된다. 눈으로 직접 관찰하거나 다른 도구로 판독할 수 있는 테스트라인의 형성 유무로 결과를 판독한다.

측면유동 면역분석법은 직접분석법(샌드위치분석, 그림 1.2a)과 경쟁적 억제분석법(그림 1.2b)의 두 가지 방법이 있으며 모두 정성적 그리고 반정량적으로 측정할 수 있다. 직접분석법은 인간 융모성 성선자극호르몬, 뎅기열 또는 인간면역결핍 바이러스와 같이 여러 항원부위가 있는 큰 분자물질을 검사할 때 사용되며, 양성 결과는 테스트라인에서 확인할 수 있다. 접합된 입자는 제어선에서 포획되며 제어선은 접합패드내 항체에 종특이적인 면역글로불린 항체를 포함한다. 경쟁적 억제분석법은 일반석으로 테스트라인 항체에 동시에 결합할 수 없는 단일항원 결정자를 가진 작은 분자를 시험할 때 사용되며, 양성 결과는 테스트라인이 없는 것으로 표시되지만 제어선은 여전히 형성될 수 있다.

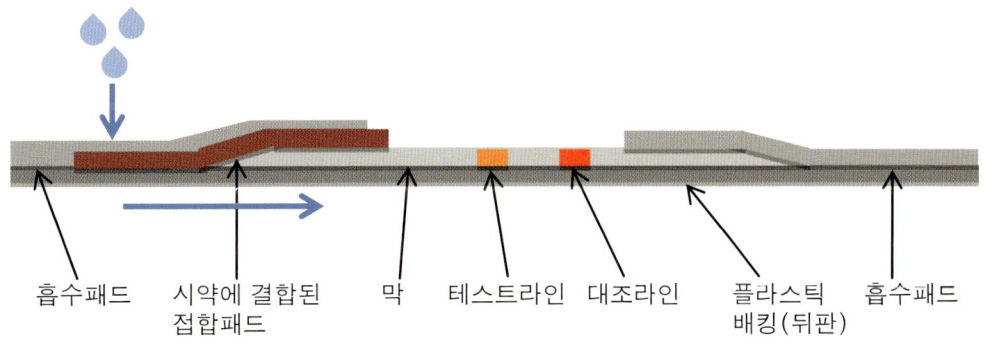

그림 1.1 측면유동 면역분석 스트립의 일반적인 구조

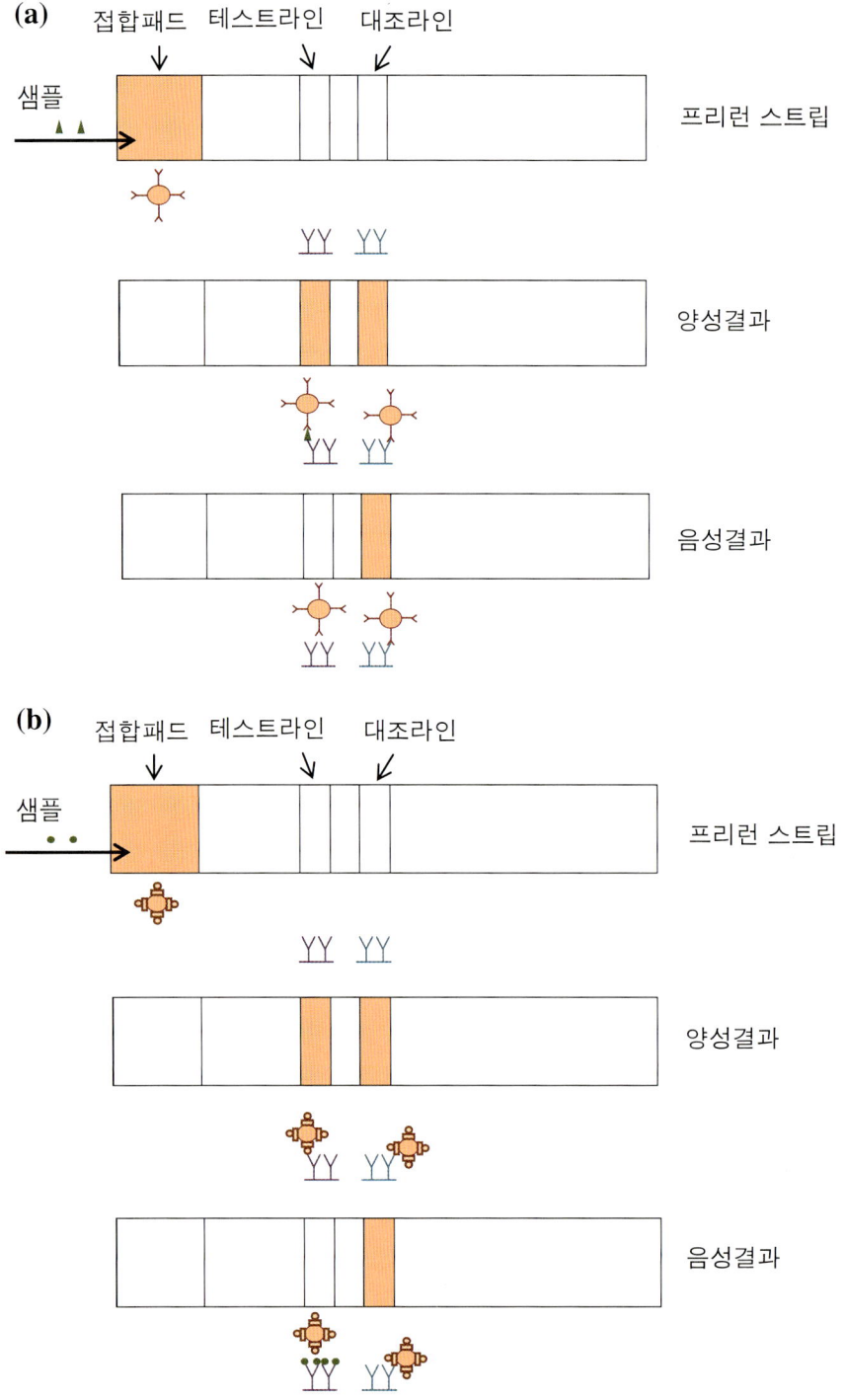

그림 1.2 (a) 직접 고상 면역측정법과 (b) 경쟁적 억제 고상 면역측정법

1.3 장점

측면유동 면역분석법은 체외진단용 진단(체외진단용 의료기기) 또는 현장현시검사 응용분야에서 흔히 사용되는 기술로 장점은 다음과 같다.

① 좋은 기술이다.
② 제조가 쉬우며, 장비와 공정은 이미 개발되어 이용 가능하다.
③ 대량생산에 맞춰 확장할 수 있다.
④ 냉장보관 없이도 12~24개월 동안 보관할 수 있다.
⑤ 사용하기 쉽고, 작업자에 최소한으로 의존하여 해석이 가능하다.
⑥ 소량의 여러 샘플을 처리할 수 있다.
⑦ 온보드(onboard) 전자장치, 리더시스템 및 정보기반시스템과 통합할 수 있다.
⑧ 높은 감수성, 특이성 및 안정성을 가진다.
⑨ 개발 및 허가는 상대적으로 비용이 저렴하며, 기간이 짧다.
⑩ 기술은 시장에 이미 나와 있으며, 사용자에게 최소한의 교육만 필요하다.

1.4 항체

측면유동시험 스트립의 물리적 구성요소와 구성기술이 중요한 역할을 하지만, 가장 중요한 부분은 항원인식을 가능하게 하는 적절한 항체이다. 부적절한 항체를 선택하면 표적 항원을 인식할 수 없다. 특정분석을 위해 가장 적합한 항체를 결정하는 데 많은 시간이 소요되며, 분석에 적합한 항체를 찾는데 많은 시간이 필요하다.

측면유동 면역분석법은 항체 및 항원 상호작용을 유도하는데 사용되는 시약의 질량 면에서 특히 필요하다. 항체가 샌드위치분석법에 사용되는 경우, 1mm 너비 라인과 비교적 얇은 0.13mm의 베드볼륨(bed volume), 니트로셀룰로오스 스트립의 너비에 걸쳐 cm당 1~3μg의 비율로 적용되고, 항체농도는 10~30μg/cm²로 효소결합면역흡착측정법에서 사용되는 농도의 25~100배가 되며, 최대 농도는 300ng/cm²이다[21].

항체와 항원의 친화성이 분석에서 중요한 역할을 한다. 0.5~1.0mm 폭의 테스트라인에서 항체가 고정된 전형적인 측면유동시험 스트립을 고려해 보자. 스트립 위로 흘러 나오는 항원은 선택된 니트로셀룰로오스 막에 따라 초당 0.16~0.66mm 유속을 갖고[22], 항원은 선상에서 고정된 항체와 상호작용할 수 있도록 1~6초의 시간이 주어진다. 유속은 이동거리 제곱에 비례하여 감소하고 일정한 유속에 다다르게 되면 전체 니트로셀룰로오스 베드 부피가 포화상태가 되기 때문에, 초반에는 유속의 실제속도가 실질적으로 더 빠르다.

측면유동 면역분석법에 적용 가능한 항체는 상업적인 제품으로 구입할 수 있다[19]. 이러한 항체는 호르몬, 치료약물 및 약물남용 분석과 같은 경쟁적 억제분석법을 위해 사용된다. 유사하게 임신검사(hCG), 전염성 질병(HIV, B형 간염), 심장 표지자(troponin C, creatinine kinase-MB, myoglobin) 또는 악성종양(전립선 특이항원)을 진단하기 위한 샌드위치 분석검사법에 적합한 항체를 구입할 수 있다.

1.5 라벨

일부 라벨(label)은 성공적으로 상품화되었으며 다른 라벨도 유망한 것으로 보인다. 측면유동 면역분석법에서 라벨 개발은 탐지방법 및 기기의 진보와 함께 발전하였다. 형광 및 발광 라벨을 이용한 민감한 분석법이 최근 몇 년 동안 사용되었다. 측면유동 스트립에 이상적인 라벨은 다음과 같은 특성을 가지고 있다.

① 라벨은 다양하고, 유용한 동적 범위에서 여러 방법으로 감지할 수 있다.
② 시료와 시약이 결합한다면 생물학적, 화학적 품질 및 활동은 변화되지 않는다.
③ 완충액, 염 또는 세제 환경하에서 높은 신호대 잡음(S/N 비)과 같은 비특이적 결합이 없다.
④ 다양한 온도에서 안정성이 높다.
⑤ 일반적으로 적은 비용으로 사용할 수 있다.
⑥ 접합 방법은 쉽고 확장 가능하다.
⑦ 다중분석기 검사에 사용할 수 있다.

리포솜(liposome)은 수직 및 측면유동검사 스트립(vertical and lateral-flow test strip)에서 막기반 분석을 위한 매개체로 사용된다(예: 벡톤 디킨슨의 말라리아 항원 검사)[20]. 중심부(core)에서 매우 높은 농도의 신호생성 분자를 캡슐화할 수 있는 능력 때문에, 리포솜은 측면유동 면역분석법의 민감도를 2~3배 향상시킬 수 있다. 단백질, 당지질 및 다양한 지질함유 화합물을 이중층에 직접 혼합시키며, 생물학적 또는 화학적 화합물에 공유결합을 통해 표면 밀도를 조절하여 지질층에 다른 화학적 활성군을 결합시킬 수 있다[23].

콜로이드 탄소입자(colloidal carbon particle)는 졸입자 면역측정법(sol particle immunoassay)에서 라벨 역할을 하며[24], 1970년대 이후 보고되었고[25], 장점으로는 막 안정성이 우수하고, 색상 비교를 쉽게 할 수 있으며, 접합이 쉽고, 따라서 탄소입자병(bottle of carbon particle)은 수백만 개의 검사를 견딜 수 있다.

콜로이드 금은 호르몬(임신, 수정), 바이러스(HIV, B형 및 C형 간염) 및 박테리아(Streptococcus suis serotype 2)와 같은 큰 분자의 면역검사에 널리 사용되며, 오늘날 가장 널리 사용되는 라벨이다[26]. 콜로이드 금기반 면역측정법은 단일 단계로 신속하게 처리될 수 있다[27]. 콜로이드 금입자로 라벨된 항체가 해당 항원과 결합되면, 유색 면역반응물이 시각적으로 검출된다. 사용자 친화적인 포맷은 신속한 반응시간, 다양한 온도에 걸친 장기간의 안정성 및 저렴한 비용을 포함한 몇 가지 장점이 있으며, 숙련되지 않은 작업자가 현장현시검사를 하는 데 이상적이다.

특정 용도에 다른 라벨이 사용되는 경우가 있다. 예를 들어, 양자점(quantum dot) 및 측면유동 면역분석법을 사용하여 단백질 생체표지자에 대해 신속하고 민감한 반응을 나타내는 휴대용 형광생체센서가 개발되었다. 탁월한 신호 밝기와 뛰어난 양자점의 광 안정성은 측면유동 검사 스트립의 장점과 결합하여 감도가 높고, 선택적이고, 단백질 검출 속도가 빠르다[28]. 최근의 리포터 업-컨버팅 형광체 기술(reporter up-converting phosphor technology)은 특정 핵산서열 검출을 위한 DNA hybridization 분석에 적용되어 민감하며, 보다 정교한 젤 전기영동 및 서던 블롯팅을 위한 대안으로 이용되고 있다[29].

1.6 막

측면유동 면역분석검사 스트립은 정교한 화학적 결합을 포함할 수 있지만, 모든 검사의 공통적 핵심은 니트로셀룰로오스 막이 가장 중요한 구성요소라는 것이다[30-32]. 첫째로 막은 중요한 면역복합체가 형성되는 표면이며, 둘째로 신호가 시각적 또는 전자적으로 감지되는 표면이며, 셋째로 일관되게 제조하는 것이 가장 어려운 재료이다.

핵심 막 성능요소 중 하나는 단백질 부착이며, 측면유동 검사 스트립에서 막의 기능에 필수적이다. 막은 일반적으로 cm^2 당 100 μg의 IgG를 흡수하며, 적용되는 캡쳐 시약의 농도에서 필요한 것보다 5배에서 10배 이상의 결합력이 있다. 흡착력은 단백질의 분자량에 따라 감소한다[33]. 흡착력을 최대화하기 위해서는 항체 및 기타 단백질은 염, 계면활성제 및 당류가 없는 완충액에서 막에 적용되어야 한다. 막에서 건조된 결정이 구멍을 막지 않도록 하기 위해서 완충액의 농도는 낮아야 한다.

다른 핵심 막 성능요소는 막 억제로 검출기 입자와 분석물의 비특이적 결합을 방지하지만, 측면유동 면역분석법 스트립에 절대적으로 필수적인 것은 아니다. 의료기기 시장에서는 차단제를 사용하지 않는 테스트 스트립이 많이 있다. 그러나 검체 및 항체 시스템의 특성 때문에 일부 검사에는 차단제가 필요하며, 두 가지 종류를 사용해야 한다[34]. 하나는 검체 첨가시 용해되어 검체와 함께 스트립을 따라 이동하고, 다른 하나는 일정한 양의 차단제에 흩뿌려지거나(spraying), 차단제의 저장소에 담가둠으로써 막에 직접 적용된다.

고려해야 할 마지막 막 성능요소는 막 저장용량이다. 보관용량 및 조건은 테스트 스트립 제조공정 단계에 따라 다르다. 시약이 적용될 때까지 막은 주변 조건(15~30℃, 20~80% 상대습도) 하에 보관할 수 있어야 한다. 응축되는 환경은 피해야 하며, 구멍 내의 액체가 계면활성제와 같은 이동 성분의 재분배를 야기시킬 수 있기 때문이다. 포획시약(capture reagent)의 도포를 위해 막을 준비하는 경우, 투약실의 습도와 평형을 이루도록 해야 한다. 공기중의 습도는 니트로셀룰로오스 막의 표면을 수화시키고, 포획시약 용액의 흡수를 향상시킨다. 가능하면 테스트 스트립의 조립은 건조한 실내에서 이루어져야 한다.

1.7 응용분야

측면유동 면역분석법은 식품, 의료, 환경, 수의학, 농업 및 산업 진단분야에서 유용한 도구로 사용된다. 빠른 스크리닝 도구로 사용되며, 복잡하고 시간이 많이 걸리는 분석법에 의해 뒷받침된다. **그림 1.3**은 이미 생산 중이거나 개발단계에 있는 측면유동 면역분석법에 대한 시장을 나열한 것이다.

측면유동 면역분석법은 현장현시검사를 위한 형식이 잘 갖추어져 있다. 최초의 종이 기반 당뇨병 딥스틱 테스트는 소변 포도당을 정량화하기 위해 1950년대에 개발되었다[35]. 반정량적인 결과는 포도당 농도를 결정하기 위해 소변으로 처리된 테스트 스트립과 색으로 구분된 차트를 비교하여 결정할 수 있다. 오늘날, 상업용 소변분석 딥스틱은 다양한 분석에 널리 적용되고 있다. 1980년대에는 혈청 측면유동 검사법이 출현되기 시작하였으며, 특히 인간의 임신검사를 위해 개발되었으며, hCG 베타 서브유닛 방사선면역분석법의 개발에서 파생되었다[36,37].

대부분의 테스트는 크기, 모양 및 구성이 서로 다르다. 이러한 분석은 하우징 유닛(housing unit) 없이(**그림 1.4a, b**) 또는 함께(**그림 1.4c-f**) 사용될 수 있다. 빠른 테스트의 다중화는 **그림 1.4g-i**에 나와 있는 것처럼 일반적으로 사용되고 있다. **그림 1.4g-i**는 각각의 단일 측면유동 테스트 스트립을 여러 채널로 분리하는 측면유동 형식을 보여주며, 단일 샘플이 동시에 분석된다는 의미에서 다중화되어 있지만 실제로 테스트 스트립은

1.7 응용분야

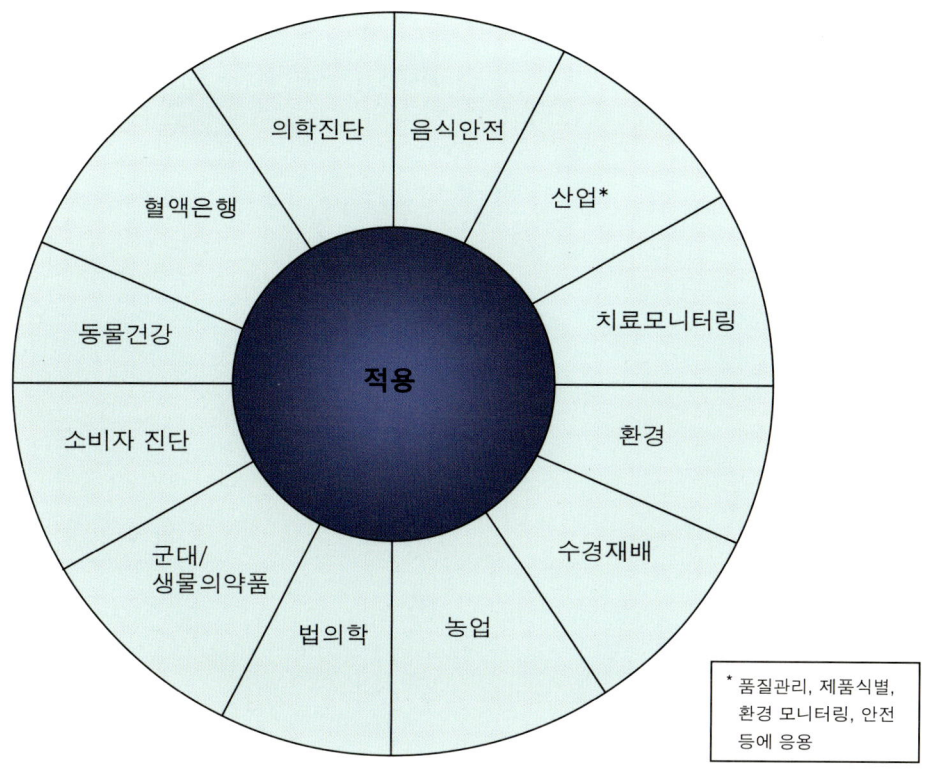

그림 1.3 측면유동 면역분석법, 기타 현장현시검사 및 현장사용 기술시장의 세분화

다른 반응과 독립적으로 발생하는 별도의 반응이다[38,39].

체외진단용 의료기기를 위해 장기간 검사 및 운송을 위한 온칩(on-chip) 시약저장 장치가 개발되었다. 측면유동 면역분석검사 스트립은 건조한 금나노입자(gold nanoparticles AuNP)를 채택하는데, 초기임신, 약물남용 및 기타 진단검사를 위해 접합패드에서 사용되는 항체시약이다. 혈장 피브리노겐 분석은 중합체 미세기둥기반 측면유동 면역분석법 플랫폼(micropillar-based LFIA platform)에서 소 트롬빈과 계면활성제인 Triton X-100을 덱스트란코팅 플랫폼(dextran-coated platform)에 드롭캐스팅(drop-casting)함으로써 이루어진다. 이러한 기둥 구조는 interferon-γ 분석에도 사용된다[41].

체외진단용 의료기기 검사의 주요 용도 중 하나는 직장이나 구금 시설에서 Δ9-테트라하이드로칸나비놀(Δ9-tetrahydrocannabinol, THC), 암페타민, 벤조디아제핀, 코카인, 모르핀, 헤로인, 아편제 및 대마초와 같은 불법약물의 대사산물을 검출하는 것이다. 혈액, 소변, 땀 및 타액을 포함한 체액에 중독성 약물의 존재 여부를 모니터링하고, 전세계적으로 많은 주목을 받고 있는 약물남용, 불법거래 및 약물복용에 의한 운전을 감지하고 예방한다[42,43]. 기분전환용 약물남용과 경쟁적인 스포츠에서의 약물복용에 대한 지속적

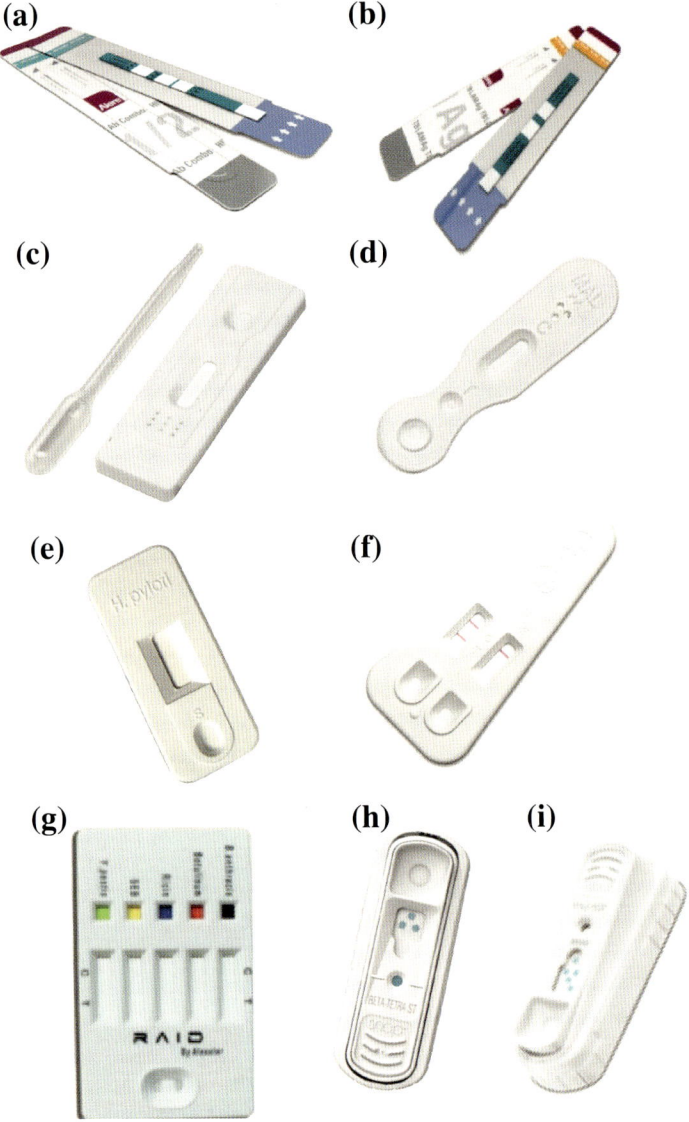

그림 1.4 상업용 측면유동 면역분석법. **(a)** Determine™ HIV 1/2 Ag/Ab Combo. ©2013 Alere. All rights reserved. **(b)** Determine™ TB-LAM Ag test ©2013 Alere. All rights reserved. **(c)** One Step LH Ovulation Rapid Test ©2010 Accu Plus Medical. All rights reserved. **(d)** Clearview® Malaria P.f. Test ©2013 Alere. All rights reserved. **(e)** ICON HP ©Beckman Coulter, Inc. All rights reserved. **(f)** BD™ EZ Flu A+B Test ©Becton Dickinson. **(g)** RAID™ 5 ©Alexeter Technologies. **(h)** SNAP-duo™ Beta-Tetra ST Test ©2013 IDEXX Laboratories, Inc. (https://www.idexx.com/small-animal-health/index.html; accessed 10/15/2014). **(i)** SNAP® Heartworm RT Test ©2012 IDEXX Laboratories, Inc. (https://www.idexx.com/small-animal-health/index.html ; accessed 10/15/2014)

1.7 응용분야

인 우려는 여전히 사회적 관심을 끌고 있다 [44,45]. Strychnine, pervitin, captagon, benzedrine과 같은 금지물질은 검출 대상 분자이다.

구강액은 작업장, 임상치료, 약물재활센터, 형사사법부 및 약물복용 운전 환경에서 약물감지와 정량화를 위한 대체 매트릭스로 입증되었다 [46]. 혈액 및 소변 대신 구강액을 사용하는 약물검사는 저렴하고 신속하며 감염위험이 혈액샘플보다 낮고 샘플수집이 비침습적으로 다양한 장점을 가지고 있다. 이로 인해 민간시설 및 동성 행정관 없이도 쉽게 검출될 수 있고, 불순물 또한 감소될 수 있다. 구강액은 최근 약물사용을 보다 잘 반영하고 유리 혈장농도를 반영하여 약물역학 효과와의 상관관계를 개선한다.

액체 크로마토그래피 탠덤 질량분석(liquid chromatography-tandem mass spectrometry, LC-MS/MS) 및 가스 크로마토그래피 탠덤 질량분석(gas chromatography-tandem mass spectrometry, GC-MS/MS)은 제한된 구강액 체적(oral fluid volume)의 여러 화합물에 대한 고정밀 분석을 수행하는 가장 대표적인 장비이다. 그러나 액체-액체 추출 또는 고체-상태 추출, 시간 소모적인 검출공정, 부피가 큰 장비 및 전원 요구사항을 필요로 하는 복잡한 시료준비는 현장현시검사를 어렵게 한다. 일부 상용 휴대용 구강액 유체 검사장치는 특정 약물의 검출한계 요구를 충족시키는 만족스러운 탐지능력을 제공하며, 이미 개발되어 시장에서 상용화되었다. 현장약물검사의 성공적인 상업적 사례 중 하나가 바로 Oratect로, 비색계 감지(colorimetric sensing)를 위해 금나노입자를 이용하는 측면유동 면역분석법을 이용한 테스트이다. 구강액 샘플을 수집하기 위해 샘플수집기를 하나의 장치에 결합하였다 [47].

측방유동 시스템에서 핵산 검출을 위한 전략이 선택 가능하다 [48-50]. 핵산 포획은 항체의존성 또는 항체비의존성 방식으로 수행될 수 있다. 예를 들어, 항체의존성 시스템에서는 니트셀룰로오스 막 표면에 고정된 항비오틴 항체를 사용하여 재조합 중합효소증폭법(RPA)에서 바이오틴 및 카르복시플루오레신(FAM)을 갖는 올리고뉴클레오타이드(carboxyfluorescein(FAM)-bearing oligonucleotide)를 포획한다. 이어서 항FAM콜로이드 금접합체(anti-FAM-colloidal gold conjugate)를 사용하여 결합을 검출한다. 항체 비의존적인 다른 방법은 스트렙타비딘(streptavidin)을 결합제로 사용하며, 캐리어 단백질(carrier protein)에 연결된 올리고뉴클레오타이드를 사용하여 올리고뉴클레오티드 탐지자(oligonucleotide probe)를 막에 직접 고정시킬 수도 있다.

진단기기의 세계적 시장성을 고려할 때, 사회경제적 측면도 종종 생각해야 한다. 이전에 지리적으로 제한된 전염병(말라리아, 뎅기열), 신흥질병(H5N1 인플루엔자) 및 선진국에서 지금까지 잘 통제된 질병(제 1 세계 국가의 결핵)의 발병과 마찬가지로, 신흥 경제국에서의 중산층 확대로 인해 심장 및 기타 만성질환이 증가하고 있다. 1973년 이전에는 알려지지 않은 HIV, 에볼라, C형 간염 및 사스(SARS)를 포함하여 적어도 30개의 질병인자가 확인되었다. 만성질환에서는 염증, 심장표지자 및 암 분야에서 상당한 성장이 이루어졌고, 개선된 진단 및 예후 지표를 찾기 위한 개발의 필요로 새로운 라벨이 많이 개발되었다.

지난 3~5년 동안 식품 안전문제와 공중보건에 대한 우려로 인하여, 식품안전 요구사항에 대해 보다 엄격한 법률이 제정되었고, 거의 모든 부분의 식품생산 산업에서 병원균 및 독소 테스트에 대한 수요가 증가하고 있다. 식품회사는 완제품의 신속한 출시를 촉진시키고 재고를 줄이기 위해 신속한 테스트를 요구하고 있다. 식품생산에서 신속한 측면유동 면역분석법 테스트가 요구되는 분야에서는 제조 프로세스 전반에 걸쳐 테스트 절차를 규정하는 HAACP(hazard control analysis and critical control point)가 제정되었다.

1.8 결론

측면유동 면역분석법 기술이 빠르게 개발되고 있고, 시장의 요구는 성능과 유용성의 향상으로 이어지고 있으며, 이로 인해 새로운 응용분야가 광대한 범위에 적용된다. 새로운 판독, 라벨링, 샘플처리 및 장치설계의 통합으로 인해 시스템 개발 및 제조에 대한 새로운 접근법이 필요하며 고감도, 재현성/정량적 차세대 포인트오브니드 진단분석법(point-of-need testing)의 개발은 표준 측면유동 면역분석법의 경우보다 다양한 접근법이 필요하다.

참고문헌

1. McCoy D, Chand S, Sridhar D (2009) Global health funding: how much, where it comes from and where it goes. Health Policy Plann 24(6):407-417
2. Peeling R, Mabey D (2010) Point-of-care tests for diagnosing infections in the developing world. Clin Microbiol Infect 16(8): 1062-1069
3. Nkengasong JN, Nsubuga P, Nwanyanwu O, Gershy-Damet GM, Roscigno G, Bulterys M, Schoub B, DeCock KM, Birx D (2010) Laboratory systems and services are critical in global health time to end the neglect? Am J Clin Pathol 134(3): 368-373
4. Luppa PB, Miiller C, Schlichtiger A, Schlebusch H (2011) Point-of-care testing (POCT): current techniques and future perspectives. TrAC Trends Anal Chem 30(6):887-898
5. Gray DJ, Ross AG, Li YS, McManus DP (2011) Diagnosis and management of schistosomiasis. BMJ: Br Med J 342

References

6. Lawn SD, Mwaba P, Bates M, Piatek A, Alexander H, Marais BJ, Cuevas LE, McHugh TD, Zijenah L, Kapata N (2013) Advances in tuberculosis diagnostics: the Xpert MTB/RIF assay and future prospects for a point-of-care test. Lancet Infect Dis 13(4):349-361
7. McNerney R, Daley P (2011) Towards a point-of-care test for active tuberculosis: obstacles and opportunities. Nature Rev Microbiol 9(3):204-213
8. Rosen S, Fox MP (2011) Retention in HIV care between testing and treatment in sub-Saharan Africa: a systematic review. PLoS Med 8(7):e 1001056
9. Urdea M, Penny LA, Olmsted SS, Giovanni MY, Kaspar P, Shepherd A, Wilson P, Dahl CA, Buchsbaum S, Moeller G (2006) Requirements for high impact diagnostics in the developing world. Nature 444:73-79
10. Getahun H, Harrington M, O'Brien R, Nunn P (2007) Diagnosis of smear-negative pulmonary tuberculosis in people with HIV infection or AIDS in resource-constrained settings: informing urgent policy changes. The Lancet 369(9578):2042-2049
11. Jani IV, Peter TF (2013) How point-of-care testing could drive innovation in global health. The New Engl J Med 368(24):2319-2324
12. Yager P, Domingo GJ, Gerdes J (2008) Point-of-care diagnostics for global health. Annu Rev Biomed Eng 10:107-144
13. Price C, St John A, Hicks J (2004) Point-of care testing. American Association for Clinical Chemistry, Washington DC
14. Price CP, Kricka LJ (2007) Improving healthcare accessibility through point-of-care technologies. Clin Chem 53(9):1665-1675
15. Unold D, Nichols JH (2010) Point-of-care testing: needs, opportunity, and innovation, by Christopher P. Price, Andrew St John, and Larry J. Kricka, eds. Clin Chem 56(12):1893-1894
16. Plotz CM, Singer JM (1956) The latex fixation test: I. application to the serologic diagnosis of rheumatoid arthritis. Am J Med 21(6):893-896
17. Berson SA, Yalow RS (1959) Quantitative aspects of the reaction between insulin and insulin-binding antibody. J Clin Invest 38(11):19962016
18. Campbell RL, Wagner DB, O'Connell JP (1987) Solid phase assay with visual readout. 4703017 A, 1987-10-27
19. Rosenstein RW, Bloomster TG (1989) Solid phase assay employing capillary flow. 4855240 A, 1989-08-08
20. Moody A (2002) Rapid diagnostic tests for malaria parasites. Clin Microbiol Rev 15(1):66-78
21. Rowell V (2001) Nunc guide to solid phase. Roskilde, Nunc A/S
22. Rapid Lateral Flow Test Strips (2001) Considerations for product development. Millipore Corporation, Bedford
23. Edwards KA, BaeumnerAJ (2006) Analysis of liposomes. Talanta 68(5):1432-1441
24. van Amerongen A, Wichers JH, Berendsen LBJM, Timmermans AJM, Keizer GD, van Doom AWJ, Bantjes A, van Gelder WMJ (1993) Colloidal carbon particles as a new label for rapid immunochemical test method-quantitative computer image-analysis of results. J Biotechnol 30(2):185-195
25. Geek P (1971) India-ink immuno-reaction for rapid detection of enteric pathogens. Acta Microbiol Hung 18(3):191-196
26. Chandler J, Gurmin T, Robinson N (2000) The place of gold in rapid tests. IVD Technol 6:37-49
27. Wang S, Zhang C, Wang J, Zhang Y (2005) Development of colloidal gold-based flow-through and lateral-flow immunoassays for the rapid detection of the insecticide carbaryl. Anal Chim Acta 546(2):161-166
28. Li ZH, Wang Y, Wang J, Tang ZW, Pounds JG, Lin YH (2010) Rapid and sensitive detection of protein biomarker using a portable fluorescence biosensor based on quantum dots and a lateral flow test strip. Anal Chem 82(16):7008-7014

29. Corstjens P, Zuiderwijk M, Brink A, Li S, Feindt H, Neidbala RS, Tanke H (2001) Use of up-converting phosphor reporters in lateral-flow assays to detect specific nucleic acid sequences: a rapid, sensitive DNA test to identify human papillomavirus type 16 infection. Clin Chem 47(10):1885-1893
30. Jones KD (1999) Troubleshooting protein binding in nitrocellulose membranes. IVD Technol 5(2):32-41
31. Rapid Lateral Flow Test Strips (2002) Considerations for product development. Millipore Corporation, Bedford
32. Beer HH, Jallerat E, Pflanz K, Klewitz TM (2002) Qualification of cellulos nitrate mem-branes for lateral-flow assays. IVD Technol 8(l):35-42
33. Mansfield MA (2005) The use of nitrocellulose membranes in lateral-flow assays. In: Wong RC, Tse HY (eds) Forensic science and medicine: drugs of abuse: body fluid testing. Humana Press, Totowa, pp 71-85
34. Weiss A (1999) Concurrent engineering for lateral-flow diagnostics. IVD Technol 5(7):48-57
35. Free AH, Adams EC, Kercher ML, Free HM, Cook MH (1957) Simple specific test for urine glucose. Clin Chem 3(3):163-168
36. Hawkes R, Niday E, Gordon J (1982) A dot-immunobinding assay for monoclonal and other antibodies. Anal Biochem 119(1):142-147
37. Vaitukaitis JL, Braunstein GD, Ross GT (1972) A radioimmunoassay which specifically measures human chorionic gonadotropin in the presence of human luteinizing hormone. Am J Obstet Gynecol 113(6):751-758
38. Eldridge J (2000) Jane's nuclear, biological and chemical Defence 2000-2001. Jane's Information Group Limited
39. Yetisen AK, Akram MS, Lowe CR (2013) Paper-based microfluidic point-of-care diagnostic devices. Lab Chip 13(12):2210-2251
40. Dudekmm, Lindahl TL, Killard AJ (2010) Development of a point of care lateralflow device for measuring human plasma fibrinogen. Anal Chem 82(5). 2029-2035
41. Li JJ, Ouellette AL, Giovangrandi L, Cooper DE, Ricco AJ, Kovacs GT (2008) Optical scan-ner for immunoassays with up-converting phosphorescent labels. IEEE Trans Biomed Eng 55(5):1560-1571
42. Gubala V, Harris LF, Ricco AJ, Tan MX, Williams DE (2011) Point of care diagnostics: sta-tus and future. Anal Chem 84(2):487-515
43. Vearrier D, Curtis JA, Greenberg Ml (2010) Biological testing for drugs of abuse. Molecular, clinical and environmental toxicology. Springer, Berlin, pp 489-517
44. Deventer K, Roels K, Delbeke F, Van Eenoo P (2011) Prevalence of legal and illegal stimu-lating agents in sports. Anal Bioanal Chem 401(2):421-432
45. Jelkmann W, Lundby C (2011) Blood doping and its detection. Blood 118(9):2395-2404
46. Gjerde H, Normann PT, Christophersen AS (2010) The prevalence of alcohol and drugs in sampled oral fluid is related to sample volume. J Anal Toxicol 34(7):416-419
47. Wong RC, Tran M, Tung JK (2005) Oral fluid drug tests: effects of adulterants and foodstuffs. Forensic Sci Int 150(2):175-180
48. Seal J, Braven H, Wallace P (2006) Point-of-care nucleic acid lateral-flow tests. IVD Technol 41
49. Dineva MA, Candotti D, Fletcher-Brown F, Allain JP, Lee H (2005) Simultaneous visual detection of multiple viral amplicons by dipstick assay. J Clin Microbiol 43(8):4015-4021
50. O'Farrell B (2007) Sensitive, specific and rapid nucleic acid detection at the point of need using simple, membrane-based assays. Bio World Eur 36-39
51. Piepenburg 0, Williams CH, Stemple DL, Armes NA (2006) DNA detection using recombination proteins. PLoS Biol 4(7):e204

중합체기반 체외진단용 의료기기

2.1 개요

중개의학 개념은 여러 분야의 과학지식을 실제 건강관리에 적용시키는 것을 목표로 하는 전략 연구를 장려하면서 생명공학을 변화시키기 시작했다[1,2,3]. DNA 마이크로어레이[4], 칩기반 중합효소연쇄반응[5], 펩타이드 및 올리고뉴클레오타이드 라이브러리(peptide and oligonucleotide library)[6], 약물 스크리닝[7], 세포배양[8], 심지어는 동물을 이용한 검사를 대체할 수 있는 칩상에서의 생물계 개념(concept of living systems on a chip)까지 포함한다. 이러한 발전으로 다양하고 소형화된 랩온어칩(lab-on-a-chip) 마이크로 시스템과 관련된 체외진단용 의료기기 검사가 증가 추세에 있다. 소형화된 랩온어칩 마이크로 시스템은 질병 또는 후유증을 치료, 완화, 예방하기 위해 감염탐지나 질병 상태의 결성, 실병 모니터링을 위한 판독시스템, 정밀유체 취급, 복잡한 샘플처리 및 신호검출 등을 통합할 수 있다. 바이오 및 나노기술 발전은 체외진단용 의료기기 시험의 범위와 기능을 확대하여, 중개의학의 과학 및 관련성을 지속적으로 확대해 나가고 있다[11,12]. 체외진단용 의료기기 응용 및 적용에 랩온어칩 개념을 채택한 사례는 i-STAT(Abbott Point of Care, Princeton, NJ), Dakari CD4(Dakari Diagnostic, Cambridge, MA), Alere Triage MeterPro(Alere, Waltham, MA), Piccolo Xpress(Abaxis, Union City, CA) 등이 있고, 미세전자 및 미세유체 구성요소를 사용하여 고급형 체외진단용 의료기기 플랫폼 제조가 가능하다[13].

유리 및 실리콘과 같은 종래의 분석 재료, 미세제조기질(microfabrication substrate) 및 중합체 재료는 기계적 융통성, 경량, 대량 제조용량, 저비용 및 다양한 등급에 기초한 화학적 및 물리적 특성으로 인해 우수한 대체물로 출현되었다[12,14]. 따라서 이러한 물질은 점차 체외진단용 의료기기 시스템의 주요한 발전 계기 중 하나가 되었다. 칩기반 체외진단용 의료기기를 제조하는데 사용되는 가장 보편적인 중합체 재료로는 폴리디메틸실록산

표 2.1 중합체기반 체외진단용 의료기기 제작의 재료 특성의 요약

중합체	약자	유리전이 온도 Tg(℃)	열팽창계수 ($10^{-60}C^{-1}$)	물흡수(%)	용매 저항	산/염기 저항	생체 적합성	광학 투과율 가시광선	광학 투과율 자외선
Polydimethylsiloxane	PDMS	-125 -122	300-310	0.03	나쁨	좋음	우수함	우수함	우수함
Cyclo olefin polymer	COP	70-163	60-70	0.01	좋음	좋음	우수함	우수함	좋음
Cyclic olefin copolymer	COC	80-180	60-70	0.01	좋음	좋음	우수함	우수함	좋음
Poly(methyl methacrylate)	PMMA	100-122	70-150	0.3-0.6	좋음	좋음	우수함	우수함	좋음
Polycarbonate	PC	140-148	60-70	0.12-0.34	좋음	좋음	우수함	우수함	나쁨
Polystyrene	PS	92-106	10-150	0.02-0.15	나쁨	좋음	우수함	우수함	나쁨

* 변수의 다양성은 중합체의 다른 등급에 따라 달라진다.

(PDMS), 고리형 올레핀 공중합체(COP), 폴리메타크릴산메틸(PMMA), 폴리카보네이트(PC) 및 폴리스티렌(PS) 등이 있다[15-17]. 중합체기반 체외진단용 의료기기 제조에 대한 재료 특성은 표 2.1에 설명되어 있다. 이 절에서는 중합체 재료기반의 체외진단용 의료기기 시스템과 랩온어칩 개념을 이용한 잠재적인 체외진단용 의료기기 시스템을 소개한다. 폴리메타크릴산메틸, 폴리스티렌 및 폴리카보나이트와 같은 견고한 중합체는 변형이 적은 구조를 제작하는 데 사용할 수 있지만, 기능적으로 광학전송이 낮고 유기용제에 대한 저항성이 약하기 때문에 일부 랩온어칩 응용에 제한적이다. 여기서는 주로 새로운 유형의 체외진단용 의료기기 시제품 및 잠재적 제품 응용분야에 사용되는 두 가지 중합체 재료인 폴리디메틸실록산 및 고리형 올레핀 중합체의 특성에 대해 중점적으로 다룬다.

2.2 중합체 재료의 선택

2.2.1 폴리디메틸실록산

폴리디메틸실록산(PDMS, dow corning corporation)은 시제품 및 검사를 위한 제작 및 결합이 용이하기 때문에 가장 보편적인 중합체 재료로 이용된다. 폴리디메틸실록산은 시중에서 판매되는 실리콘 고무로 물리화학적 특성은 낮은 유리전이온도($\approx -125℃$), 낮은 손실탄젠트(loss tangent)($\tan \delta \ll 0.001$), shear modulus ~ 0.25 MPa 과 Young's modulus

~0.5 MPa의 높은 유연성과 높은 유전강도(~14 Vμm^{-1}), 적당한 온도변화(열팽창 계수 α ≈ 20x 10^{-5} K^{-1}), 다양한 온도범위(-100℃에서 +100℃까지), 자외선영역에서 근적외선까지의 넓은 광학적 투명성을 보유하여 광학적 센서로 훌륭한 후보이다[18-21]. 본질적으로 물 접촉각이 ~110°인 소수성이지만, 표면은 산소플라즈마 처리로 친수성이 될 수 있다. 산화 후에 다양한 종류의 기질에 비가역적으로 접착할 수 있다[22,23]. 극단적인 pH 값을 제외하고는 화학반응성이 낮아 랩온어칩 방식으로 세포배양을 촉진하는 산소 및 이산화탄소에 대한 높은 투과성을 갖는 독성이 없는 물질로 생체적합한 특성을 가진다[24]. 다른 중합체 물질처럼 강성이 강하지 않고, 표면이 유기용제로 부풀어 오르며, 표면처리 결과는 시간이 지남에 따라 불안정한 경우가 있지만[25] 나머지 특성은 체외진단용 의료기기 분야에 적합하다.

2.2.2 고리형 올레핀 공중합체

체외진단용 의료기기 시험를 위한 기질재료로 폴리카보네이트, 폴리메타크릴산메틸, 폴리스티렌 및 고리형 올레핀 중합체를 포함한 몇 가지 경질 중합체 재료가 고려된다. 그중에서도 고리형 올레핀 공중합체는 화학물질에 대한 높은 저항성, 높은 생물학적 적합성, 가시영역 및 근자외선 영역에서의 높은 투명성, 낮은 자가형광, 낮은 수분흡수, 낮은 산소 및 수분 투과성, 낮은 가스 배출을 포함한 고유한 특성으로 인해 체외진단용 의료기기 포맷을 위한 강력한 후보물질이다[26-28].

고리형 올레핀 중합체는 산, 알칼리제 및 극성용매에 대한 저항성이 뛰어나며 헥산과 톨루엔과 같은 비극성 유기용매에 의해서만 공격을 받는다[29]. 화학적 저항력은 다중 세척, 로딩, 용출 및 재조정 공정을 필요로 하는 칩기반 시료채취 및 분리시스템에 중요하다[30,31]. 또한 다양한 화학반응 공정이나 까다로운 운영환경을 필요로 하는 바이오프로세서, 바이오센싱(biosensing), 모니터링 및 스크리닝 응용분야에서 중요하다[32].

고리형 올레핀 중합체의 탁월한 광학특성으로 인하여, 도파관(waveguide) 및 렌즈재료로 제작할 수 있다[33]. 300~1,200 nm까지의 넓은 파장범위, 높은 Abbe 수, 높은 굴절률 및 낮은 복굴절로 높은 광학투과성을 가지므로 센서용으로 광학시스템과 쉽게 통합될 수 있다. 근자외선 영역에서는 폴리메타크릴산메틸, 폴리카보네이트, 폴리스티렌보다 투과율이 높으므로 광화학합성으로 표면 변경에 쉽게 사용할 수 있다[33,34]. 다른 중요한 특징 중 하나는 형광검출에 이용될 때 배경잡음을 낮추는 자가형광이 낮다는 점이다. 고리형 올레핀 중합체의 자가형광은 유리나 폴리디메틸실록산의 자기형광성보다는 높지만, 폴리메타크릴산메틸이나 폴리카보나이트와는 비슷하다 [33,35].

고리형 올레핀 중합체의 수분 흡수능력은 폴리카보나이트의 흡수능력보다 약 4배 작으며 폴리메타크릴산메틸의 흡수능력보다는 약 10배가 적다 [36,37]. 이러한 낮은 수분흡수는 다양한 환경조건하에서 우수한 치수안정성(dimensional stability)을 제공하며, 장기간 처리시간이 요구되는 경우에 시약의 증발 및 흡수로 인한 잠재적인 용액 농도변화를 제한한다.

고리형 올레핀 중합체는 에탄 및 환상 올레핀 단량체를 기본으로 하며 TopasPAS(TOPAS, Florence, KY), APEL(Mitsui Chemicals, Tokyo, Japan), ARTON(Japan Synthetic Rubber, Tokyo, Japan), Zeonex 및 Zeonor(ZEON Corporation, Tokyo, Japan)과 같은 다양한 고리형 올레핀 중합체 재료가 상업적으로 이용 가능하다. 이 제품의 차이점은 합성시 사용되는 고리형 단량체와 중합 과정에 있다 [38,39]. Topas와 Apel의 고리형 올레핀 중합체 생성물은 고리형 단량체와 에텐(ethene)의 사슬공중합에 기반을 두고 있으며, Arton, Zeonex, Zeonor는 고리형 단량체의 오픈링 치환중합(ring-opening metathesis polymerization of cyclic monomer) 후에 수소화반응을 한다 [26,40]. 동일한 상표의 제품일지라도 유리전이온도(Tg, glass transition temperature)가 다양한 등급의 물질이 있다. 유리전이온도는 고리형 올레핀 함량이 높을수록 증가하기 때문에, 일부 고리형 올레핀 중합체 등급은 폴리메타크릴산, 폴리카보네이트 및 폴리스티렌보다 유리전이온도가 높다 [41]. 따라서 변형 및 열결합이나 미세몰딩 과정의 위험이 없이, 특정 등급의 고리형 올레핀 중합체 재료를 더 높은 온도에 적용하여 사용가능하다 [42,43].

2.3 중합체 기기의 제조

2.3.1 구조 형성

제조방식이 다른 체외진단용 의료기기의 제조를 위해 특정한 기하구조를 갖는 중합체 재료가 사용될 수 있다. 레이저 제거 및 미세밀링(micromilling)은 최소한의 준비로 신속하게 시제품을 만들 수 있는 직접구조화 방법(direct structuring method)이다. 사출성형(injection molding)도 사용가능하며, 제품을 대량생산하는 데 이상적인 제조공정이다. 소프트 리소그래피(soft lithography), 핫엠보싱(hot embossing) 및 나노임프린트 리소그래피(nanoimprint lithography)는 저비용으로, 실험실기반으로 생산을 할 수 있는 복제기술이다.

2.3.1.1 소프트 리소그래피 *Soft Lithography*

포토 리소그래피(photolithography)는 반도체 제조공정에서 여전히 많이 사용되는 기술이다 [44]. 중요하고 수익성 있는 미세제작기술로써, 1980년대 후반에 DNA 어레이의 제조를 포함하여 체외진단용 의료기기의 응용프로그램 개발에 많이 기여하였다 [45]. 그러나 본질적으로 값비싼 제조환경과 비용이 많이 드는 장비, 표면변형의 어려움 및 생체의학 관련 연구분야에서의 사용을 감소시키는 평평한 표면의 형태 조작에는 장애물로 작용하는 등 많은 한계를 가지고 있다.

소프트 리소그래피(soft lithography)는 역탄성 스탬프를 얻기 위해 미세구조 형성, 주형 및 엠보싱을 기반으로 하는 기술로(그림 2.1) [46,47] 포토 리소그래피의 대안으로 개발되었다. 특정 실험실 환경이 필요 없고, 값비싼 장비가 필요하지 않으며, 마이크로 및 나노제작을 수행하기 위한 자기조립 및 복제주형에 기초한 비포토 리소그래피 전략(non-photolithographic strategy)으로 무균실 시설이 필요 없고, 일반 실험실에서 사용할 수 있는 큰 3차원 형상을 지속적으로 만들 수 있다. 소프트 리소그래피는 초기단계에서 복제에 사용되는 원판(master)을 만들기 위해 포토 리소그래피를 이용한다. 원판이 제작되면 인쇄작업이나 주형작업을 통해 무균실 외부에서 작업을 수행할 수 있다. 복제주형 [48], 미세이송주형 [49], 용매보조주형 [50], 모세관 마이크로몰딩 [47], 위상변이 에지리소그래피(phase-shifting edge lithography) [51], 데칼필름전사 리소그래피(decal film transfer lithography) [52], 나노전사 프린팅(nanotransfer printing) [53], 미세접촉 프린팅(microcontact printing) [54], 나노스키빙(nanoskiving) [55], 딥펜 나노리소그래피(dippen nano-lithography) [56,57] 와 같은 많은 형태화

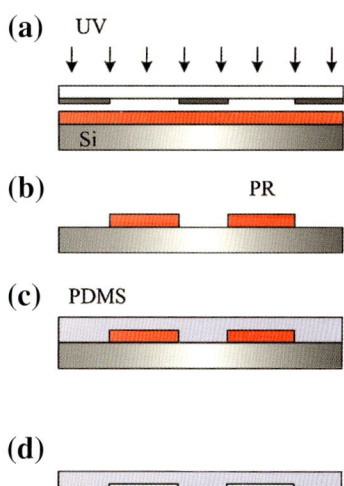

그림 2.1 소프트 리소그래피를 이용한 폴리디메틸실록산 슬래브(slab)의 원판 **(a)**, **(b)**는 스핀 코팅된 포토레지스트에 의해 실리콘 웨이퍼 위에 형성되고, 포토 리소그래피 과정이 수행된다. **(c)** 폴리디메틸실록산 혼합물을 원판에 붓고 열경화시킨다. **(d)** 폴리디메틸실록산 슬래브의 박리층은 원판에 반전된 미세구조를 가지고 있다

기술이 개발되었다. 소프트 리소그래피는 제어할 수 있는 표면 화학물질 사용이 가능하고, 최소한의 실험실 환경을 필요로 하며, 세포생물학, 미세유체 및 다양한 랩온어칩 시스템에서 생물학적 응용이 가능한 경제적인 대체기술이다.

일반적으로 사용되는 소프트 리소그래피 기술은 복제주형, 미세접촉인쇄 및 용매보조 미세주형이다(그림 2.2)[58]. 복제주형은 견고한 탄성중합체 원판주형(elastomeric master mold) 패턴을 주형에 주입된 액체응고를 통해 다른 재료로 이동하는 과정이다. 시제품을 위한 폴리디메틸실록산기반 제작의 새로운 방법으로 생물의학적 의료기기 응용에 적합하다[59-62]. 폴리디메틸실록산 미세구조물은 생산이 간단하기 때문에 시제품 제작을 위한 전기능 통합시스템을 쉽게 만들 수 있다[10,63]. 100 nm보다 작은 횡방향 치수를 갖는 기기의 나노제작을 위한 매력적인 공정이며[64], 박테리아의 분리 및 배양을 위한 에폭시, 폴리우레탄, 폴리에틸렌 글리콜(PEG), 한천 및 아가로오스를 포함한 미세패턴 생체적합성 중합체에 사용된다.

미세접촉인쇄(microcontact printing, μCP)는 기능성 유기표면에 사용되는 면적이 큰 (>cm^2) 형태화 기술로 일반적인 스탬프를 사용하여 잉크패드에서 용지로 잉크를 전송하는 것과 비슷하며, 주형은 작은 생체분자, 단백질, 중합체 전해질 또는 세포현탁액으로 염색되며, 이 물질은 기질과 스탬핑 주형의 돌출된 피처(feature) 사이에 접촉이 이루어질 때 기질 표면으로 전달된다. 미세접촉인쇄는 성장중인 병아리의 망막신경절 세포축색돌기에 대한 세포성장 형판으로써 축색돌기 유도분자의 정확한 패턴을 완벽히 프린트하는 데 사용되어 왔다. Alkanethiols(SH-$(CH_2)_n$-X)으로 염색된 폴리디메틸실록산 스탬프가 금, 은, 팔라듐, 백금 또는 기타 금속 표면의 미세접촉인쇄에 사용될 때, 기질상에 자기조립단층(self-assembled monolayer, SAM) 기술을 분자 수준에서 채택함으로써 표면 특성을 공학적으로 해석할 수 있다[66]. Alkanethiolate 자기조립단층 형성에는 박막, 실리콘, 운모, 유

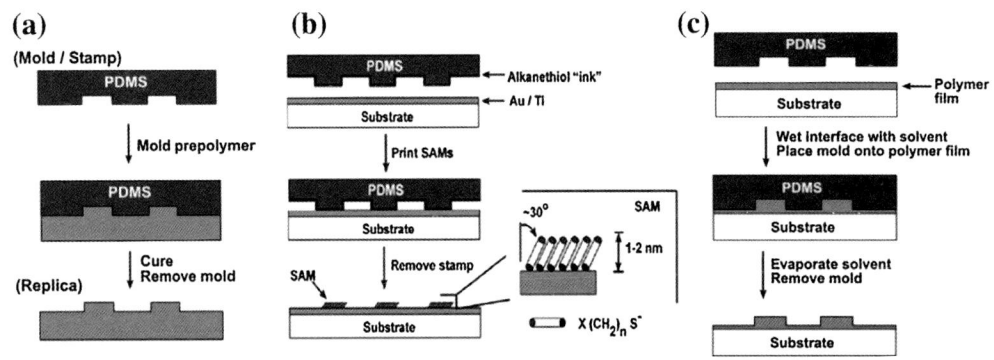

그림 2.2 (a) 복제주형, (b) 미세접촉인쇄, (c) 용매보조 미세주형(SAMIN) 절차 개략도 [58]

리 또는 플라스틱 물질에 물리적 증기증착법이 포함된다. 형태화된 자기조립단층은 다양한 플랫폼에서 세포 및 단백질과 접촉하는 표면의 분자구조를 제어함으로써 생물감지 및 세포생물학에서 공간 신호전달의 역할을 연구하는 데 유용하다 [56].

용매보조 미세주형(solvent-assisted micromolding, SAMIN)은 복제주형과 유사하며, 엘라스토머 스탬프(elastomeric stamp)로 주형 또는 엠보싱을 기반으로 한다. 이 과정에서 탄성중합체 주형은 탄성중합체와 기질 사이에 등각접촉이 이루어지기 전에 용매로 적셔진다. 액체용매는 탄성중합체 주형 접촉 표면상의 함몰된 영역을 채우며, 액체증기 계면 면적을 최소화하고 고체/액체 계면을 최대화한다. 결과적으로 나노스케일 구조는 넓은 영역($>cm^2$ with 100 nm feature)에서 다양한 연질재료로 생성될 수 있다. 이 공정은 선택적인 에칭 및 리프트오프 공정(liftoff process)과 결합하여 전기화학[57], 표면 플라스몬 공명[68], 광학회절[69], 표면강화 라만산란[70] 등 다양한 생물의학 센싱플랫폼(biomedical sensing platform)의 기질로 사용될 수 있다.

2.3.1.2 사출성형 *Injection Molding*

사출성형은 마이크로미터 크기로 열가소성 소재를 제조하기 위한 실현가능한 전략으로 대량생산에 적합하기 때문에 중합제품을 제조하기 위한 보편적인 기술 중 하나이다 [71,72]. 초기에는 중합체 펠렛을 사출성형기 호퍼(injection molding machine hopper)에 넣은 후 고온을 가하여 덩어리가 주형에 주입되고, 고압이 가해지기 전에 펠렛을 용융시키는 과정을 포함한다. 일정한 패킹압력은 중합체 물질 및 주형이 냉각되고, 제조된 조각이 탈형되기 전에 짧은 시간 동안 적용된다.

복제된 구조의 품질과 정확도는 원판과 제조공정에 크게 의존하며, 주형시에 사용되는 높은 압력 및 온도 범위는 주형 재료로써 실리콘, 유리, 레지스트(resist) 및 기타 중합체를 사용할 수 없기 때문에 금속재료가 사용된다 [73]. 리드온칩 적용을 위한 마이크로미터 분해능을 갖는 주형은 표준의 포토 리소그래피 기술을 사용하여 제작되며, 주형의 수명을 연장하기 위해 전기도금을 이용한다 [74-76]. 원판 주형는 심각한 변형 없이 200주기 이상 견딜 수 있다 [77].

사출속도, 주형온도, 사출성형 과정에서 구조 형상을 포함한 변수는 중합복제 품질 및 유용성에 직접적인 영향을 미친다. 사출원판은 여러 사이클 후에 구조적으로 파괴되기 때문에 표면복제패턴은 주형 내부의 압력분포 뿐 아니라 내부 구조변형에 의해서도 영향을 받는다 [78]. 이러한 현상은 해결가능하며, 더 나은 유체반응을 발생시키는 높은 사출

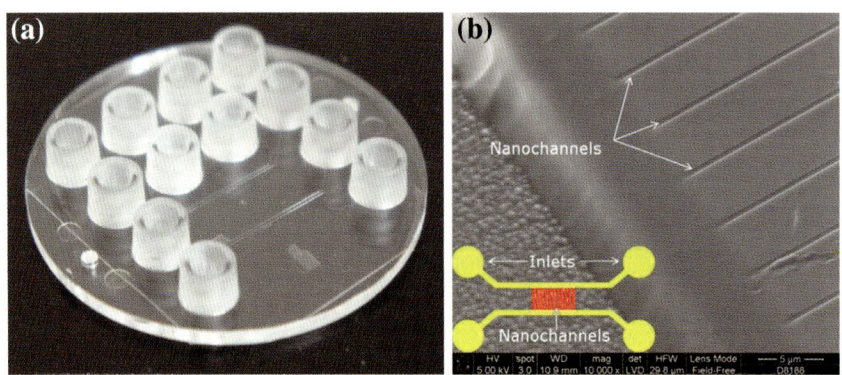

그림 2.3 (a) 사출성형된 중합체 칩의 이미지 및 (b) 주사전자현미경 사진(장치의 사출성형된 부분의 나노 채널 이미지) [80]

온도를 사용함으로써 원판 구멍(master cavity)이 효과적으로 채워질 수 있다 [79].

사출성형은 온칩 액체 크로마토그래피 DNA 바코딩시스템(on-chip liquid chromatography DNA bar coding system)을 위한 리드온칩 시스템을 생산하는 데 사용되어 왔다 [43,80]. 그러나 이 공정은 높은 종횡비를 필요로 하며, 낮은 표면 거칠기, 높은 유량패턴 분해능 및 복제품에 의한 응력 때문에 어려울 수 있다. 중합체 표면의 나노구조 복제는 성공적으로 이루어졌고 많은 관심을 받았다(그림 2.3) [80,81]. 주된 한계점은 원판의 알갱이(grain) 크기에 있으며, 이로 인해 작은구조를 성공적으로 복제하는 데 어려움이 따른다.

2.3.1.3 핫엠보싱 Hot embossing

핫엠보싱은 유리전이온도 이상으로 가열된 미세구조 주형 또는 웨이퍼(wafer) 위에서 중합체 시트(polymeric sheet)를 가압한 후에 -50 ℃ 이상의 유리전이온도로 탈형하는 기술이다 [42,82,83]. 그림 2.4는 핫엠보싱 공정을 개략적으로 나타낸 것이다 [84]. 형판 시트를 유지하기 위해 가해지는 압력, 가압시간 및 작동온도는 칩표면 엠보싱 구조의 최종 품질에 영향을 미치는 중요한 요소이다. 고착방지층은 큰 면적의 엠보싱 구조물에 우수한 성능을 제공하기 위해 사용된다. 칩 또는 웨이퍼 형식의 중합체 기질은 시중에서 구입하거나 사출성형에 의해 또는 유리전이온도 이상의 온도로 중합체 펠릿을 가열할 때 형성된다 [85].

핫엠보싱은 일반적으로 사출성형에 비해 낮은 제조온도 범위와 낮은 압력이 사용되므로 규소, 구리, 니켈, 스테인레스 스틸 그리고 중합체 원판이 형판 재료로 사용된다 [85,86]. 이 중에서 SU-8 포토레지스트(SU-8 photoresist)는 금속 형판에 사용된 유사한 조건에서 중합체 재료를 엠보싱하기 위한 표준 포토 리소그래피를 통해 원판 재료로 사용되고, 알

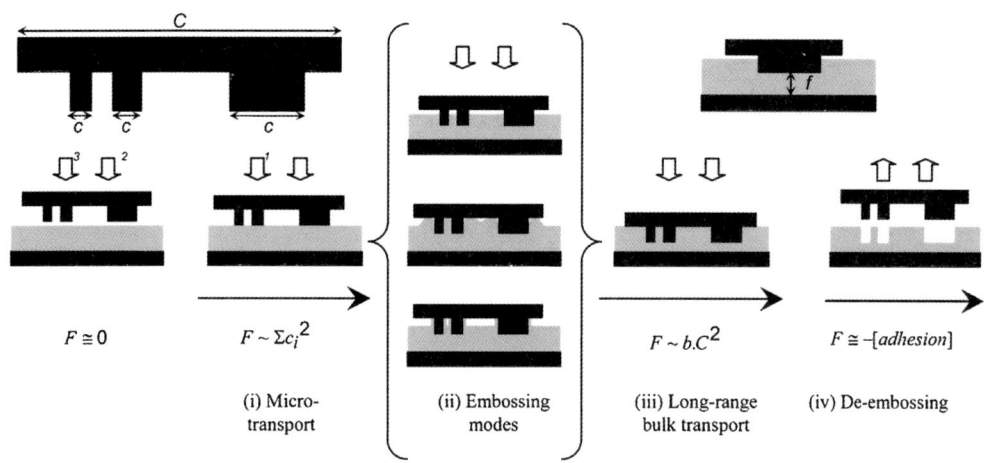

그림 2.4 핫엠보싱 과정의 도식화. 열가소성 중합체를 엠보싱하는데 필요한 총 힘(F)은 중합체의 점도, 스탬프 형상과 중합체의 접촉 면적(c), 전체 스탬프의 표면적(C) 및 온도에 따라 달라진다 [84]

루미늄 코팅은 형판에서 기질 탈형을 용이하게 하기 위해 사용된다 [87]. 높은 측면구조를 만들기 위해, 양극 알루미늄 산화 나노구조 막과 원통형 기둥을 사용할 수 있다 [88,89].

핫엠보싱 공정에서 기질이 형판 쪽으로 흘러가야 하는 거리는 고온 사출성형보다 작기 때문에 공정 중에 응력 및 수축 효과는 감소한다 [90]. 낮은 금형온도와 냉각속도는 사출성형으로 얻는 것보다 높은 종횡비를 가진, 깨지기 쉬운 취약한 구조물로 생산된다.

2.3.1.4 나노임프린트 리소그래피 *Nanoimprint Lithography, NIL*

나노임프린트 리소그래피는 중합체 나노구조의 저비용과 고해상도 형태화를 위한 비전통적인 리소그래피 기술로서, 함께 압착된 두 개의 평행한 형판을 갖는 진공관 내에서 수행되는 공정과정 동안에, 기질은 먼저 유리전이온도 이상의 온도로 가열된 다음, 형판은 일정 기간 일정 압력으로 기질에 압력을 가한다. 임프린팅 후, 기질은 변형을 피하기 위해 유리전이온도보다 낮은 온도로 일정 압력 하에서 냉각되고, 탈형은 실온에서 수행된다. 고화질 패턴을 얻기 위해 광자 또는 전자를 사용하여 절연도료(resist)의 화학적 또는 물리적 특성을 변화시키는 전통적인 리소그래피와는 달리, 나노임프린트 리소그래피는 고해상도 형태화를 달성하기 위해 몰딩된 재료의 직접적인 기계변형에 의존한다(그림 2.5) [91]. 핫엠보싱 기술에서는 기질 표면의 작은 부분만이 주형 틀에 엠보싱되지만, 나노임프린트 리소그래피는 형태 생산을 위해 대부분 중합체 필름을 사용하기 때문에 기질 임프린팅 후에 남은 중합체 층은 매우 얇게 존재하지 않을 수 있다 [92]. 표준 반응성 이

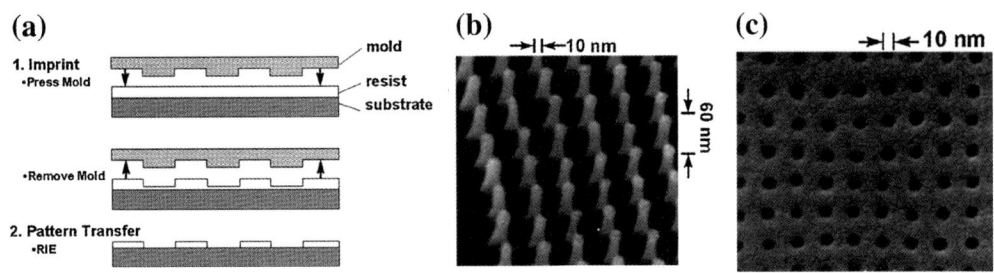

그림 2.5 (a) 나노임프린트 리소그래피 프로세스의 도식. 10nm 직경 배열을 갖는 가공 주형의 자기조립 단층 이미지와 주형을 사용하여 폴리(메틸 메타크릴레이트)에 각인된 구멍 배열 이미지(c) [91]

온 에칭 시스템에서 산소 플라즈마는 잔류층의 잔류물을 에칭하는 데 사용되며, 에칭 과정은 시료에 열을 발생시키고 중합체가 역류하면 형태에 영향을 미친다 [92].

각인된 복제구조의 품질은 주로 사용된 원판에 달려 있다. 낮은 압력과 적당한 작업 온도로 인하여 실리콘은 좋은 형판 소재로 [93] 포토 리소그래피, 작은 구조물에 대한 전자빔 리소그래피, 그리고 높은 측면구조를 생성하기 위한 디프반응 이온에칭(deep reactive ion etching, DRIE) 방법에 의하여 형태는 실리콘 웨이퍼로 전사된다. 포토 리소그래피 또는 에칭 공정으로 야기된 측벽 거칠기는 실리콘 형판을 열산화시킨 후에 감소된다 [93]. 다른 탈형 공정과 마찬가지로 고성능의 작은 구조에는 고착 방지층이 권장된다. 나노임프린트 리소그래피는 실리콘, 이산화 규소 또는 유리 웨이퍼 상에 액상 중합용액을 회전함으로써 이루어진다 [94]. 중합체 물질이 함유된 희석된 용매를 제거하기 위해 기판을 스핀코팅한 뒤, 중합체 물질은 소성 고온처리된다.

2.3.1.5 직접가공

직접구조 레이저절삭(direct structuring laser ablation)과 초정밀가공은 형판이나 주형이 없이도 중합체 소재를 이용하여 신속하게 시제품 제작에 사용할 수 있는 두 가지 기술이다.

레이저절삭에서, 고강도 레이저 빔과 중합체 재료의 상호작용은 레이저 초점 부위에서 중합체 재료를 증발시킨다 [95]. 깊은 구조, 절삭된 구멍 가까이에 형성된 재흡착물질 집합체는 초음파 세척기로 제거되며, 주로 폴리메타크릴산메틸에 사용된다 [96]. 레이저절삭의 단점은 중합체의 본체 성질과 비교하여 중합체의 표면 속성이 변할 수 있다는 것이다 [97]. 바이오센싱 적용시에는 표면화학성분이 감지성능에 직접적으로 관련된 생체분자 수용체결합에 매우 중요한 역할을 한다. 이러한 특징은 제어하기 어렵고, 특히 바이오센싱 적용시에 매우 중요하다.

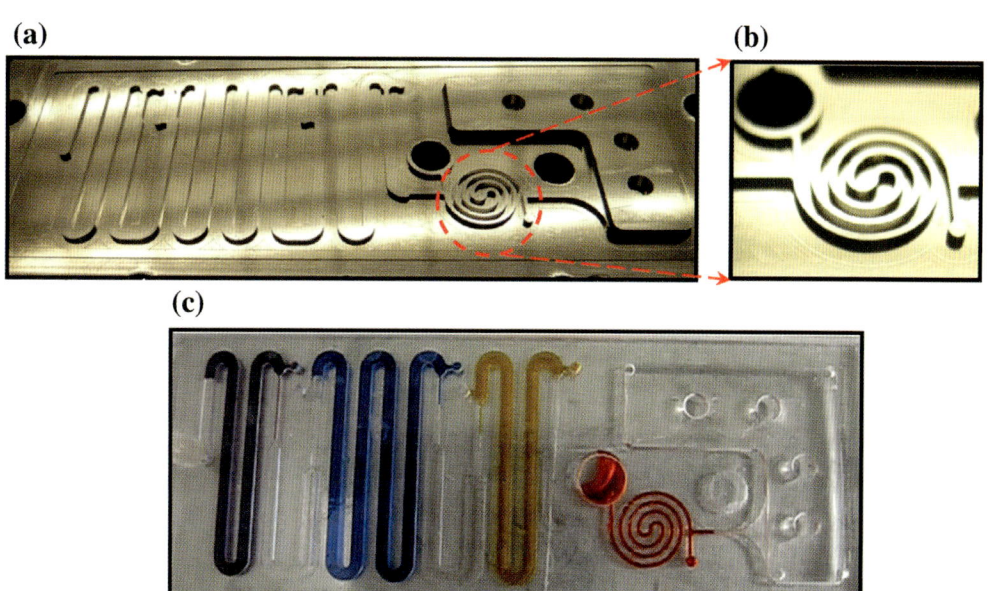

그림 2.6 (a), (b) 컴퓨터 수치제어 밀링머신을 사용하는 밀링된 알루미늄원판의 이미지 및 (c) 샘플-대-면역분석칩을 위한 복제된 중합체 장치 [102]

중합체 구조물의 기계밀링(mechanical milling)은 일반적으로 신속한 시제품 제작을 위해 사용되는 방법이다 [98,99]. 밀링은 회전식 엔드밀(rotating end mill)로 기질을 형태화 하거나 컴퓨터 수치제어(computer numerical control, CNC) 밀링머신으로 제어되는 드릴로 구성된다 [100]. 밀링된 마이크로 구조 크기는 주로 밀링기 자체의 직경으로 정의되며, 밀링이동속도, 중합체 재료 특성, 그리고 시스템 안정성은 분해능과 밀링된 표면 거칠기에 영향을 미친다 [101]. 거시구조에서 미세구조에 이르기까지 여러 구성요소를 밀링 크기와 밀링 경로를 변경하여 동일한 칩에 간단하게 가공할 수 있다. 또한 컴퓨터 수치제어 밀링기계를 사용하여 알루미늄 또는 황동을 원판으로 밀링한 후에, 내구성이 높은 중합체 기기 칩을 핫엠보싱 과정을 통해 제조할 수 있다(그림 2.6). 그러나 기계적 밀링으로는 마이크로미터 규모에서 복잡한 3차원 및 높은 종횡비 구조를 얻는 것은 쉽지 않다.

2.3.1.6 레이저인쇄 미세유체 기기 *Laser-Printed Microfluidic Device*

이전에 보고된 리뷰 논문에서 설명한 바와 같이, 토너 및 종이기반 장치는 최신 세대의 일회용 미세유체 플랫폼을 구성한다 [103]. 토너기반 장치는 약 10년 전에 do Lago 등 [104] 이 제안한 방법으로 레이저인쇄로 제조된다. 몇 분 만에 생산할 수 있는 이러한 장치는 대부분 폴리에스터 필름 표면에 인쇄되며, 그 결과 폴리에스터토너(polyester-toner, PT) 장치가 생성된다. 종종 폴리에스터토너 칩으로 불리는 장치로 DNA기반, 비색생 분석법(colorimetric bioassay) 및 면역측정법 연구를 위한 잠재적 가능성을 보여 주었다.

Duarte 등은 폴리에스터토너 장치를 사용하여 동적이며 고체상태의 DNA 추출 및 중합효소연쇄반응 증폭 단계를 통합하였다[105]. 토너층에 인쇄하고 미세유체채널로 레이저 커팅한 2개의 독립된 폴리에스터 필름과 함께 시작하며, 이 2개의 폴리에스터 층은 끼워 넣어졌고(sandwiched), 베이스와 커버 폴리에스터 필름을 층으로 쌓았다. 이때 사용된 베이스와 커버 폴리에스터 필름은 레이저 커팅 채널에 접근 가능하게 하는 구멍과 함께 만들어진다. 다층 폴리에스터토너 기기는 $0.6\mu L$ 시료혈액으로부터 약 65%의 DNA를 회수할 수 있을 뿐만 아니라, λ-phage 유전체의 520bp 조각을 성공적으로 증폭시킬 수 있다. Duarte 등[106]은 다른 연구에서 폴리에스터토너칩에서 낮은 전기삼투압 흐름(EOF) 크기를 이용하여 다공성 매트릭스를 대체하지 않고 폴리에스터토너 전기영동장치에서 5개의 연속적인 DNA 파편을 성공적으로 분리하였다.

De Souza 등은 모세관 현상 및 비색검출을 통해 임상진단을 수행할 수 있는 토너기반 미세유체기기를 개발했다[107]. 모세관 현상을 통한 신속한 시료분배를 위해 검출영역을 미세유체채널과 통합할 수 있음을 입증했다. 중간의 폴리에스터 필름을 추가하면 채널 종횡비와 채널 깊이가 증가하므로 자발적인 유체전달이 촉진된다. 포도당, 단백질 및 콜레스테롤을 위한 인체혈청 검체의 비색분석법은 데스크탑 스캐너를 사용하여 성공적으로 수행되었다. 포도당($0.3mg/mL$), 단백질($8mg/mL$) 및 콜레스테롤($0.2mg/mL$)에서 측정된 검출한계 값은 저자가 보고한 동적 범위와 관련이 있으며, 임상분석에 적합하다.

두 개의 다른 그룹은 면역측정법을 수행하기 위해 토너기반 플랫폼의 사용을 성공적으로 입증했다. 첫째, Oliveira 등[108]은 뎅기바이러스를 검출하기 위한 토너기반 96미세영역 평판을 빠르고 간단하게 제작할 수 있는 방식을 기술했다. 작은 샘플 볼륨을 제한하기 위해 장벽역할을 하는 약 $5\mu m$ 두께의 소수성 토너층을 인쇄하여 감지영역웰(detection zone well)을 만들고, 휴대폰 카메라를 사용하여 비색계 결과를 기록하고 확인했다. 뎅기열의 일차감염과 관련된 특이적 표지자인 면역글로불린 M(IgM) 항체의 포획 효소결합면역흡착측정법에 근거하여, 뎅기바이러스는 감염된 환자의 인간 혈청 샘플에서 검출되었다. 둘째, 최근에 Kim 등이 토너기반 플랫폼 연구에서 염증상태와 관련된 보존된 혈장 단백질인 C반응 단백(CRP)을 검출할 수 있는 면역측정법을 수행하기 위해 폴리에스터토너 마이크로칩을 사용했다[109]. 단백질을 실리카 미세구슬(silica microbead) 표면에 고정시키고, 폴리에스터토너 마이크로채널에 넣고, 형광표식을 가진 항체 검출물질을 기능화된 표면에 첨가함으로써, 절단가능한 단백질표적 복합체를 생성시킬 수 있었다. 절단시, 형광표식은 마이크로칩 전기영동을 통해 분석될 수 있었다. 폴리에스터토너 마이크로칩에서 전체 분석을 수행하는 데 필요한 시간은 35분 미만이었고, 10배 희석된 혈청의 C반응 단백의 동적 범위는 0.3~100 mg/L였으며, 검출한계는 0.3 mg/L로 임상시험에서 혈청 C반응 단백의 정량분석이 가능하다.

2.3.2 기기밀봉 *Device Sealing*

2.3.2.1 접착결합 *Adhesive Bonding*

랩온어칩 시스템 제작에는 밀봉하기 위해 나사 또는 고정장치를 사용하는 단계를 포함하여 마이크로채널 및 구획을 밀봉하는 결합 단계가 필요하다. 두 개의 분리된 중합체 부분 계면에 접착제를 도포하여 접착하는 것은 물체를 봉인하는 가장 보편적인 접합기술이다. 예를 들어, 폴리디메틸실록산 프리폴리머(pre-polymer)의 얇은 층을 유리 슬라이드 위에 스핀코팅한 후 직접 접촉을 통해 형태화된 기질의 표면에 전사할 수 있다. 코팅된 기질을 평판과 접촉시키고, 프리폴리머를 열경화시킨 후 유체시스템을 영구적으로 밀봉시킨다. 폴리디메틸실록산은 두 표면의 접촉 영역에서만 존재하며, 미세유체채널에 의해 노출되는 부분은 무시할 만 하다. 이 방법은 2개의 폴리디메틸실록산 기질과 2개의 유리 시트 마이크로채널을 결합함으로써 입증되었다[110]. 이 공정의 단점은 압착된 접착제 층이 미세 구조로 흘러 들어갈 때 막힐 가능성이 있다는 것이다.

중합체층의 적층은 작동의 용이성과 저렴한 비용으로 체외진단용 의료기기를 제조하는 데 사용되어 왔다[15,111]. 미세채널은 이산화탄소 레이저, 금형커터(die cutter) 또는 비닐커터와 같은 탁상용 커팅기기를 사용하여 압력감지 접착제(pressure-sensitive adhesive, PSA) 또는 열접착제(thermobond adhesive, TBA)에 직접적으로 형성된다. 두 개의 압력감지 접착표면에 두 개의 플라스틱 시트를 압축하여 적용할 수 있다. 유체채널의 기하학적 구조와 두께는 압력감지접착제 형태와 압력감지접착제 두께에 의해 각각 정의된다[112]. 압력감지접착제를 사용하는 주된 이점 중에 하나는 물리적 또는 화학적 조작을 최소화하여 다른 중합체 물질에 쉽게 결합할 수 있다는 것이다. 압력감지 접착제 필름을 사용하여 여러 플라스틱 층을 함께 적층하고 정렬하여 3차원 미세구조를 형성할 수 있다. 결과적으로 건조시약 저장, 접합체 패드 및 미세채널을 결합한 체외진단용 의료기기 카트리지로 정량분석을 가능하게 하는 통합된 면역분석카드가 실현되었다(그림 2.7)[114]. 이 연

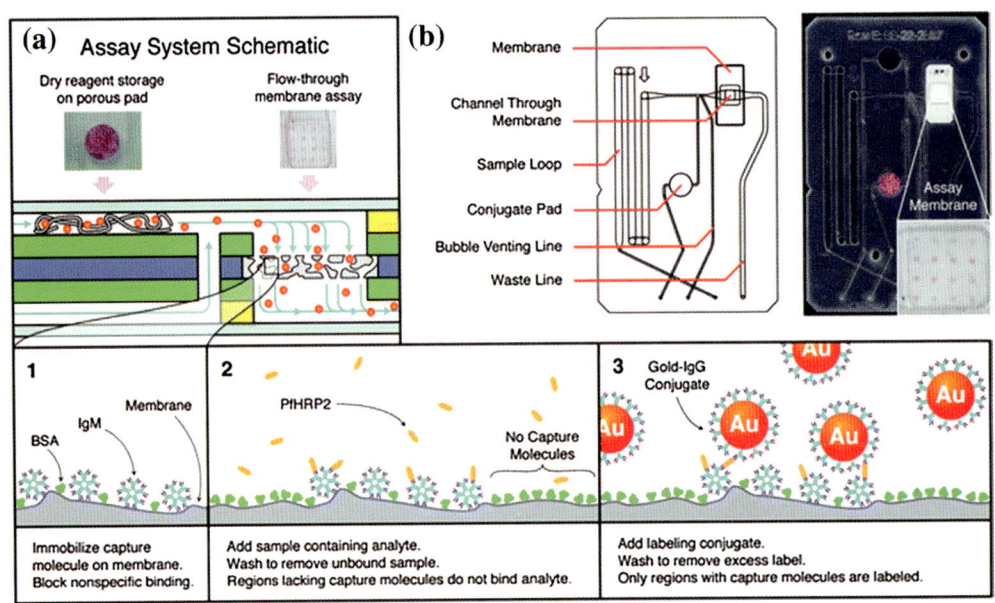

그림 2.7 **(a)** 플로우스루 막 분석 포맷의 횡단면 및 근접촬영 도식. **(b)** 10층 분석 카드의 디자인과 이미지. 카드는 사용 전에 그림으로 그려져 있으며, 빨간색 금항체가 패드에 접합되어 있다. 삽입된 이미지는 분석완료 후 막에 보이는 캡처된 영역의 패턴을 보여준다 [114].

구는 급속한 발열을 야기하는 감염시료 대 결과 감별진단을 위한 미세유체역학 현장현시 시스템(microfluidic point-of-care system, DxBox)을 개발하기 위한 노력의 한 부분이었다. 건조한 시약은 사용하기 전에 원 상태로 복구할 수 있으므로 냉장보관을 할 필요가 없다. 접착제기반 및 압력감지접착제의 접착이 편리하고 빠르지만, 중요한 제한요소인 구조 해상도가 수백 마이크론에 불과하며 표면 거칠기가 문제될 수 있다.

2.3.2.2 열결합 Thermal Bonding

중합체 재료의 직접적인 열결합은 중합체 장치를 밀봉하기 위해 종종 채택된다 [116-118]. 기전은 접촉된 표면의 짝을 이루는 부분 사이에서 중합체 사슬의 확산을 열이 증가시킨다는 아이디어를 기반으로 한다. 중합체는 중합체의 유리전이온도로 가열하고 확산을 강화시키기 위해 일정 기간 동안 압축함으로써 열적으로 결합될 수 있다. 접합된 기질이 폴리머의 리플러(reflow)를 피하기 위해 -30℃ 유리전이온도로 냉각시킨 후, 적용된 압력을 제거한다. 결합강도 평가는 온도가 적층에서 가장 중요한 매개 변수이며, 접착온도가 너무 높으면 채널변형 및 붕괴를 초래하는 반면, 낮은 온도는 완전한 접합을 위해서는 불충분하다. 균일한 압력 분포 이외에 적용된 압력은 결합계면에서 완전히 접촉하고 붕괴되지 않도록 최적화 되어야 한다. 열결합의 주요 한계 중 하나는 열가소성 수지의 표면에너지가 낮아 상대적으로 결합강도가 낮다는 것이다.

자외선, 오존과 산소플라즈마와 같은 플라즈마 활성화는 중합체 기질의 결합강도를 향상시킨다 [119,120]. 이러한 향상된 표면처리 기술은 표면에너지를 증가시킬 수 있고, 결합 중에 접합표면 사이 중합체 사슬의 상호확산을 향상시킬 수 있다. 일반적으로 플라즈마 활성화는 결합온도를 낮추고 변형을 방지하기 위해 열결합과 함께 사용된다.

2.3.2.3 용매결합 Solvent Bonding

용매결합은 높은 결합강도가 필요한 중합체 체외진단용 의료기기에 적합한 결합기술이다 [121]. 결합 공정은 용매를 흡수하기 위해 하나 또는 둘 모두의 결합표면을 용매증기에 노출시키고, 접합표면을 일정 시간 동안 높은 압력에서 접촉시키는 단계를 포함한다. 결합 메커니즘은 단지 열이 아닌 중합체 사슬의 얽힘을 촉진하기 위해서 용매가 사용된다는 점을 제외하고는 열결합과 유사하다. 결합계면 전반에 걸쳐 더 많은 유동성의 상호확산을 만든다. 용매증기 노출시간과 결합압력은 결합 결과에 영향을 미치는 두 가지 핵심 요소이다. 중합체표면이 용매 증기노출을 너무 오랜 시간 동안 처리하면, 표면이 너무 많은 용매를 흡수하여 팽창을 일으킨다. 용매 노출시간이 충분하지 않으면 이중결합이나 상호확산이 일어나지 않는다. 압력은 결합표면에서의 완전한 접촉을 가능하게 하며, 빈틈 또는 변형의 가능성을 제거하기 때문에 매우 중요하다. 최적화된 조건에서 생성된 경우, 밀봉된 중합체 시트는 박리없이 20MPa 이상의 압력을 견딜 수 있다 [121]. 특히, 새로운 용매 증기처리가 채널 표면 거칠기를 줄여 채널벽의 표면 거칠기가 15nm 미만인 광학 등급을 만들어 냄으로써 폴리메타크릴산메틸과 고리형 올레핀 공중합체 랩온어칩을 비가역적으로 결합시키는 데 사용되었다(그림 2.8) [122]. 결론적으로, 저비용 시제품 기기를 이용한 폴리머의 리플러는 균일한 결합을 생성하고 높은 광학품질의 표면을 만들어 낼 수 있다.

기기의 결합강도는 결합표면 중 하나를 용매증기에 노출시키고 접합면을 접촉시킨 후 스택(stack)을 자외선 광에 노출시킴으로써 추가로 개선될 수 있다. 결합표면 사이에서 높은 중합체 사슬의 유동성을 촉진시켜 가장 높은 압력저항으로 간주되는 34.6MPa의 향상된 파열압력이 달성될 수 있다 [43].

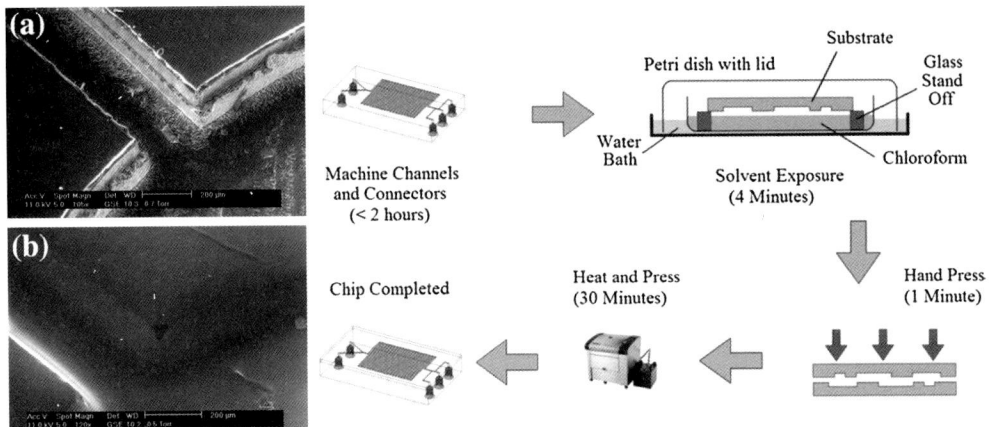

그림 2.8 (a) 분쇄된 폴리메타크릴산메틸 미세채널의 자기조립단층 이미지. (b) 4분간의 클로로포름 용매 증기 및 30분간 60℃ 열 사이클 후. (c) 용매결합 공정의 개요 [122]

2.3.2.4 용접 Welding

국소적 결합은 열을 유도하고 초음파 에너지를 사용하여 접합면 사이의 계면을 연화시킨다[123]. 대안으로, 극초단파 에너지는 가열 전에 접합면에 금속필름을 증착시키는 공정에 사용되어 왔다[124,125]. 중합체 시트는 특정 적외선 파장에서 결합기질을 기반으로 하는 적외선 레이저용접을 사용하여 결합될 수 있다. 레이저용접에서 불투명한 표면은 강화된 접합을 위해 에너지 흡수 및 국소적인 열 발생에 사용된다. 매우 얇은 코팅층이 흡수층으로 사용되어 중합체 리플러로 인한 구조적 손상의 가능성을 없애기 때문에, 결합온도가 유리전이온도 미만이 되는 것은 용접의 장점이 된다. 결합강도는 결합온도에 따라 조정 가능하며 결합온도가 높을수록 결합강도가 높아진다.

2.3.3 세계칩 인터페이스 World-to-Chip Interface

미세유체공학은 분석 프로세스와 기능을 단일 소형화시스템에 통합하는 현장현시검사 진단 플랫폼에 사용된다. 펌프, 밸브 및 시료 처리를 위한 기타 기능장치와 같은 오프칩 부품(off-chip component)은 온칩 분석(on-chip analysis)에 바람직하다. 결과적으로 외부 제어시스템과 분석칩 간에 분석물, 시약 및 기타 용액을 원활하게 전송할 수 있는 유체계면이 필요하다(그림 2.9)[126-131].

값이 저렴하고 사용하기 쉽다는 것 외에도, 상호연결부는 유동경로 내에서 불용체적

2.3 중합체 기기의 제조

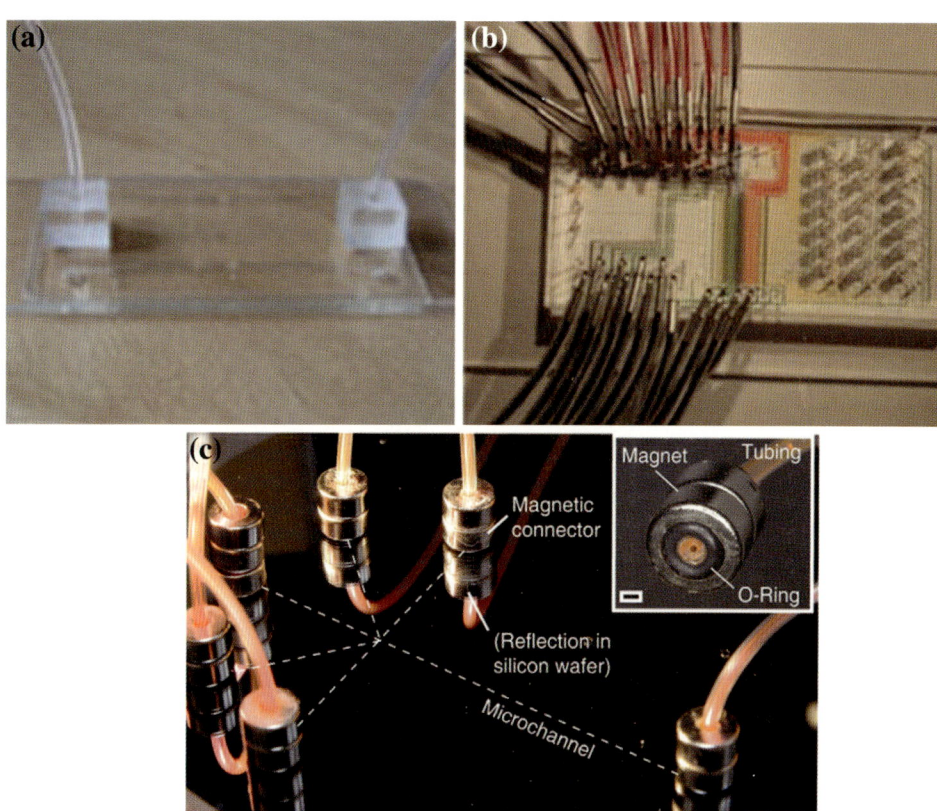

그림 2.9 (a) 튜브는 중합체칩에 직접 삽입되거나, (b) 외부 펌핑시스템에 먼저 연결되는 스테인레스 스틸 튜빙을 사용하여 중합체에 연결된다. (c) 탈착식 커넥터 디자인은, 튜빙 또는 바늘을 수용하는 구멍을 가진 링자석으로 만들어진 자기 커넥터와 누출을 방지하기 위해 칩 뒷면에 배치된 세 2자식으로 구성된디 [129,130,142].

(dead volume)의 출현이 발생하지 않아야 한다. 불용체적은 유동 상호연결부에서 쉽게 발생하고, 분석물의 분산 또는 시료손실을 초래하며, 공기방울을 가두어 유체시스템에 부적합한 유체전달 지연을 초래하여 잠재적으로 채널을 막히게 할 수 있다.

다양한 기질재료, 서로 다른 제조공정 및 체외진단용 의료기기 시스템의 기능 요구사항으로 인해 세계칩 인터페이스의 표준은 존재하지 않는다[132-136]. 유리 및 실리콘기반칩과 낮은 불용체적의 유체접합면은 다양한 매니폴드 조립(manifold assembly)으로 수정이 가능하다[137-139].

경질 열가소성 플라스틱으로 제조된 중합체 미세유체칩은 임프린트채널에 부분적으로 삽입된 상호연결 모세관을 사용할 수 있으며, 기질의 열변형으로 완벽하게 고정된다[140]. 폴리디메틸실록산과 같은 엘라스토머 중합체기반 장치에 대한 효율적인 유체 상호연결부는 연속적인 성형 또는 경화 후 펀칭을 통해 엘라스토머에 직접 구멍을 형성하여 쉽게 얻을 수 있다. 튜빙은 중합체칩(그림 2.9a)에 직접 삽입하거나 강성과 견고성을 향상시키는 스테인레스 스틸 튜빙을 사용하여 중합체칩에 연결할 수 있다(그림 2.9b) [127,128,130,142]. 다른 흥미로운 착탈식 연결부 디자인은 튜빙이나 바늘을 수용할 수 있는 구멍이 있는 링자석으로 만든 자기연결부를 사용한다(그림 2.9c). 튜빙, 바늘은 에폭시로 자석에 고정되며, 밀봉을 용이하게 하기 위해 가스켓이 자석의 바닥면에 부착된다. 두 번째 자석은 손실을 방지하기 위한 계면력을 제공하기 위해 칩 뒷면에 배치된다 [129].

보다 높은 내압시험을 위해서 상업적으로 이용가능한 모세관에 맞는 나사결합 포트는 사출성형된 중합체 칩에 직접 제조하여 [43] 약 10 Mpa 압력을 달성할 수 있다. 그러나 상대적으로 큰 풋프린트(footprint)는 최대 포트밀도를 제한한다. 마찰간섭피팅과 나사피팅을 모두 사용하는 강철 피하주사바늘은 종종 열가소성 마이크로유체칩의 유체상 연결부에 사용되며, 고압 응용분야에서 성공적으로 시연되었다. 결과적으로, 접합면은 유동경로 내에서 낮은 불용체적으로 40 MPa 정도의 압력 저항력을 제공한다.

2.4 유체제어 부품 *Fluidic Control Component*

2.4.1 밸브

유체펌프 및 밸브를 체외진단용 의료기기에 통합하여, 작은 크기로 보다 정확하고 기능적인 유량 및 반응 조작을 제공할 수 있다. 특히 밸브는 용액 저장 및 보존, 유체안내, 화학 및 생물의학 응용분야의 순차적 시약전달을 위해 소량의 유체반응을 제어하는 데 중요한 역할을 한다. 또한 시료준비와 배양, 혼합 또는 반응단계 및 정량 결과출력을 포함한 복잡한 분석과 같은 여러 기능을 통합하는 많은 체외진단용 의료기기에 필요하다 [143].

극초단파는 체외진단용 의료기기 응용분야에서 수동 [144-146] 과 능동 [17,116,139,147,148,149,150,151,152,153] 밸브로 분류된다. 수동밸브는 대개 혁신적인 기하학적 디자인과 표면 에너지의 수정을 이용한다 [144-146]. 작동은 간단하며, 낮은 작동압력에서 작동할 수 있다. 예를 들어 랩온어디스크(lab-on-a-disk)의 밸브 메커니즘은 낮은 회전속도에서 유동을 멈추고, 회전속도가 증가하면서 유체 통로로 유체를 개방하기 위해 일시적인 모세관 정지밸브를 사용한다 [154]. 능동밸브는 자력, 압전(piezoelectric), 정전기, 상변화(phase-change), 기계적, 형상기억 장치 또는 공압식 작동 방식 [17,152] 을 사용하는 차단밸브나 비례밸브에 유용하다. 소프트 리소그래피 방법을 사용하여 제작된 공압식 폴리디메틸실록산 밸브는 세포생물학기반의 체외진단용 의료기기 응용에 많이 사용되는 밸브 기술 중 하나이다(그

2.4 유체제어 부품 (Fluidic Control Component)

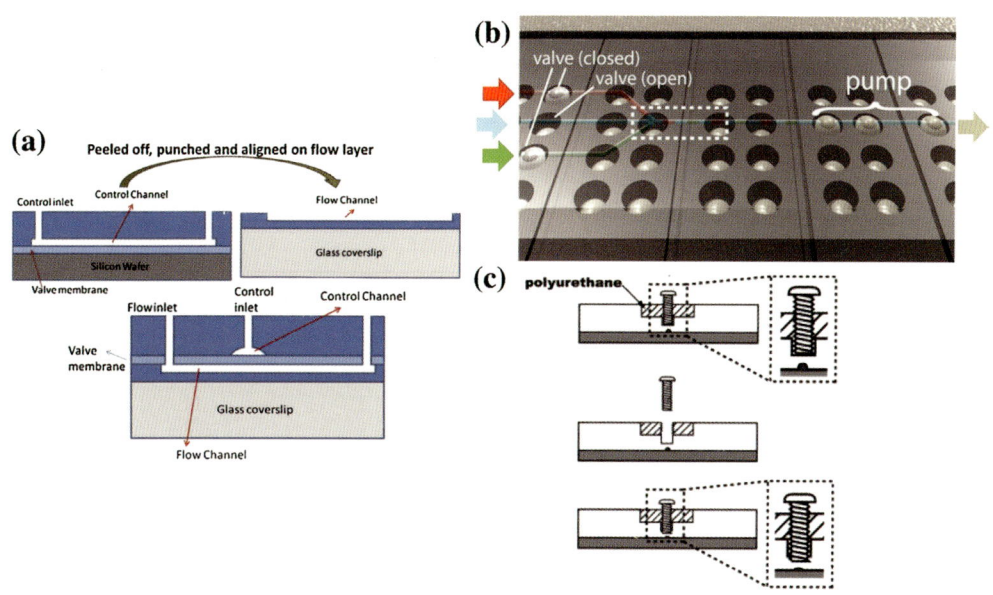

그림 2.10 **(a)** 3개 층의 폴리디메틸실록산 밸브 통합의 중간 제작단계(상단) 및 단면(하단). 폴리디메틸실록산 채널을 둘러싸는데 사용되는 세 가지 유형의 작동 메커니즘이 있으며, 가스이다. **(b)** 점자 디스플레이(braille display) 및 **(c)** 나사 [154,158,159]

림 2.10a) [155-157]. 유체 유량의 공압식 폴리디메틸실록산 밸브 조절 메커니즘은 얇은 엘라스토머 막을 변형시켜 밑에 있는 수직으로 배치된 미세채널을 폐쇄시키는 데 사용되는 적용돼 가스압력이다. 폴리디메틸실록산 밸브 시스템의 제어를 단순화하기 위해 점자 디스플레이 및 기계 스크류를 포함한 대체 메커니즘에 의해 작동되는 엘라스토머 밸브가 개발되었다 [144,145,158]. 점자 디스플레이(braille display)의 움직이는 핀은 폴리디메틸실록산 막의 다중레이어와 통합된 프로그래밍 가능한 밸브 및 펌프의 선형 작동기 역할을 할 수 있다(그림 2.10b) [158]. 소형 기계나사는 막 밀폐채널 바로 위의 폴리디메틸실록산 기질로 주조할 수 있으므로, 단순히 나사를 회전시킴으로써 엘라스토머 막을 압축하고 하부에 있는 채널을 닫을 수 있다(그림 2.10c) [144,154]. 유사한 개념은 스크류 작동기가 밑에 있는 미세채널 폭 개방 및 조정을 허용하는 물로 채워진 폴리디메틸실록산 제어채널에 가해지는 압력을 제공하는 데 사용될 수 있는 간접 스크류보조 유압밸브이다 [145]. Fluidigm은 변형 가능한 엘라스토머 미세유체 시스템을 기반으로 하는 단일세포 유전체학 및 칩 기반, 고효율 중합효소연쇄반응과 같은 생명과학 분야의 시장에서 현재 상용화 된 랩온어칩 기술회사 중 가장 큰 회사이다.

폴리디메틸실록산 밸브는 고밀도이며 변형 가능한 성질 때문에 펌프로써 작동할 수 있지만, 재료 특성상 근본적으로 제한적일 수 밖에 없다. 재료 특성이 체외진단용 의료기기 시스템의 기계적 무결성, 표면화학, 압력한계, 기체투과 및 용매호환성에 영향을 줄 수 있기 때문이다. 반면 폴리카보네이트, 폴리메타크릴산메틸 및 고리형 올레핀 중합체와 같은 열가소성 수지는 높은 처리량 복제 방법 및 여러 표면 수정 옵션과의 호환성이 가능하며, 고압 응용분야에 적합한 치수안정성과 강성을 제공한다. 그러나 열가소성 플라스틱은 강성으로 인해 변형가능한 밸브의 통합을 지원할 수 없다. 폴리디메틸실록산과 고리형 올레핀 중합체가 결합된 비례적인 폴리디메틸실록산 밸브가 고압 응용분야에 제안되었다. 하이브리드 밸브는 소형게이지 실 바늘(small-gauge threaded needle)을 이용하여 스레디드 액세스 포트(threaded access port)의 기저부에 소형 폴리디메틸실록산 실린더를 사용한다. 소형게이지 실 바늘은 폴리디메틸실록산 실린더를 제어 가능하게 회전시키고, 기본 미세채널로 변형시키는 데 사용된다. 하이브리드 미세유체 밸브는 열가소성 기질의 기계적 완전성 및 표면 화학적 성질을 유지하며, 미세채널에 노출된 폴리디메틸실록산의 영역을 제한하여 가스 투과성과 용매 호환성을 감소시킨다.

폴리디메틸실록산 밸브 대안으로써 열감응형 젤 밸브가 열가소성 칩과 성공적으로 통합되었다 [60,116,153,160]. 다공성 중합체 단일체(porous polymer monolith)는 온도반응성 폴리(temperature-responsive poly, N-isopropylacrylamide)(P(NIPAAm)) 매트릭스의 온도반응성 팽창 및 탈팽창 과정을 통해 작동하는 밸브로써 작용한다. 밸브의 누출압력은 약 10 MPa이며, 온도조절 메커니즘은 수 초 범위의 응답시간 동안 광 스위치로 작동할 수 있다 [116]. 특히 온칩 고압 바이너리 밸브(on-chip, high-pressure binary valve)의 좋은 예이다.

2.4.2 펌프

주사기펌프, 다이어프램펌프 및 연동펌프와 같은 외부펌프는 연구기반 체외진단용 의료기기에서 일반적인 소모품이다 [113,114]. 펌프는 정확하고 연속적인 유량제어를 제공한다. 그럼에도 불구하고 소형시스템 계측기에 펌프를 통합하는 것은 어렵다 [161]. 소형화된 연동펌프는 체외진단용 의료기기 펌핑시스템을 위해 보다 실용적인 소형 기능부품을 제공한다 [162,163]. 소형으로 제작된 왕복 및 회전 변위펌프는 유동성 카트리지에 통합되어 큰 유속이지만 넓은 작동 압력범위를 제공할 수 있다 [164]. 이러한 고급 시스템 외에도 저비용 펌핑 메커니즘에는 사람이 작동하는 핑거펌프, 화학적으로 유도된 압력/진공펌프 및 전원 공급 장치없이 체외진단용 의료기기 장치에 내장할 수 있는 스프링기반 펌프가 포함된다 [161]. 실리콘 튜빙과 미세핀치 밸브와 같은 플라스틱 장치는 역전사-중합효소연쇄반응기반 인간면역결핍바이러스 검출장치에 사용된다 [98]. 전기삼투 펌핑, 모세관 전기영

2.4 유체제어 부품 (Fluidic Control Component)

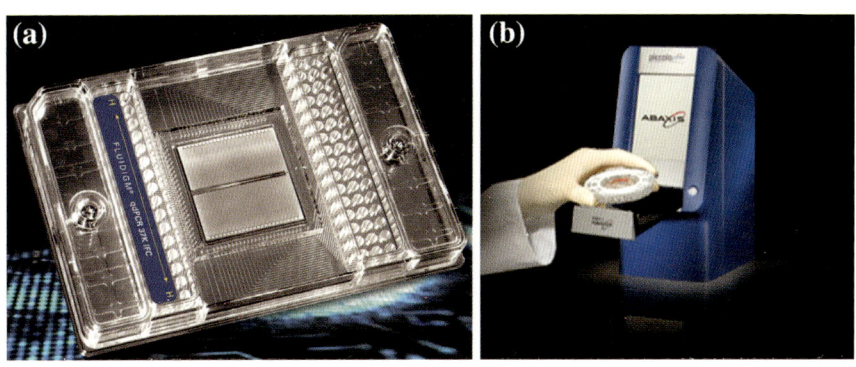

그림 2.11 (a) 통합 유체회로(integrated fluidic circuit, IFC) 칩의 이미지. (b) Piccolo Xpress POC 임상시스템(https://www.fluidigm.com, http://www.piccoloxpress.com)

동 및 전기 크로마토그라피를 포함하는 전기동역학 방법이 유체이동 및 하전된 종 분리를 위해 사용되어 진단면역분석법에 이용된다[165,166]. 유체이동을 위해 고전압을 필요로 하는 전통적인 직류 구동시스템은 시료를 손상시킬 수 있지만, 전열 및 전기삼투펌프와 같은 저전력 교류기반 시스템은 이 문제를 최소화 할 수 있으며 체외진단용 의료기기 응용에 적합하다[167,168].

이러한 메커니즘을 기반으로 하는 여러 상용 진단제품이 이미 개발되었다. Micronics는 추가분석을 위해 복잡한 생물표본으로부터 분석물을 분리하고 캡처하기 위해 액세스카드를 도입했다[169]. 밸브 섹션에서 언급된 Fluidigm은 단일세포생물학 및 시료 식별 응용분야에서 온칩 액체유동을 정밀하게 제어하기 위한 밸브 및 연동펌프를 제공하기 위해 공압밸브어레이로 제어되는 폴리디메틸실록산기반의 유체 네트워크를 사용한다(그림 2.11a)[170].

회전디스크형 체외진단용 의료기기는 원심력, 모세관 및 코리올리힘(Coriolis force)을 사용하여 시료와 시약을 순차적으로 운반한다[171-174]. Piccolo Xpress는 전혈, 혈청 또는 혈장에서 지질 및 간기능 검사를 현장에서 검사하기 위한 휴대용 임상진단 시스템이다(그림 2.11b)[175]. 회전식 디스크 유형장치로 스핀속도, 표면 화학성질, 다양한 챔버 및 채널 기하학적 세부사항을 조작함으로써 유체는 다양한 유속으로 디스크의 가장자리 쪽으로 펌핑될 수 있다. 혈장을 전혈에서 분리하고, 유체혼합과 액체의 계량 및 신호강화를 전혈에서 포도당, 헤모글로빈 및 알코올의 신속한 검출을 위해 적용한 시스템에 통합될 수 있다. 예를 들어, 다른 검출플랫폼은 유전전기영동법[177]과 전혈면역측정법[174,178]을 위한 탄소전극과 같은 유체 CD 포맷과 결합될 수 있다.

유전체 전기습윤(electrowetting-on-dielectric, EWOD) 방법은 작은 액적움직임(droplet movement)이 전기적 힘에 의해 제어되는 접근 방식이다. 생성, 혼합, 분류 및 액적분할 (splitting of droplet)과 같은 여러 기능은 유전체 코팅으로 덮인 전극 네트워크에 의해 제어된다. 소량의 액체 움직임을 정확하게 제어하는 능력 때문에 체외진단용 의료기기 진단에서는 잠재적인 활용법이 많다[179,180]. 신속한 면역측정법, 온칩 샘플추출 및 손바닥 크기의 기구와 일회용 칩을 사용하여 전혈샘플로부터의 신속한 중합효소연쇄반응이 이루어진다[181]. 다른 유전체 전기습윤기반 접근법으로서 Advanced Liquid Logic은 전혈 시료 분석을 위한 단백질 표면흡착 문제를 피하고 전혈 시료액적을 넣기 위해 실리콘 오일을 사용한다.

2.4.3 혼합기

신속하고 효율적인 혼합은 체외진단용 의료기기에서 검체희석, 건조시약 재현탁 및 여러 시약 반응에 중요하다[182]. 미세유체 플랫폼에서 혼합은 레이놀즈 수(Reynolds number)가 낮고(<1), 흐름이 층류형태이고, 혼합이 확산으로만 진행되기 때문에 어렵다. 레이놀즈 수는 다음 공식으로 설명된다.

$$Re = \frac{\rho UL}{\mu}$$

이 공식에서 ρ는 유체밀도, U는 유체에 대한 대상의 평균속도, L은 특성 선형치수, μ는 유체 동적점도이다.

이 문제를 해결하기 위해서 능동 및 수동혼합 메커니즘을 통한 효율적인 미세혼합이 이루어졌다[169,183]. 능동혼합과 수동혼합의 차이점은 외력의 필요성에 근거하거나 효과적인 혼합을 달성하지 못하는 데 있다. 능동혼합에서는 음파 교란, 자기구슬의 자기력 조작 또는 공기방울과 같은 외부 구동력이 시료 혼합을 향상시키기 위해 적용되었다. 몇몇 혼합기 디자인은 체외진단용 의료기기에 성공적으로 통합되었다. 막기반 미세혼합기는 공기를 사용하며, 일련의 챔버를 확장 및 압축한다. DNA 추출, 백혈구 정제 및 전혈에서 유전형 분석을 위한 플랫폼의 일부로써 유체채널에서 혼합이 이루어진다[184]. 공기는 소변분석장치에서 혼합하기 위해 다층 폴리디메틸실록산 챔버를 작동시키는 데 사용된다[185]. 빠른 혼합을 달성하기 위해, 음향혼합은 미세채널의 측면벽을 따라 갇힌 기포를 진동시키기 위한 외부압전변환기를 사용한다[186]. Lead zirconate titanate(PZT) 디스크는 레이저절단 압력감지 접착제기반 혼합챔버와 결합이 되며, 갇힌 공기방울을 사용하여 신속하게 혼합이 이루어진다[187]. 원심력은 펌핑, 분리 및 감지에만 사용되는 것이 아니라

2.4 유체제어 부품 (Fluidic Control Component)

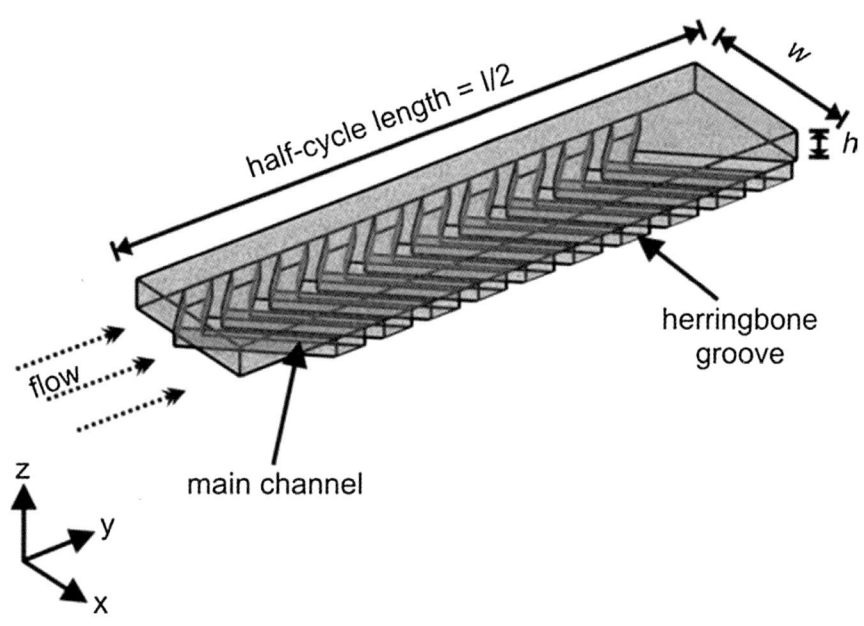

그림 2.12 엇갈린 헤링본 혼합기의 반주기 각각의 개략도. 헤링본 반주기(half-cycle of herringbone)의 비대칭 방향은 한 지역에서 다른 지역으로 가는 채널의 중심선을 기준으로 전환된다[191].

온칩 혼합에도 사용될 수 있다. 액적기반 미세유체 플랫폼에서 혼합은 개별 액적을 하나로 단순히 병합함으로써 이루어진다[180,181,188].

수동혼합에서 액제는 변형된 테슬라(Tesla)구조와 같은 정교하게 설계된 미세구조를 통해 구동된다. 변형된 테슬라구조는 흐름을 서로 반대 방향에서 충돌하는 2개의 흐름으로 나누어 서로 다른 흐름 사이에서 형성된 접촉면을 증가시키기 위해 늘리거나[189] 무질서한 혼합을 유도하기 위해 엇갈린 헤링본 혼합기(staggered herringbone mixer, SHM)를 사용한다(그림 2.12)[190,191]. 표면에 무늬가 있는 엇갈린 헤링본 지형(patterned staggered herringbone topography)을 사용하여 미세채널의 압력구동흐름 이외의 상황에서 무질서한 흐름을 생성할 수 있다. 무질서한 흐름은 지그재그 모양의 헤링본 구조표면 위의 확장된 흐름의 경계층에서 층류전단흐름에 존재한다. 결과적으로, 경계층의 이러한 혼합은 표면에서의 확산 제한 반응속도를 향상시킨다.

미세채널에서 혼합을 향상시키기 위해 액체흐름을 미세구조화된 삼차원 구조로 분리하고 재조합할 수 있다[192,193]. 혼합을 향상시키기 위해 방해판(baffle)과 곡선채널의 조합을 사용할 수 있다[194,195]. 혼합 효율의 개선은, 미세채널에서 혼합된 소수성 및 친수성 영역의 격자무늬 패턴을 사용하는 것과 같은 채널표면 에너지의 변형을 통해 달성될 수 있다[196]. 복잡한 다공성 구조, 예를 들어 미세채널에서의 광중합 중합체 단일암체(photopolymerized polymer monolith)는 혼합을 향상시키고 전반적인 화학반응 효율을 향상시키는 다른 접근법이다[197]. 혼합기의 적용은 병원균 DNA 검출 및 다양한 임상진단을 위한 다른 작동 및 감지 메커니즘과 쉽게 결합된다[76,198].

혼합은 중합체 성분 외에도 평면 Y형 기하혼합기(flat Y-geometry mixer)[199]에 종이스트립을 쌓음으로써 종이기반 체외진단용 의료기기 플랫폼에서 시연되며, 체액분석을 위한 전달 및 혼합에 매듭이 있는 면사가 사용된다[200].

2.5 응용

체액은 필수영양소를 전달하고 신진대사 폐기물을 운반하여 체내를 지속적으로 순환하기 때문에 개인의 건강상태에 대한 풍부한 정보를 얻을 수 있다. 체액의 분자성분은 신체의 생리학적 상태와 직접적으로 관련되어 있어, 체액 중의 표적분자를 검출하는 것은 다양한 질병 예방, 감별 및 치료를 위한 정보를 밝히는데 유용하다. 진단을 위한 가장 보편적인 기술로는 효소결합면역흡착측정법, 중합효소연쇄반응 및 질량분광분석 플랫폼(mass spectrometry platform, MS)이 있다[202]. 그러나 이러한 기술은 복잡한 표본정제, 정교한 도구, 집중적인 시간 및 노동에 의존하고 고도로 숙련된 인원을 필요로 하므로 실험실 용도로는 제한적이다. 따라서 체외진단용 의료기기 분자진단을 위해 저렴하고, 특이적이며, 민감도가 높고, 사용하기 쉬우면서도 신속한 기술을 개발해야 한다. 다음 절에서는 분자진단 분야에서의 중합체기반 체외진단용 의료기기 응용에 대해 논의한다.

2.5.1 표본준비

적절한 표본준비는 감도를 향상시키는 수단으로써, 신호강도와 감소된 배경신호를 향상시킬 수 있다. 표본준비는 표본 여과, 정제, 농축, 확산 및 배경 매트릭스로부터 표적분석물질을 분류한다. 많은 체외진단용 의료기기가 결과를 얻기 위해 전혈 검체를 직접 처리할 수 있고, 적절한 검체준비로 보다 정확하고 민감하게 분석할 수 있다.

세포용해는 세포관련 질병정보를 얻기 위한 가치있는 접근법이다[203,204]. 세포용해는 기계적, 화학적 방법론을 포함한 다양한 접근법을 통해 온칩으로 달성될 수 있다. 기능성 구슬(bead)은 다른 작동 기술과 결합되었을 때 세포용해 연구에 효과적이고 가치있는 방법이다. 일회용 구슬기반 혼합기는 분자진단을 위한 두터운 세포벽의 바실러스 포자(bacillus spore)와 마이코박테리움(mycobacterium)의 세포용해에 사용할 수 있다[205]. 마찬가지

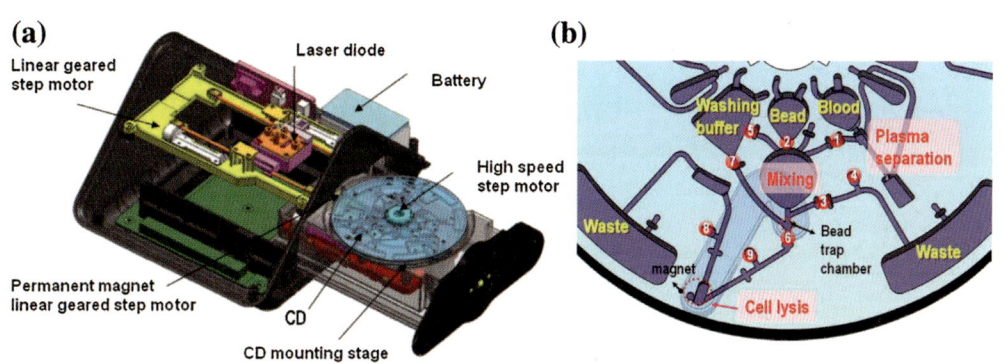

그림 2.13 (a) 휴대용 랩온디스크 기기의 개략도. (b) 중합체 디스크의 미세유체 레이아웃과 기능 [206]

로 레이저는 *Escherichia coli*와 B형 간염 바이러스로부터 DNA를 추출하기 위한 신속한 용해를 위해 자성 입자를 조사하는 데 사용될 수 있다(그림 2.13) [206].

핵산정제는 신호증폭이 필요한 DNA기반 진단에 중요하다. 통상적인 중합효소연쇄반응 진단법에서 DNA 추출과 같은 시료준비 단계는, 상업적으로 이용가능한 키트 및 숙련된 기술을 요구하는 시간 소모적인 절차이다. 최근에는 온칩 DNA 추출을 위해 시료정제단계를 통합함으로써 장벽을 극복했다 [184,207,208]. 통합 리드온칩 플랫폼은 자성 구슬을 사용하여 용해된 용액에서 DNA를 추출하기 전에 백혈구를 정제하고 농축한 후, 중합효소연쇄반응 증폭이 이루어진다 [184,207].

실리가 구슬(silica bead)을 이용한 RNA 포획 및 정제는 인플루엔자 A(HINI)로부터 추출한 *E. coli* RNA 및 바이러스 RNA 검출에 이용되며, 인플루엔자 A 바이러스는 표적 서열증폭을 위한 실시간 핵산서열기반증폭(real-time nucleic acid sequence-based amplification, NASBA)을 이용하여 감염된 표유류 세포로부터 추출한다. 박테리아 세포용해를 위한 화학적, 기계적 하이브리드 방법이 보고되었다 [211]. 이 과정에서 세균 샘플은 세제용질 매트릭스가 포함된 다공성 중합체 모노리스를 통과하여 중합효소연쇄반응을 위한 농축된 DNA를 생성한다. 고온에서 용해 완충액을 이용한 열화학적 용해는 *Bacillus subtilis* 세포와 포자의 온칩 단백질기반 검출을 위해 채택되었다. 전기천공은 세포막 투과성을 높이기 위해 세포에 전기장을 가하는 분자생물학 기법으로, 세포막의 온칩 파괴와 세포용해를 위해 개발되었다 [212-214]. 세포용해는 섬유아세포 및 구강암 세포에서 광학적으로 유도된 전기장을 사용함으로써 이루어진다 [215].

미세액적(microdroplet)기술은 전기용해를 이용한 세포내 단백질 분석을 위한 다른 기술로, 분석을 위해 항체가 결합된 구슬과 함께 배양된다 [216]. 세포용해 외에도, 소변에서 산성분석물을 추출하기 위해 액적추출 시스템을 사용할 수 있고, 모세관 전기영동과 레이저유발 형광검출이 이루어진다. T 림프종 세포의 수동분리는 폴리에틸렌글리콜 액적을 사용하여 미세채널 내에 있는 덱스트란 액적을 캡슐화하고 수용액 방울에 남아있을 때, 세포를 폴리에틸렌글리콜 상으로 분할함으로써 이루어진다[218].

2.5.2 분리

랩온어칩 장치의 핵심은 칩에서 생화학적 종의 분리와 밀접하게 관련되어 있다. 간섭물질을 제거하고 검출 전에 표적물질에서 분리되기 때문에, 분리가 체외진단용 의료기기에서 중요하다. 이것은 분자정보를 적절하게 선별하고 탐색하기 위한 동적검출 범위를 향상시킨다[162,219].

액체상 추출, 고체상 추출, 액체 크로마토그래피, 모세관전기영동(capillary electrophoresis, CE), 유전체영동(dielectrophoresis, DEP), 등전자적집속(isoelectric focusing, IEF), 교질입자 동전기 크로마토그래피(micellar electrokinetic chromatography, MEKC), 등속전기영동법(isotachophoresis, ITP), 광학핀셋, 자기변형(magnetic manipulation) 및 포착, 음향파 및 영역, 나노 구조 및 미세구조필터를 사용한 크기기반 여과와 같은 분리기술 및 유동작용의 다양한 조합이 이전에 채택되었다[20,219-229]. 분리를 위해 활용할 수 있는 매개변수로는 표면전하, 분극력, 질량, 크기, pH 값, 최상의 분리성능을 달성하기 위해 결합될 수 있는 물질과 분자간의 다양한 물리적, 화학적 또는 면역접합작용이 포함된다. 랩온어칩의 통합 특성은 체외진단용 의료기기 응용을 위한 온칩 샘플준비 및 직렬분리를 가능하게 한다. 예를 들어, 펩타이드의 고성능 액체크로마토그래피 분리(high-performance liquid chromatography separation)를 위해 현장에서 광중합 폴리메타크릴레이트 모노리스(photo-polymerized polymethacrylate monolith)를 사용하는 중합체 미세유체칩이 개발되어 있다[30]. 통합된 칩설계는 역상 폴리메타크릴레이트 모노리스를 고정상으로 포함하는 15cm 길이의 분리컬럼을 사용하며, 프런트 엔드(front end)는 5mm 길이의 메타크릴레이트 모노리스(methacrylate monolith)에 끊김없이 연결되어 있으며, 메타크릴레이트 모노리스는 검출분해능과 분리성능 모두를 향상시키는 샘플정화 및 농축을 위한 고체상 추출(solid-phase extraction, SPE) 요소로써 작용한다(그림 2.14a).

전혈 분석을 위해서는 정확하고 빠르며 저렴한 체외진단용 의료기기 시스템이 임상진단에 중요하며, 혈액의 세포성분에 의한 간섭으로 인해 적혈구를 혈장과 분리하는 것이 중요하다. 연속적이고 실시간의 혈장분리를 위한 미세유체장치가 간단하고 휴대할 수 있는 방법으로 운용되기 위해 도입되었다.

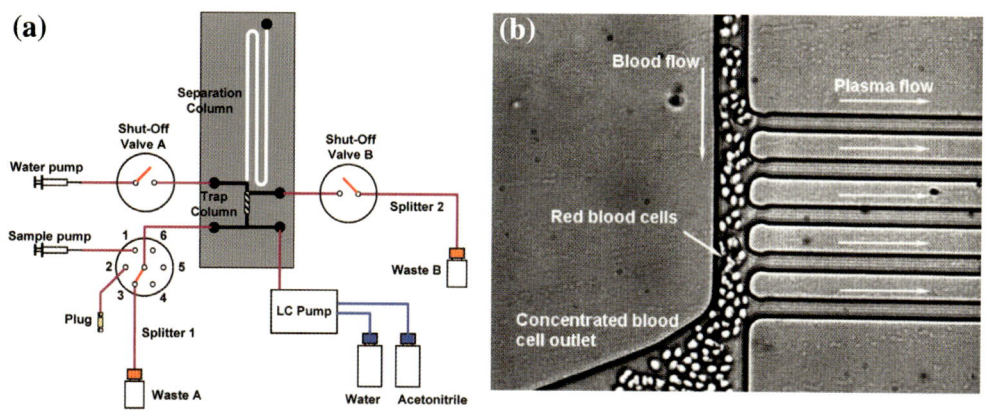

그림 2.14 (a) 온라인 시료정화 및 농축고성능 액체 크로마토그래피 분리, 실험시스템, 온라인 시료정화 및 농축에 사용되는 통합된 고체상 추출 트랩 칼럼(SPE trap column)과 함께 쓰인다. (b) Zweifach-Fung 효과를 이용하여 혈액 손가락에서 혈장분리를 묘사하는 계획. 현장 단백질 측정을 위해 혈장스키밍 채널 내(plasma-skimming channel)에서 다수의 DNA-암호화 항체 바코드 배열이 형태화된다[30,232].

적혈구와 백혈구의 중력적 침강을 기반으로 전혈 샘플에서 혈장을 분리할 수 있는 칩 기반 혈액분석기가 보고 되었다[229]. 다른 예로 Zweifach-Fung 효과를 사용하여 전혈에서 혈장과 혈액세포를 분리하는 방법이 있다(그림 2.14b)[231]. 온칩 혈장분리를 사용하여, 광범위한 농도 범위와 10분의 샘플수집 시간 내에 단백질 생체표지자의 대형 패널을 민감하게 샘플링할 수 있는 통합혈액 바코드칩이 완성되었다[232]. 이 과정은 Zweifach-Fung 효과에 따라 온칩 혈액분리를 가능하게 하고, 손가락을 찔렀을 때 얻어지는 적은 양의 혈액으로도 혈장단백질 패널을 신속하게 측정한다. 세포는 직각으로 분지하는 저항이 높고, 수 센티미터 길이의 채널을 갖는 낮은 흐름저항(low-flow-resistance)이 일차 채널을 통해 혈액을 흐르게 함으로써 분리될 수 있다. 분지(branch)와 일차 채널 간에 저항비율이 증가함에 따라, 임계유선(critical streamline)은 분지채널에 인접한 일차 채널벽에 더 가깝게 이동한다. 임계유선과 일차 채널벽 사이의 거리보다 큰 반경을 가진 혈액세포는 고저항 채널에서 멀어지게 되고, 15%까지 플라즈마가 고저항 채널로 이동되며, 나머지 전혈은 쓰레기 배출구로 향하게 된다.

원심분리 마이크로유체는 세포밀도 차이와 원심력에 의한 침강력 차이로 인해 혈장으로부터 온칩 적혈구 분리를 가능하게 한다[171,178,233]. 확산현상은 느리게 확산되는 전혈에서 큰 분자로부터 작은 분자를 분리하기 위해, 미세채널에서도 흐르게 되어 있다. 이러한 기술의 다른 응용분야는 폴리디메틸실록산 셀룰로오스 복합필름을 사용하여 전혈 샘플(쥐)에서 IgG를 면역분석기반으로 검출하는 것이다[235]. 교차흐름의 원리에 기초하여 미세유체장치가 미처리 샘플로부터 혈장을 분리할 수 있음이 입증되었다.

일반적으로 항체는 소형기기에서 표적세포를 선택하는 데 사용된다. 고효율의 세포정제 및 선택을 위해 금나노입자 표면 또는 자성나노입자 표면에 결합될 수 있다[236,237]. 전기장은 세포와 액체방울 내 자기구슬 사이의 높은 결합효율을 위해 적용된다[238]. Salmonella나 *Staphylococcus aureus*와 같은 박테리아는 항체가 코팅된 자기구슬을 사용하여 포획되고 분리된다[227]. 유전체 영동은 혈소판과 다른 혈액세포 사이의 크기 차이에 따라 희석된 전혈에서 혈소판을 지속적으로 농축하기 위해 사용된다[239].

2.5.3 시약저장

체외진단용 의료기기를 사용하여 생물학적 사건에 대한 시약 및 생체분자를 안정적으로 저장하는 것은 혈액, 타액 또는 소변검사에 대한 현장현시검사에서 중요하다. 시약 저장은 선택된 생체분자 종의 안정성과 저장 기간에 따라 습식 또는 건식 형태일 수 있다. 저장된 습식시약의 몇 가지 예가 있다. 대다수는 레이저오프너블 밸브(laser-openable valve)[240] 또는 완전히 통합된 랩온어칩 카트리지에서 DNA 추출을 위한 유리앰플에 들어 있는 액체시약의 사전 저장을 통합하는 랩온디스크 플랫폼이다[241]. 실온에서 300일 동안 저장한 에탄올 및 물에 대해 액체 손실이 관찰되지 않았다. 이 개념의 적용 가능성은 시약을 140일간 저장 후에 DNA 추출을 수행함으로써 입증되었다. 전혈 32 mL의 DNA 수확률은 199 ng까지였으며, 칩 외부에서 추출한 것의 77%였다.

건조시약의 온칩 저장은 체외진단용 의료기기 검사를 위해 개발되었으며, 구슬에 단백질을 고정화하면 건조시약의 저장용량이 향상된다[114,242]. 측면유동 면역분석 스트립은 초기임신, 약물남용 및 기타 진단검사를 위해 접합패드에서 건조한 금접합 항체 시약을 채택한다[220,243]. 플로우스루 면역측정법(flow-through immunoassay)은 추가 테스트를 위한 생체분자를 포획하기 위해 포획분자와 함께 형태화되어 다공성 막이나 다공성 모노리스를 사용하는 온칩시약 저장장치를 사용하여 수행될 수 있다[111,115].

다른 가장 보편적인 시약저장은 포도당유도 환원산화반응 후 전기신호를 생성하기 위해 건조된 포도당 산화효소 및 전자전달촉매를 포함하는 포도당센서의 사용이다. 항체는 건조된 상태 또는 동결건조된 상태로 저장되기 때문에 미래에 추가적인 시험을 하기 전, 회복 불가능한 활성 손실이 없어지지 않아야 한다[161,244]. 포도당은 작용의 안정성과 유지력을 확장시키기 위해 생체분자를 스파이크시키는 데 자주 사용된다. 예를 들어, 덱스트란은 아미노기에 공유 결합되어 항체고정화에 적합한 낮은 접촉각을 갖는 코팅을 제공한다. 접촉각 측정은 덱스트란 코팅칩이 2개월 이상 동안 안정적으로 보관되며, 장기간 보관할 수 있는 대규모 생산이 가능하다. 덱스트란으로 코팅된 기둥기반 플랫폼을 사용하여 1% 트레할로오스 용액에 C반응 단백 항체를 고정시킴으로써 성공적으로 분석하였다. 금항체결합 당건조 매트릭스(gold-antibody-conjugated, sugar-dried matrices)는 고온에서 60일 동안 보관한 후에도 80~96%의 활성을 유지할 수 있다 [114]. 시약 저장을 위한 다른 접근법으로, 저장시 금속박막의 진공증착을 사용하여 저장 중에 수증기의 투과를 방지하는 블리스터 팩(blister pack) 기술이 있다 [246].

2.5.4 대사산물 및 저분자 검출

대사산물은 대사과정에서 나타나는 산물로써 연료, 구조, 신호전달, 자극 및 효소에 대한 억제효과, 영양소 처리에 의한 다른 유기체와의 상호작용 등 다양한 기능을 수행한다. 대사산물은 질병, 건강 상태 모니터링 및 약물남용검사의 주요 진단지표로서 인체내 수천 개의 표적분자 중 포도당, 콜레스테롤, 중성지방, 크레아티닌, 젖산염, 암모니아 및 요소가 체외진단용 의료기기를 사용할 때 흔하게 표적이 되는 대사산물이다 [248]. 잘 알려진 체외진단용 의료기기 중 하나는 신생아 및 소아과 집중치료실에서 전혈이나 혈장으로부터 혈액가스(pH, pCO_2, pO_2) 및 전혈전해질(나트륨, 칼륨, 이온화된 칼슘)을 시험관 안에서 측정하기 위한 i-STAT 휴대용 시스템(i-STAT handheld system)이다(**그림 2.15**) [249]. 검사를 수행하기 위해 손가락 찌르기(finger-prick) 방법을 사용하여 얻은 혈액 2~3방울을 카트리지에 적용한 후, i-STAT 휴대용 장치에 삽입한다. 검사를 실행하기 전에 각 카

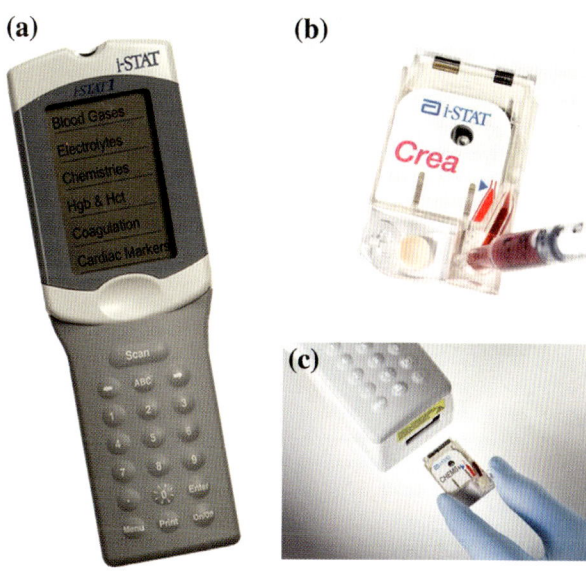

그림 2.15 **(a)** i-STAT 휴대용 검출기 이미지 및 **(b)**, **(c)** 혈액, 혈장의 전해질, 혈액학, 혈액 가스, 응고 및 심장 표지자의 시험관내 정량측정을 위한 다양한 기능의 카트리지(www.abbottpointofcare.com)

트리지는 샘플의 품질을 모니터링하고 시약의 유효성을 검사하기 위해 일련의 사전에 설정된 품질관리 진단을 시작한다. 검사 카트리지에는 실리콘칩에 화학적으로 민감한 바이오센서가 포함되어 있고, 질병상태 및 임상진료지침과 관련된 진단지표 테스트를 수행할 수 있게 설계되어 있다.

가장 잘 알려진 대사산물관련 진단측정법은 혈당수치 진단측정법으로, 혈당수치 진단은 전 세계적으로 1억 2천 5백만 명이 넘는 내분비 질환인 당뇨병 진단 및 관리를 위해 중요하며, 포도당 감지용 바이오센서는 전체 바이오센서 시장의 약 85%를 차지한다[250]. 1990년대에 당뇨 합병증은 환자의 엄격한 혈당수준 통제로 조절이 가능했으며, 포도당 센서의 개발을 촉진시켰다[251]. 1980년대 초에 최초의 가정용 포도당센서가 개발되었다. 현재의 혈당측정기는 모세혈관을 통한 테스트 스트립에 의해 흡수된 혈액의 전기화학적 신호를 측정하는 것이다[249].

보다 정확한 센싱 결과를 요구하는 새로운 규정에 따라, 연구원과 과학자는 새로운 재료와 디자인으로 보다 정확하고 신속한 센싱 플랫폼을 개발하려고 한다. 예를 들어 그라핀, 탄소나노튜브 및 기타 금속나노물질에 내재된 과산화효소 같은 활성을 기반으로 하는 비색계 글루코스 센서가 최근에 개발되었다[252-255]. 이러한 모험적인 실험 결과는 전도유망한 것으로 보이지만, 실제로는 임상에서 사용하기 전에 많은 임상시험과 미국 식품의약국 승인이 필요하다.

선별검사는 포도당, 콜레스테롤, 트리글리세라이드 및 기타 혈장지질 이외에, 심혈관질환 관리에 매우 중요하다[256,257]. 뇌졸중과 당뇨병은 높은 콜레스테롤 수치와 관련이 있다. 신장기능의 부산물이자 근육내 크레아틴 인산분해 생성물인 크레아티닌은 건강한 사람들에게서 일정한 비율로 생산된다. 혈청 크레아티닌 측정은 간단한 검사이며, 사구체 여과율의 평가를 통해 신장기능을 나타내는 지표로 많이 사용된다[258].

신장기능장애, 간기능 및 천식상태는 종종 암모니아 레벨의 측정을 통해 탐지할 수 있다[259]. 혈중 암모니아 농도가 높으면 간기능장애로 인해 요소로의 전환 속도가 느린 것과 관련이 있다[260]. 호흡시 높은 암모니아의 수치는 요독증과 신부전증의 지표이며[261], 비침습적인 체외진단용 의료기기 호흡감지 진단을 위한 표적분자로 작용할 수 있다[262,263].

2.5.5 DNA기반 및 RNA기반 진단

DNA와 RNA를 함유하는 핵산은 중합체 거대분자 또는 유전 정보전달에 필수적인 큰 생물분자로서 [264-267] 5-탄소 당, 인산염 그룹 및 질소성 염기로 구성된 뉴클레오티드로 알려진 단량체로 구성된다.

사전에 합성 및 정제된 뉴클레오티드 서열을 선택적으로 증폭시키는 중합효소연쇄반응 및 여러 방법은 민감하고 고도로 선택적이라는 사실에 기초하여 DNA기반 또는 RNA기반 분석법에 항상 이용된다. 그러나 실험실기반의 중합효소연쇄반응은 값이 비싸고, 시간이 많이 걸리며, 부피가 큰 장비가 필요하지만, 체외진단용 의료기기 포맷 DNA 분석법은 그렇지 않다. 체외진단용 의료기기 포맷 분석에서 시료 용량은 마이크로리터 단위이기 때문에 비용을 크게 감소시킬 수 있고, 가열/냉각 사이클은 보다 신속하게 수행될 수 있으며, 시중에서 구입할 수 있거나 시장에 출시될 수 있는 현장현시 핵산시험 플랫폼의 예는 표 2.2 (p46)에 열거하였다 [265].

중합효소연쇄반응 감도는 혼성 효율에 의해 조절되며, 높은 혼성 효율은 불일치 또는 가짜 DNA 서열에 의해 야기되는 낮은 배경신호를 초래하며, 결합동역학 및 표적특이성은 이온강도, 혼성수, 반응온도 및 탐침자 밀도와 같은 다양한 인자에 의해 조절된다 [269,270]. 탐침자 밀도가 낮으면 더 높은 혼성 효율과 더 빠른 결합동역학이 생길 수 있으나 측정된 신호가 더 작다면 배경 간섭이 발생할 수 있다.

순환 핵산분자는 죽어가는 세포에서 분비되며 [271], 순환 DNA 조각 크기와 조성 분석은 암과 태아진단을 가능하게 한다 [271,272]. 미세유체 시스템과 결합된 단일분자분광 기술은 혈청에서 DNA 생체표지자를 직접 분석하기 위해 개발되었으며 [273], 추가적인 DNA 분리 및 효소 증폭단계 없이 1pL 미만의 혈청양으로도 순환 DNA를 정량화 할 수 있다.

표적특이 경로에서 생물학적 시약의 효과를 조절하는 DNA 돌연변이 감별은 암치료에 매우 중요하다 [274]. 종양특이적 돌연변이는 암환자 혈청에서 추출한 순환 DNA에서 찾을 수 있다. Tagged-amplicon deep sequencing(TAm-Seq)은 순환 DNA의 단 하나의 복제본보다 작은 것으로부터 큰 게놈 영역을 증폭하고 배열하기 위해 개발되었다 [274,275]. 저주파수 돌연변이에 대해 조사된 5,995개의 게놈 베이스는 2%보다 더 작은 민감도와 97% 이상의 특이도로 순환 DNA에 존재하는 돌연변이를 검출하였다. 소변이나 혈액에서 검출된 메틸화 DNA는 암이나 다른 유전병의 조기 발견에 사용될 수 있는 또 다른 유망한 생체표지자이다 [276,277]. 대장암 환자의 세포 DNA 메틸화 수준의 정량화는 결장 직장암을 진단하는 대장 내시경검사의 다른 대안이 되었다 [278].

표 2.2 상업적으로 이용 가능하거나 상용화가 거의 이루어진 핵산실험 플랫폼의 예 [265]

플랫폼	업체	간단한 전처치 포함	증폭	검출	결과시간 (분)[a]	웹사이트
GeneXpert	Cepheid	네	PCR	RTF	<120	www.cepheid.com
Liat Analyzer	IQuum	네	PCR	RTF	<60	www.iquum.com
MDx	Biocartis	네	PCR	RTF	미상	www.biocartis.com
FL/ML	Enigma	네	PCR	RTF	<45	www.enigmadiagnostics.com
FilmArray	Idaho technologies	네	PCR	RTF	60	www.idahotech.com
Razor	Idaho technologies	아니오	PCR	RTF	<60	www.idahotech.com
R.A.P.I.D	Idaho technologies	아니오	PCR	RTF	<30	www.idahotech.com
LA-200	Eileen	아니오	Isothermal (LAMP)	RTF	<60	www.eiken.co.jp
Twista	TwistDX	아니오	Isothermal (RPA)	RTF	<20	www.twistdx.co.uk
BART	Lumora	아니오	Isothermal (LAMP)	RTF	<60	www.lumora.co.uk/
Genie II	Optigene	아니오	Isothermal (LAMP)	RTF	<20	www.optigene.co.uk
SAMBA	Diagnostics for the real world	아니오	Isothermal (similar to NASBA)	NALF	>60	Not available
BESt Cassette[b]	BioHelix/ UstarBiotech	아니오	Not included, but typically isothermal	NALF	알수없음	www.biohelix.com, www.bioustar.com

현재의 전염병 진단방법으로는 주로 객담도말검사법, 면역측정법, 간균 및 분자 종 진단배양법을 사용한다 [279-284]. 도말표본 현미경검사에 양성반응을 보이는 조직검사 표본은 비용 효율적인 방법으로 몇 분 안에 결과를 얻을 수 있으나 민감도와 특이도가 낮다. 바실러스 배양은 임상실험실에서 전염병을 검출하는 표준방법으로 간주된다. 바실러스는 적절한 진단을 위해서는 수주 간의 배양이 필요하기 때문에, 즉각적인 결과를 얻을 수 없다. 면역측정법은 배양시간과 형식에 따라 수분 내에 수행될 수 있다[181]. 그러나 체외진단용 면역측정법에 의한 질병의 직접검출은 종종 부적절한 검출한계를 야기한다. 개발도상국에서 새로 감염된 환자로 인해, 감염병 진단을 위한 중합효소연쇄반응기반의 분자진단 도구를 신속하고 간단하게 사용하며, 비용이 적게 들며, 정확도가 높은 현장현시 감지플랫폼이 조기 발견을 위해 매우 중요하다.

통합된 폴리디메틸실록산 장치를 사용하여 인플루엔자 바이러스의 다중 아형화를 확인하는 것이 가능하다.[285]. 자기구슬 표면에 접합된 특정 뉴클레오티드 탐지자를 사용하여 임상 샘플표본에서 바이러스 RNA를 추출할 수 있다. 추출된 RNA를 원스텝 역전사 중합효소연쇄반응으로 증폭시키고, 생성물은 TaqMan®형광시스템으로 광학적으로 검출한다. 실험 결과에 따르면 인플루엔자 바이러스 아형 검출은 110분에 완료될 수 있었으며, 마이크로어레이를 이용해 HIV-1의 응급진단이 입증되었다[286]. 연구진은 폴리디메틸실록산 미세유체 칩어레이에 샘플처리시스템과 핵산증폭단계를 갖추었으며, 세포용해, DNA 추출, 중합효소연쇄반응 및 광학 검출을 포함한 기능분석단계로 장치를 통합하여 95분 이내에 HIV에 감염된 Jurkat T 세포선으로부터 DNA 조각을 검출할 수 있었다.

임상 검체에서 인플루엔자 A7H1N1 바이러스를 신속하게 검출할 수 있는 폴리카보네이트칩 장치가 개발되었다[287]. 폴리카보네이트칩의 3개 플라스틱 층은 약 72 x 25 x 1.5mm의 치수를 갖는 입구, 출구, 유체채널 및 반응챔버를 구성하는데 사용된 다층 사출성형 기술을 이용하여 제조되었다. 15mL의 반응부피가 필요하고, 플라스틱 장치의 효율은 인플루엔자 A7H1N1 및 임상표본의 혈장응집소 유전자를 특이적으로 표적으로 삼는 새로운 프라이머 세트를 사용하여 확인되었다. 85개의 인체 임상 스왑샘플을 실시간 중합효소연쇄반응을 사용해 검사하였고, 100% 민감성 및 특이성(72건의 양성 및 13건의 음성의 경우)을 입증했다. 동일한 챔버에서 미세배열 하이브리다이제이션과 함께 중합효소연쇄반응을 지원하는 일회용 밸브리스 플로우 셀을 사용하는 다른 폴리카보네이트 플랫폼이 개발되었다[288]. 이 기기는 추가 세척완충액이 시약을 폐기물 챔버로 옮길 때까지 열순환 동안 반응챔버에 액체를 담아둠으로써 작동하며, 분해상태 또는 특수 장비사용 없이 300개의 세균 DNA 복사본을 생산할 수 있다.

Xpert MTB/RIF(Cepheid, Sunnyvale, CA, USA)는 자원이 제한된 환경에서 결핵균 제어를 위한 강력한 상용제품 중 하나이다. Mycobacterium tuberculosis(MTB)와 rifampin(RIF)에 대한 내성 분자검사를 자동화한 것으로, rpoB 유전자의 MTB 특이적인 서열을 증폭하기 위한 heminest 실시간 중합효소연쇄반응 분석법을 사용한다. rpoB 유전자는 리팜핀 내성 결정영역 내에서 돌연변이에 대한 분자표지로 탐침된다. MTB/RIF 검사는 치료 시간을 최소화하면서 2시간 이내에 치료받지 않은 객담에서 직접 결핵 및 리팜핀 저항성을 민감하게 검출한다.

마이크로 RNA는 종종 암에서 조절이 어려우며, 암 분류 및 예후 모니터링을 위한 생체표지자로 유망한 작은 비부호화 RNA 분자(19~22 뉴클레오티드 길이)이다[289]. 층류 보조 수지상증폭(laminar flow-assisted dendritic amplification)을 이용한 폴리디메틸실록산

기반의 마이크로 RNA 검출이 실현되었다[290]. 20분의 검출 시간을 갖는 0.5μL 샘플 용액으로부터 0.5pM의 검출 한계에서 특정 서열을 폐암 환자의 혈장샘플에서 마이크로 RNA를 검출하기 위한 나노센서가 개발되었으며, 이화농도에서 암관련 마이크로 RNA를 정량할 수 있을 뿐만 아니라, 단일 불일치 시퀀스(single mismatch sequence)를 구별할 수 있다[291]. 그러나 상업적으로 이용가능한 마이크로 RNA에 대한 체외진단용 의료기기는 아직 연구 중이다.

2.5.6 단백질기반 진단

단백질은 하나 이상의 아미노산 잔류물의 긴 사슬로 구성된, 분자량이 큰 생물학적 분자로 다양한 생물학적 기능에 필수적이며, 대사과정을 촉진하고, DNA를 복제하며, 자극에 반응하고, 분자를 한 위치에서 다른 위치로 이동시키며, 조직을 복구하는 과정에 관여한다[292]. 프로테오믹스 연구를 바탕으로 특정 단백질 생체표지자의 수준은 질병의 단계를 직접적으로 반영하고, 질병 진단을 위한 가장 유망한 표적분자 중 하나로 간주되어 왔다. 임상센터의 전통적인 진단법은 질량분광분석 플랫폼 또는 효소결합면역흡착측정법을 사용한다[293,294]. 그럼에도 불구하고 질량분광분석 플랫폼은 너무 비싸며, 실험실기반 효소결합면역흡착측정법은 체외진단용 의료기기로 사용하기에는 너무 많은 수작업 과정이 필요하다.

현재 단백질 분석은 주로 효소결합면역흡착측정법 형식을 기반으로 하며 가장 잘 알려진 가정용 체외진단용 단백질 검출장치는 임신테스트를 위한 측면유동 면역분석법 포맷 테스트이다. 검출 메커니즘은 임신호르몬인 인간 융모성 성선자극호르몬(hCG)을 박막에 포획하는 것이다. 많은 체외진단용 의료기기는 암에 대한 전립선 특이항원(PSA), 결장직장암에 대한 CEA(carcinoembryonic antigen), 유방암에 대한 인간 상피세포성장인자 수용체 2(HER2), 당뇨병 환자를위한 당화혈색소(HbAlc), 심혈관질환을 포함한 염증성 질환을 위한 C반응 단백, 심장손상 질병을 위한 트로포닌 I 과 같은 질병특이적 단백질 표지자를 표적으로 항원항체 결합에 기초한 면역분석 기술을 사용한다[295-301]. 비색계 또는 형광성 판독신호는 특정 인식 분자에 대한 단백질 결합을 정량적으로 시각화하는 데 사용된다[12]. 젤기반 미세구조를 가진 폴리디메틸실록산 미세유체 미세입자 어레이를 포함하는 다중검출 플랫폼이 개발되어 두 가지의 단백질 종양표지자인 hCG와 전립선 특이항원을 검출할 수 있다. 미세유체어레이에서 구형 생활동적인 폴리스티렌 미세구슬은 폴리아크릴아미드 젤 미세구조에 통합되었다. hCG 및 PSA의 검출은 암 진단을 위한 차단값 이하의 검출한계를 갖는 혈청샘플에서 결합분석을 기초하였다. Chou 등 [303] 은 저밀도 폴리에틸렌을 사용함으로써, 효율적인 through-hole 마이크로어레이를 제조하기 위해 이방성 부식 실리콘 웨이퍼(anisotropically etched silicon wafer)에서 알루미늄 에폭시 크레이팅으로 복제된 핫엠보싱 주형을 사용하였다. 저자는 필수 염증 생체표지자인 C반응 단백을 모니터링 할 수 있다는 것을 입증하였기 때문에, 실제 임상 측정에 이러한 물질을 사용할 수 있다.

온칩기술을 위한 수많은 효소결합면역흡착측정법기반 기술의 개발에도 불구하고, 감지, 민감성, 다중성, 정량화, 휴대성, 처리시간, 판독신호 및 비용은 체외진단용 의료기기 플랫폼에 여전히 과제로 남아 있다. HIV 진단 및 다중 단백질 분석을 위해서 온칩 면역 분석에 대한 미세유체칩(microfluidic chip, mChip)이 문제 해결을 위해 제안되었다. 미세 유체칩은 30분 내에 매우 민감한 면역분석 결과를 얻기 위해 유체 취급과 은을 감소시키는 것을 통합하였다 [127,304]. 미세유체칩에서 컬러잉크를 위쪽으로 밀어내기 위해 생성된 산소의 체적측정을 기반으로 한 생체표지자의 시각적 정량화를 위해 체적막대차트칩(volumetric bar chart chip, V-Chip)이 도입되었다 [305]. 온칩 면역분석법은 상판을 아래로 밀어내는 것으로 시작하며, 각 개별 채널에서 잉크 진행은 생성된 산소의 양을 나타내며, 효소결합면역흡착측정법의 표적단백질 농도와 관련이 있다. 보이는 막대차트(visible bar chart)는 추가 계측 없이 데이터 처리를 위한 정량적 결과를 얻는 데 사용되며, 체적막대차트칩은 유리슬라이드를 기질로 사용하지만 플라스틱 기질을 사용하여 장치 비용을 절감할 수 있다. 세 단계의 백금촉매 추진이 검출된 후에 캐스케이드 증폭과 DNA 20 pM 표적을 수행하기 위한 장치에 여러 단계의 균일한 백금 필름을 미리 침착시킴으로써, 감도는 더 증폭될 수 있다. 그 결과 단일염기 다형성과 다중 DNA 검출이 강력한 응용법을 입증하기 위해 수행되었다(그림 2.16) [306].

감도향상은 저농도의 질병 생체표지자 검출에 중요하다. 감도는 효소결합면역흡착측정법에 새로운 신호증폭접근법을 도입하거나 효소접합체에 대한 많은 결합 자리를 보유함으로써 향상될 수 있다. 금의 플라즈몬 효과가 채택되어 단백질의 비색검출을 위해 효소결합면역흡착측정법에 통합되었다. 녹색형광단백(GFP)과 금사이의 정전기적 상호작용은 희석하지 않은 혈청에서의 단백질 검출에 사용되어 왔다. 단백질은 표적단백질의 존재하에 항체접합된 금 응집체를 기반으로 하는 비색계 또는 광산란 신호를 통해 검출될 수 있다 [308,309]. 표면 플라즈몬 공명에 의한 비색계 검출결과는 추가 장비없이 바로 육안으로 관찰할 수 있다.

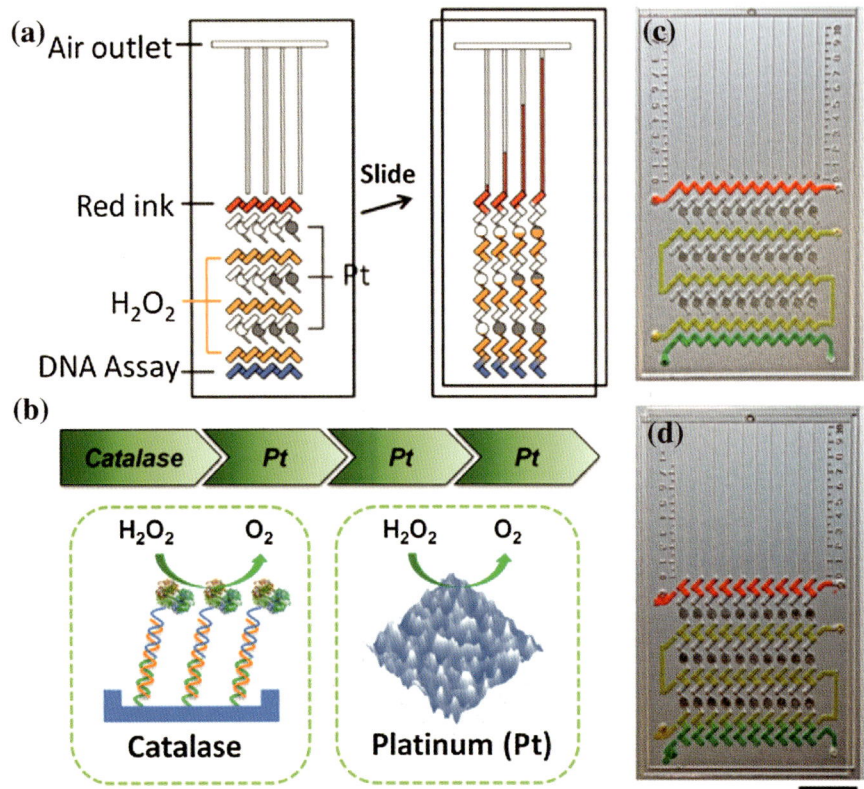

그림 2.16 다단계 추진 V-chip(MV칩)의 작동원리. **(a)** DNA 분석을 위한 MV칩의 개략도. 백금 증폭(검은색 동그라미)은 검출 장치에서 증폭이 없는 것보다 큰 막대 차트의 상승을 나타낸다. **(b)** MV칩의 추진 메커니즘. Catalase introduced DNA hybridization은 개시제(initiator)이며 백금 필름(platinum film)은 신호를 증폭시킨다. **(c), (d)** 경사 슬라이드 전후의 각 시약의 대표적인 유로(flow path). 빨간색 선, 노란색 선 및 녹색 선은 각각 잉크, 과산화수소 및 DNA 분석을 나타낸다. 스케일 바는 **(c)**와 **(d)**의 경우 1cm이다 [253].

2.5.7 세포분석

미생물, 바이러스 및 기생충과 같은 특정 세포의 확인과 나열은 질병 진단에 중요하다 [294, 295, 310]. 체외진단용 의료기기 형식의 세포분석은 특정 세포를 포획하는 데 사용되는 특정 항체, 단백질 또는 압타머를 기반으로 한다. 항체, 단백질 또는 압타머는 양적 또는 반정량적 검출이 가능하거나 가시적인 신호를 생성하기 위해 효소, 나노 물질 또는 신호 분자가 접합되어 있다 [311]. 박테리아 및 바이러스 검사는 전체 또는 조각난 유기체를 포획하기 위해 항체를 사용하여 진단할 수 있다.

장기간 종양 스페로이드 배양(long-term tumor spheroid cultivation)및 항암제 활성평가가 가능한 마이크로웰(integrated array of microwell) 3D 폴리디메틸실록산 마이크로 유체칩

2.5 응용

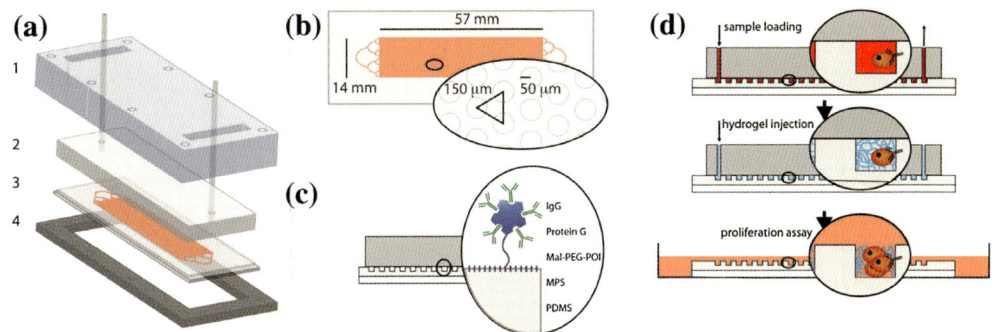

그림 2.17 다기능 순환 종양세포 포획 및 배양 플랫폼. **(a)** 미세유체 어레이. (1) 투명한 폴리메타크릴산 메틸 덮개, (2) 입구 및 출구 배관이 있는 폴리디메틸실록산 덮개, (3) 유리 슬라이드 위 미세구조의 폴리메틸실록산, (4) 금속지지 틀. **(b)** Micropillar 기하학. **(c)** 폴리디메틸실록산 기능화 원리. G단백질에 연결된 PEG-linker는 MPS 처리 폴리메틸실록산에 공유결합되어 있다. 관심있는 IgG를 첨가하여 파라포름알데히드로 G단백에 고정시킨다. **(d)** 실험 도식. 첫 번째 단계에서는 샘플이 칩을 통해 플러싱되고 순환 종양세포가 포획된다. 칩을 세척하고 하이드로 겔을 주입한 후, 마지막으로 겔 캡슐화된 세포를 세포배양 조건으로 이동시킨다 [314].

이 개발되었다. HT-29 인간암종세포의 회전타원체를 4주에 걸쳐 미세유체칩 상에 배양하고, 세포증식 억제제(5-fluorouracil)를 투여하고 폴리디메틸실록산 칩상에서 배양함으로써 HT-29 세포에 대한 세포 독성효과를 평가할 수 있고, 스페로이드 직경이 감소되는 것을 근거로 세포사멸을 관찰하였다. 흥미로운 폴리디메틸실록산 플랫폼은 박테리아에 대한 항생제의 최소저해농도(minimum inhibitory concentration, MIC)를 결정하기 위해 자체적재 능력을 나타낸다. pH 지시약의 존재하에 미세유체챔버에서의 박테리아 성장은 주변광 하에서 검출가능한 가시적인 비색 변화를 일으킨다. 이 원칙에 따라 저자들은 *Enterococcus faecalis* 1131, *Proteus mirabilis* H14320, *Klebsiella pneumoniae* 및 *E. coil* MG1655에 대한 vancomycin, tetracycline 및 kanamycin의 최소저해농도를 측정했다.

순환 종양세포와 원발성 종양부위로부터 나온 세포 및 혈류에 존재하는 세포는 암 발병 기전을 잠재적으로 이해할 수 있는 중요한 모델 시스템을 제공한다. 순환 종양세포는 혈류에서는 적기 때문에 샘플 양이 제한적이기 때문에 순환 종양세포를 포착하여 계산해야 하는 것이 어렵다. 단일세포에서 포획된 순환 종양세포 집락의 장기간 증식을 가능하게 하는 미세유체플랫폼이 제안되었다 [314]. 단일세포의 공간 감금 및 보호를 허용하는 3D 환경에서 세포 손실의 위험이 있는 세포 캡슐화를 피하기 위해 하이드로겔 배양 시스템을 개발하였다. 전립선 암세포는 투명한 폴리디메틸실록산 순환 종양세포 칩에 포획되며, 이어서 합성 생체모방 하이드로겔 매트릭스에 캡슐화되어 스페로이드 클론성 확장을 촉진시킨다(**그림 2.17**) [314].

미국 식품의약국 승인심사 시스템인 CellSearch는 면역자기분석과 유체시스템을 통합하여 전혈 샘플에서 순환 종양세포를 검출하기 위해 개발되었다. 혈액샘플 7.5 mL을 원심분리하여 혈장에서 고형 혈액성분을 분리한 후, 혈액의 다른 세포로부터 순환 종양세포를 자기적으로 분리하기 위해 상피세포 부착을 목표로 하는 항체가 포함된 ferrofluid 나노입자가 부착된다. 단클론 항체 및 DNA 서열을 사용하여 염색한 후, 세포번호를 열거하기 위해 순환 종양세포를 스캔한다. 순환 종양세포 외에도, 암세포에서 발현되는 항원에 특이적인 항체로 코팅된 자성 입자/구슬은 자기포착을 위한 표적세포를 표시하는 데 사용된다 [315-317].

참고문헌

1. Blumenthal D (2009) N Engl J Med 360:1477-1479
2. Myers FB, Lee LP (2008) Lab Chip 8:2015-2031
3. Woolf SH (2008) JAMA 299:211-213
4. Beaudet AL, Belmont JW (2008) Annu Rev Med 59:113-129
5. Zhang Y, Ozdemir P (2009) Anal Chim Acta 638:115-125
6. Herold KE, Rasooly A (2009) Lab on a chip technology: fabrication and microfluidics. Horizon Scientific Press
7. Cui HF, Ye JS, Chen Y, Chong SC, Sheu FS (2006) Anal Chem 78:6347-6355
8. Li N, Tourovskaia A, Folch A (2003) Crit RevTM Biomed Eng 31
9. Huh D, Matthews BD, Mammoto A, Montoya-Zavala M, Hsin HY, Ingber DE (2010)Science 328:1662-1668
10. Whitesides GM (2006) Nature 442:368-373
11. Holland CA, Kiechle FL (2005) Curr Opin Microbiol 8:504-509
12. Gervais L, De Rooij N, Delamarche E (2011) Adv Mater 23:H151-H176
13. Chin CD, Linder V, Sia SK (2012) Lab Chip 12:2118-2134
14. Tüdős AJ, Besselink GA, Schasfoort RB (2001) Lab Chip 1:83-5
15. SharmaH, Nguyen D, Chen A, Lew V, Khine M (2011) Ann Biomed Eng 39:1313-1327
16. Tsao CW, DeVoe DL (2009) Microtluid Nanolluid 6:1-16
17. Unger MA, Chou HP, Thorsen T, Scherer A, Quake SR (2000) Science 288:113-116
18. Clarson SJ, Semlyen JA, Clarson SJ (1993) Siloxane polymers. Prentice Hall, Englewood Cliffs
19. Van Krevelen DW, Te Nijenhuis K (2009) Properties of polymers: their correlation with chemical structure; their numerical estimation and prediction from additive group contribu tions. Elsevier, Amsterdam
20. Lötters J, Olthuis W, Veltink P, Bergveld P (1997) J Micromech Microeng 7:145
21. Mata A, Fleischman AJ, Roy S (2005) Biomed Microdevices 7:281-293
22. Anderson JR, Chiu DT, Wu H, Schueller OJ, Whitesides GM (2000) Electrophoresis 21:27-40
23. Hillborg H, Ankner J, Gedde UW, Smith G, Yasuda H, Wikström K (2000) Polymer 41:6851-6863
24. Duffy DC, McDonald JC, Schueller OJ A, Whitesides GM (1998) Anal Chem 70:4974-4984
25. Lee JN, Park C, Whitesides GM (2003) Anal Chem 75:6544-6554
26. Nunes PS, Ohlsson PD, Ordeig O, Kutter JP (2010) Microfluid Nanofluid 9:145-161

27. Niles WD, Coassin PJ (2008) Assay Drug Dev Technol 6:577-590
28. Liedert R, Amundsen LK, Hokkanen A, Mäki M, Aittakorpi A, Pakanen M, Scherer JR, Mathies RA, Kurkinen M, Uusitalo S (2012) Lab Chip 12:333-339
29. Bilenberg B, Hansen M, Johansen D, Özkapici V, Jeppesen C, Szabo P, Obieta I, Arroyo O, Tegenfeldt J, Kristensen A (2005) J Vac Sci Technol, B 23:2944-2949
30. Liu J, Chen CF, Tsao CW, Chang CC, Chu CC, DeVoe DL (2009) Anal Chem 81:2545-2554
31. Lv Y, Lin Z, Svec F (2012) Anal Chem 84:8457-8460
32. Huang WJ, Chang FC, Chu PPJ (2000) Polymer 41:6095-6101
33. Khanarian G, Celanese H (2001) Opt Eng 40:1024-1029
34. Keyes DL, Lamonte RR, McNally D, Bitritto M (2001) Photonics Spectra 35
35. Saaem I, Ma KS, Marchi AN, LaBean TH, Tian J (2010) ACS Appl Mater Interf 2:491-497
36. Shi YW, Wang Y, Abe Y, Matsuura Y, Miyagi M, Sato S, Taniwaki M, Uyama H (1998) Appl Opt 37:7758-7762
37. Yamazaki M (2004) J Mol Catal A: Chem 213:81-87
38. Shiono T (2011) Polym J 43:331-351
39. Shin JY, Park JY, Liu C, He J, Kim SC (2005) Pure Appl Chem 77:801-814
40. Schulz U (2006) Appl Opt 45:1608-1618
41. Jena R, Chester S, Srivastava V, Yue C, Anand L, Lam Y (2011) Sens Actuators B: Chem 155:93-105
42. Esch MB, Kapur S, Irizarry G, Genova V (2003) Lab Chip 3:121-127
43. Mair DA, Geiger E, Pisano AP, Fréchet JM, Svec F (2006) Lab Chip 6:1346-1354
44. Moreau WM (1988) Semiconductor lithography. Springer, Berlin
45. Stryer L, Amy TLT, Solas D (1991) Light-directed, spatially addressable parallel
46. Weibel DB, DiLuzio WR, Whitesides GM (2007) Nat Rev Microbiol 5:209-218
47. Xia Y, Whitesides GM (1998) Annu Rev Mater Sci 28:153-184
48. Xia Y, McClelland JJ, Gupta R, Qin D, Zhao XM, Sohn LL, Celotta RJ, Whitesides GM (1997) Adv Mater 9:147-149
49. Zhao XM, Xia Y, Whitesides GM (1996) Adv Mater 8:837-840
50. King E, Xia Y, Zhao XM, Whitesides GM (1997) Adv Mater 9:651-654
51. Rogers JA, Paul KE, Jackman RJ, Whitesides GM (1997) Appl Phys Lett 70:2658-2660
52. Childs WR, Nuzzo RG (2002) J Am Chem Soc 124:13583-13596
53. Jeon S, Menard E, Park JU, Maria J, Meitl M, Zaumseil J, Rogers JA (2004) Adv Mater 16:1369-1373
54. Kumar A, Whitesides GM (1993) Appl Phys Lett 63:2002-2004
55. Xu Q, Rioux RM, Dickey MD, Whitesides GM (2008) Acc Chem Res 41:1566-1577
56. Chen CS, Mrksich M, Huang S, Whitesides GM, Ingber DE (1997) Science 276:1425-1428
57. Backofen U, Matysik FM, Lunte CE (2002) Anal Chem 74:4054-4059
58. Gates BD, Xu Q, Stewart M, Ryan D, Willson CG, Whitesides GM (2005) Chem Rev 105:1171-1196
59. Chung K, Crane MM, Lu H (2008) Nat Methods 5:637-643
60. Zorlutuna P, Annabi N, Camci-Unal G, Nikkhah M, Cha JM, Nichol JW, Manbachi A, Bae H, Chen S, Khademhosseini A (2012) Adv Mater 24:1782-1804
61. Love JC, Ronan JL, Grotenbreg GM, van der Veen AG, Ploegh HL (2006) Nat Biotechnol 24:703-707
62. Taylor AM, Blurton-Jones M, Rhee SW, Cribbs DH, Cotman CW, Jeon NL (2005) Nat Methods 2:599-605
63. Zheng B, Tice JD, Ismagilov RF (2004) Adv Mater 16:1365-1368
64. Xia Y, Rogers JA, Paul KE, Whitesides GM (1999) Chem Rev 99:1823-1848
65. Von Philipsborn AC, Lang S, Bernard A, Loeschinger J, David C, Lehnert D, Bastmeyer M, Bonhoeffer F (2006) Nat Protoc 1:1322-1328

66. Love JC, Estroff LA, Kriebel JK, Nuzzo RG, Whitesides GM (2005) Chem Rev 105:1103-1170
67. George J (1992) Preparation of thin films. CRC Press, Boca Raton
68. Lee KH, Su YD, Chen SJ, Tseng FG, Lee GB (2007) Biosens Bioelectron 23:466-472
69. Anderson BB, Brodsky AM, Burgess LW (1997) Langmuir 13:4273-4279
70. Stewart ME, Mack NH, Malyarchuk V, Soares JA, Lee TW, Gray SK, Nuzzo RG, Rogers JA (2006) Proc Natl Acad Sci 103:17143-17148
71. German RM (1990) Powder injection molding. Cambridge University Press, Cambridge
72. Malloy RA (1994) Plastic part design for injection molding. Hanser Gardner Publications
73. Heckele M, Schomburg W (2004) J Micromech Microeng 14:R1
74. Mela P, van den Berg A, Fintschenko Y, Cummings EB, Simmons BA, Kirby BJ (2005) Electrophoresis 26:1792-1799
75. Piotter V, Hanemann T, Ruprecht R, Hausselt J (1997) Microsyst Technol 3:129-133
76. Choi SH, Kim DS, Kwon TH (2009) Microsyst Technol 15:309-316
77. Vasconcelos PV, Lino FJ, Baptists AM, Neto RJ (2006) Wear 260:30-39
78. Ito H, Kazama K, Kikutani T (2007) Effects of process conditions on surface replication and higher-order structure formation in micromolding
79. Angelov A, Coulter J (2008) Polym Eng Sci 48:2169-2177
80. Østergaard PF, Matteucci M, Reisner W, Taboryski R (2013) Analyst 138:1249-1255
81. Gadegaard N, Mosler S, Larsen NB (2003) Macromol Mater Eng 288:76-83
82. Becker H, Heim U (2000) Sens Actuators, A 83:130-135
83. Fiorini GS, Jeffries GD, Lim DS, Kuyper CL, Chiu DT (2003) Lab Chip 3:158-163
84. Cameron NS, Roberge H, Veres T, Jakeway SC, Crabtree HJ (2006) Lab Chip 6:936-941
85. Kricka LJ, Fortina P, Panaro NJ, Wilding P, Alonso-Amigo G, Becker H (2002) Lab Chip 2:1-4
86. Koerner T, Brown L, Xie R, Oleschuk RD (2005) Sens Actuators B: Chem 107:632-639
87. Greener J, Li W, Ren J, Voicu D, Pakharenko V, Tang T, Kumacheva E (2010) Lab Chip 10:522-524
88. Wu JT, Chang WY, Yang SY (2010) J Micromech Microeng 20:075023
89. Fu XX, Kang XN, Zhang B, Xiong C, Jiang XZ, Xu DS, Du WM, Zhang GY (2011) J Mater Chem 21:9576-9581
90. Gerlach G, Dotzel W (2008) Introduction to microsystem technology: a guide for students. Wiley, New York
91. Chou SY, Krauss PR, Zhang W, Guo L, Zhuang L (1997) J Vac Sci Technol, B 15:2897-2904
92. Guo LJ (2007) Adv Mater 19:495-513
93. Nilsson D, Balslev S, Kristensen A (2005) J Micromech Microeng 15:296
94. Gustafsson O, Mogensen KB, Kutter JP (2008) Electrophoresis 29:3145-3152
95. Srinivasan R, Braren B (1989) Chem Rev 89:1303-1316
96. Srinivasan R, Braren B, Casey KG, Yeh M (1989) Appl Phys Lett 55:2790-2791
97. Johnson TJ, Waddell EA, Kramer GW, Locascio LE (2001) Appl Surf Sci 181:149-159
98. Lee SH, Kim SW, Kang JY, Ahn CH (2008) Lab Chip 8:2121-2127
99. Sauer-Budge AF, Mirer P, Chatterjee A, Klapperich CM, Chargin D, Sharon A (2009) Lab Chip 9:2803-2810
100. Chuag SH, Chen GH, Chou HH, Shen SW, Chen CF (2013) Sci Technol Adv Mater 14:044403
101. Dhokia V, Kumar S, Vichare P, Newman S, Allen R (2008) Proceedings of the Institution of Mechanical Engineers. Part B: J Eng Manuf 222:137-157
102. Jung W, Han J, Kai L, Lim JY, Sul D, Ahn CH (2013) Lab Chip 13:4653-4662
103. Coltro WKT, de Jesus DP, da Silva JAF, do Lago CL, Carrilho E (2010) Electrophoresis 31:2487-2498
104. do Lago CL, da Silva HDT, Neves CA, Brito-Neto JGA, da Silva JAF (2003) Anal Chem 75:3853-3858

References

105. Duarte GRM, Price CW, Augustine BH, Carrilho E, Landers JP (2011) Anal Chem 83:5182-5189
106. Duarte GRM, Coltro WKT, Borba JC, Price CW, Landers JP, Carrilho E (2012) Analyst 137:2692-2698
107. de Souza FR, Alves GL, Coltro WKT (2012) Anal Chem 84:9002-9007
108. Oliveira KA, de Oliveira CR, da Silveira LA, Coltro WKT (2013) Analyst 138:1114-1121
109. Kim AR, Kim JY, Choi K, Chung DS (2013) Talanta 109:20-25
110. Wu H, Huang B, Zare RN (2005) Lab Chip 5:1393-1398
111. Ramachandran S, Singhal M, McKenzie KG, Osborn JL, Arjyal A, Dongol S, Baker SG, Basnyat B, Farrar J, Dolecek C (2013) Diagnostics 3:244-260
112. Heller A, Feldman B (2010) Acc Chem Res 43:963-973
113. Yager P, Edwards T, Fu E, Helton K, Nelson K, Tam MR, Weigl BH (2006) Nature 442:412-418
114. Stevens DY, Petri CR, Osborn JL, Spicar-Mihalic P, McKenzie KG, Yager P (2008) Lab Chip 8:2038-2045
115. Lafleur L, Stevens D, McKenzie K, Ramachandran S, Spicar-Mihalic P, Singhal M, Arjyal A, Osborn J, Kauffman P, Yager P (2012) Lab Chip 12:1119-1127
116. Chen G, Svec F, Knapp DR (2008) Lab Chip 8:1198-1204
117. Abgrall P, Low LN, Nguyen NT (2007) Lab Chip 7:520-522
118. Kameoka J, Craighead HG, Zhang H, Henion J (2001) Anal Chem 73:1935-1941
119. Bhattacharyya A, Klapperich CM (2007) Lab Chip 7:876-882
120. Liston E, Martinu L, Wertheimer M (1993) J Adhes Sci Technol 7:1091-1127
121. Chen C, Liu J, Hromada L, Tsao C, Chang C, DeVoe D (2009) Lab Chip 9:50-55
122. Ogilvie I, Sieben V, Floquet C, Zmijan R, Mowlem M, Morgan H (2010) J Micromech Microeng 20:065016
123. Su YC, Lin L (2005) IEEE Trans Adv Packag 28:635-642
124. Yussuf A, Sbarski I, Hayes J, Solomon M, Tran N (2005) J Micromech Microeng 15:1692
125. Lei KF, Ahsan S, Budraa N, Li WJ, Mai JD (2004) Sens Actuators, A 114:340-346
126. Hitzbleck M, Delamarche E (2013) Chem Soc Rev 42:8494-8516
127. Chin CD, Laksanasopin T, Cheung YK, Steinmiller D, Linder V, Parsa H, Wang J, Moore H, Rouse R, Umviligihozo G (2011) Nat Med 17:1015-1019
128. Huh D, Kim HJ, Fraser JP, Shea DE, Khan M, Bahinski A, Hamilton GA, Ingber DE (2013) Nat Protoc 8:2135-2157
129. Atencia J, Cooksey GA, Jahn A, Zook JM, Vreeland WN, Locascio LE (2010) Lab Chip 10:246-249
130. Zhong JF, Chen Y, Marcus JS, Scherer A, Quake SR, Taylor CR, Weiner LP (2008) Lab Chip 8:68-74
131. Bhagat AAS, Jothimuthu P, Pais A, Papautsky I (2007) J Micromech Microeng 17:42
132. Fredrickson CK, Fan ZH (2004) Lab Chip 4:526-533
133. Bings NH, Wang C, Skinner CD, Colyer CL, Thibault P, Harrison DJ (1999) Anal Chem 71:3292-3296
134. Gray B, Jaeggi D, Mourlas N, Van Drieenhuizen B, Williams K, Maluf N, Kovacs G (1999) Sens Actuators, A 77:57-65
135. Pan T, Baldi A, Ziaie B (2006) J Microelectromech Syst 15:267-272
136. Murphy ER, Inoue T, Sahoo HR, Zaborenko N, Jensen KF (2007) Lab Chip 7:1309-1314
137. Renzi RF, Stamps J, Horn BA, Ferko S, VanderNoot VA, West JA, Crocker R, Wiedenman B, Yee D, Fruetel JA (2005) Anal Chem 77:435-441
138. Brivio M, Oosterbroek RE, Verboom W, van den Berg A, Reinhoudt DN (2005) Lab Chip 5:1111-1122
139. Yin H, Killeen K, Brennen R, Sobek D, Werlich M, van de Goor T (2005) Anal Chem 77:527-533
140. Ro KW, Liu J, Knapp DR (2006) J Chromatogr A 1111:40-47
141. Saarela V, Franssila S, Tuomikoski S, Marttila S, Östman P, Sikanen T, Kotiaho T, Kostiainen R (2006) Sens Actuators B: Chem 114:552-557

142. Mohanty S, Beebe D, Mensing G Chips Tips
143. Linder V (2007) Analyst 132:1186-1192
144. Hulme SE, Shevkoplyas SS, Whitesides GM (2009) Lab Chip 9:79-86
145. Zheng Y, Dai W, Wu H (2009) Lab Chip 9:469-472
146. Lee KS, Ram RJ (2009) Lab Chip 9:1618-1624
147. Teymoori MM, Abbaspour-Sani E (2005) Sens Actuators, A 117:222-229
148. Yang EH, Lee C, Mueller J, George T (2004) J Microelectromech Syst 13:799-807
149. Kohl M, Dittmann D, Quandt E, Winzek B (2000) Sens Actuators, A 83:214-219
150. Beebe DJ, Moore JS, Bauer JM, Yu Q, Liu RH, Devadoss C, Jo BH (2000) Nature 404:588-590
151. Chen H, Gu W, Cellar N, Kennedy R, Takayama S, Meiners JC (2008) Anal Chem 80:6110-6113
152. Grover WH, von Muhlen MG, Manalis SR (2008) Lab Chip 8:913-918
153. Hisamoto H, Funano SI, Terabe S (2005) Anal Chem 77:2266-2271
154. Weibel DB, Kruithof M, Potenta S, Sia SK, Lee A, Whitesides GM (2005) Anal Chem 77:4726-4733
155. Thorsen T, Maerkl SJ, Quake SR (2002) Science 298:580-584
156. Fan HC, Wang J, Potanina A, Quake SR (2011) Nat Biotechnol 29:51-57
157. EmreáAraci I (2012) Lab Chip 12:2803-2806
158. Gu W, Zhu X, Futai N, Cho BS, Takayama S (2004) Proc Natl Acad Sci USA 101:15861-15866
159. Chen CF, Liu J, Chang CC, DeVoe DL (2009) Lab Chip 9:3511-3516
160. Peters EC, Svec F, Fréchet JM (1997) Adv Mater 9:630-633
161. Weigl B, Domingo G, LaBarre P, Gerlach J (2008) Lab Chip 8:1999-2014
162. Yobas L, Tang KC, Yong SE, Ong EKZ (2008) Lab Chip 8:660-662
163. Xie J, Shih J, Lin Q, Yang B, Tai YC (2004) Lab Chip 4:495-501
164. Laser D, Santiago J (2004) J Micromech Microeng 14:R35
165. Escarpa A, González MC, López Gil MA, Crevillén AG, Hervás M, García M (2008) Electrophoresis 29:4852-4861
166. Gao Y, Sherman PM, Sun Y, Li D (2008) Anal Chim Acta 606:98-107
167. Sin M L, Gao J, Liao JC, Wong PK (2011) J Biol Eng 5:1-22
168. Huang SB, Wu MH, Lee GB (2009) Sens Actuators B: Chem 142:389-399
169. Kokoris M, Nabavi M, Lancaster C, Clemmens J, Maloney P, Capadanno J, Gerdes J, Battrell C (2005) Methods 37:114-119
170. Melin J, Quake SR (2007) Annu Rev Biophys Biomol Struct 36:213-231
171. Gorkin R, Park J, Siegrist J, Amasia M, Lee BS, Park JM, Kim J, Kim H, Madou M, Cho YK (2010) Lab Chip 10:1758-1773
172. Mark D, Metz T, Haeberle S, Lutz S, Ducrée J, Zengerle R, von Stetten F (2009) Lab Chip 9:3599-3603
173. Kim J, Kido H, Rangel RH, Madou MJ (2008) Sens Actuators B: Chem 128:613-621
174. Lee BS, Lee YU, Kim HS, Kim TH, Park J, Lee JG, Kim J, Kim H, Lee WG, Cho YK (2011) Lab Chip 11:70-78
175. Park H, Ko DH, Kim JQ, Song SH (2009) Korean J Lab Med 29:430-438
176. Steigert J, Grumann M, Brenner T, Mittenbühler K, Nann T, Rühe J, Moser I, Haeberle S, Riegger L, Riegler J (2005) J Assoc Lab Autom 10:331-341
177. Martinez-Duarte R, Gorkin RA III, Abi-Samra K, Madou MJ (2010) Lab Chip 10:1030-1043
178. Lee BS, Lee JN, Park JM, Lee JG, Kim S, Cho YK Ko C (2009) Lab Chip 9:1548-1555
179. Teh SY, Lin R, Hung LH, Lee AP (2008) Lab Chip 8:198-220
180. Malic L, Brassard D, Veres T, Tabrizian M (2010) Lab Chip 10:418-431
181. Sista R, Hua Z, Thwar P, Sudarsan A, Srinivasan V, Eckhardt A, Pollack M, Pamula V (2008) Lab Chip 8:2091-2104
182. Du Y, Zhang Z, Yim C, Lin M, Cao X (2010) Biomicrofluidics 4:024105

183. Lee CY, Chang CL, Wang YN, Fu LM (2011) Int J Mol Sci 12:3263-3287
184. Lien KY, Liu CJ, Lin YC, Kuo PL, Lee GB (2009) Microfluid Nanofluid 6:539-555
185. Lin CC, Wang JH, Wu HW, Lee GB (2010) J Assoc Lab Autom 15:253-274
186. Ahmed D, Mao X, Juluri BK, Huang TJ (2009) Microfluid Nanofluid 7:727-731
187. Nath P, Fung D, Kunde YA, Zeytun A, Branch B, Goddard G (2010) Lab Chip 10:2286-2291
188. Srinivasan V, Pamula VK, Fair RB (2004) Lab Chip 4:310-315
189. Hong CC, Choi JW, Ahn CH (2004) Lab Chip 4:109-113
190. Stroock AD, Dertinger SK, Ajdari A, Mezić I, Stone HA, Whitesides GM (2002) Science 295:647-651
191. Williams MS, Longmuir KJ, Yager P (2008) Lab Chip 8:1121-1129
192. Kim DS, Lee SH, Kwon TH, Ahn CH (2005) Lab Chip 5:739-747
193. Tofteberg T, Skolimowski M, Andreassen E, Geschke O (2010) Microfluid Nanofluid 8:209-215
194. Tsai RT, Wu CY (2011) Biomicrofluidics 5:014103
195. Long M, Sprague MA, Grimes AA Rich BD, Khine M (2009) Appl Phys Lett 94:133501
196. Swickrath MJ, Burns SD, Wnek GE (2009) Sens Actuators B: Chem 140:656-662
197. Mair DA, Schwei TR, Dinio TS, Svec F, Fréchet JM (2009) Lab Chip 9:877-883
198. Jung JH, Kim GY, Seo TS (2011) Lab Chip 11:3465-3470
199. Osborn JL, Lutz B, Fu E, Kauffman P, Stevens DY, Yager P (2010) Lab Chip 10:2659-2665
200. Reches M, Mirica KA, Dasgupta R, Dickey MD, Butte MJ, Whitesides GM (2010) ACS Appl Mater Interf 2:1722-1728
201. Gutierrez G, Reines HD, Wulf-Gutierrez ME (2004) Critical Care-London 8:373-381
202. Burtis CA, Ashwood ER, Bruns DE (2012) Tietz textbook of clinical chemistry and molecular diagnostics. Elsevier Health Sciences, Amsterdam
203. El—Ali J, Sorger PK, Jensen KF (2006) Nature 442:403-411
204. Nakayama T, Namura M, Tabata KV, Noji H, Yokokawa R (2009) Lab Chip 9:3567-3573
205. Vandeventer PE, Weigel KM, Salazar J, Erwin B, Irvine B, Doebler R, Nadim A, Cangelosi GA, Niemz A (2011) J Clin Microbiol 49:2533-2539
206. Cho YK, Lee JG, Park JM, Lee BS, Lee Y, Ko C (2007) Lab Chip 7:565-573
207. Hoshino K, Huang YY, Lane N, Huebschman M, Uhr JW, Frenkel EP, Zhang X (2011) Lab Chip 11:3449-3457
208. Burtis C, Mailen J, Johnson W, Scott C, Tiffany T, Anderson N (1972) Clin Chem 18:753-761
209. Manage DP, Morrissey YC, Stickel AJ, Lauzon J, Atrazhev A, Acker JP, Pilarski LM (2011) Microfluid Nanofluid 10:697-702
210. Bhattacharyya A, Klapperich CM (2008) Sens Actuators B: Chem 129:693-698
211. Dimov IK, Garcia-Cordero JL, O'Grady J, Poulsen CR, Viguier C, Kent L, Daly P, Lincoln B, Maher M, O'Kennedy R (2008) Lab Chip 8:2071-2078
212. Mahalanabis M, Al-Muayad H, Kulinski MD, Altman D, Klapperich CM (2009) Lab Chip 9:2811-2817
213. Stachowiak JC, Shugard EE, Mosier BP, Renzi RF, Caton PF, Ferko SM, Van de Vreugde JL, Yee DD, Haroldsen BL, VanderNoot VA (2007) Anal Chem 79:5763-5770
214. Lee DW, Cho YH (2007) Sens Actuators B: Chem 124:84-89
215. Lu H, Schmidt MA, Jensen KF (2005) Lab Chip 5:23-29
216. Lin YH, Lee GB (2009) Appl Phys Lett 94:033901
217. Martino C, Zagnoni M, Sandison ME, Chanasakulniyom M, Pitt AR, Cooper JM (2011) Anal Chem 83:5361-5368
218. Sikanen T, Pedersen-Bjergaard S, Jensen H, Kostiainen R, Rasmussen KE, Kotiaho T (2010) Anal Chim Acta 658:133-140
219. Vijayakumar K, Gulati S, Edel JB (2010) Chem Sci 1:447-452
220. Lin CC, Tseng CC, Chuang TK, Lee DS, Lee GB (2011) Analyst 136:2669-2688

221. Dudek MM, Lindahl TL, Killard AJ (2010) Anal Chem 82:2029-2035
222. Pumera M (2007) Electrophoresis 28:2113-2124
223. Freire SL, Wheeler AR (2006) Lab Chip 6:1415-1423
224. Nge PN, Yang W, Pagaduan JV, Woolley AT (2011) Electrophoresis 32:1133-1140
225. Bhagat AAS, Bow H, Hou HW, Tan SJ, Han J, Lim CT (2010) Med Biol Eng Compu 48:999-1014
226. Davies R, Eapen S, Carlisle S (2007) Handb Biosens Biochips
227. Posthuma-Trumpie GA, Korf J, van Amerongen A (2009) Anal Bioanal Chem 393:569-582
228. Qiu J, Zhou Y, Chen H, Lin JM (2009) Talanta 79:787-795
229. Kenyon SM, Meighan MM, Hayes MA (2011) Electrophoresis 32:482-493
230. Hou C, Herr AE (2008) Electrophoresis 29:3306-3319
231. Dimov IK, Basabe-Desmonts L, Garcia-Cordero JL, Ross BM, Ricco AJ, Lee LP (2011) Lab Chip 11:845-850
232. Yang S, Ündar A, Zahn JD (2006) Lab Chip 6:871-880
233. Fan R, Vermesh O, Srivastava A, Yen BK, Qin L, Ahmad H, Kwong GA, Liu CC, Gould J, Hood L (2008) Nat Biotechnol 26:1373-1378
234. Haeberle S, Brenner T, Zengerle R, Ducrée J (2006) Lab Chip 6:776-781
235. Hatch A, Garcia E, Yager P (2004) Proc IEEE 92:126-139
236. Chen X, Zhang LL, Li H, Sun JH, Cai HY, Cui DF (2013) Sens Actuators A-Phys 193:54-58
237. Van de Broek B, Devoogdt N, D'Hollander A, Gijs HL, Jans K, Lagae L, Muyldermans S, Maes G, Borghs G (2011) ACS Nano 5:4319-4328
238. Parolo C, de la Escosura-Muñiz A, Merkoçi A (2013) Biosens Bioelectron 40:412-416
239. Shah GJ, Veale JL, Korin Y, Reed EF, Gritsch HA (2010) Biomicrofluidics 4:044106
240. Pommer MS, Zhang Y, Keerthi N, Chen D, Thomson JA, Meinhart CD, Soh HT (2008) Electrophoresis 29:1213-1218
241. Garcia-Cordero JL, Kurzbuch D, Benito-Lopez F, Diamond D, Lee LP, Ricco AJ (2010) Lab Chip 10:2680-2687
242. Hoffmann J, Mark D, Lutz S, Zengerle R, von Stetten F (2010) Lab Chip 10:1480-1484
243. McKenzie KG, Lafleur LK, Lutz BR, Yager P (2009) Lab Chip 9:3543-3548
244. Li JJ, Ouellette AL, Giovangrandi L, Cooper DE, Ricco AJ, Kovacs GT (2008) IEEE Trans Biomed Eng 55:1560-1571
245. Garcia E, Kirkham JR, Hatch AV, Hawkins KR, Yager P (2004) Lab Chip 4:78-82
246. Jönsson C, Aronsson M, Rundström G, Pettersson C, Mendel-Hartvig I, Bakker J, Martinsson E, Liedberg B, MacCraith B, Öhman O (2008) Lab Chip 8:1191-1197
247. Jokerst JV, Floriano PN, Christodoulides N, Simmons GW, McDevitt JT (2008) Lab Chip 8:2079-2090
248. Clarke JT (2005) A clinical guide to inherited metabolic diseases. Cambridge University Press, Cambridge
249. Luppa PB, Müller C, Schlichtiger A, Schlebusch H (2011) TrAC Trends Anal Chem 30:887-898
250. Lauks IR (1998) Acc Chem Res 31:317-324
251. Wang J (2008) Chem Rev 108:814-825
252. Wilkins E, Atanasov P (1996) Med Eng Phys 18:273-288
253. Song Y, Qu K, Zhao C, Ren J, Qu X (2010) Adv Mater 22:2206-2210
254. Guo Y, Deng L, Li J, Guo S, Wang E, Dong S (2011) ACS Nano 5:1282-1290
255. Song Y, Wang X Zhao C, Qu K, Ren J, Qu X (2010) Chem-A Eur J 16:3617-3621
256. Su L, Feng J, Zhou X Ren C, Li H, Chen X (2012) Anal Chem 84:5753-5758
257. Warsinke A (2009) Anal Bioanal Chem 393:1393-1405
258. Rapi S, Bazzini C, Tozzetti C, Sbolci V, Modesti PA (2009) Transl Res 153:71-76
259. Shephard M, Peake M, Corso O, Shephard A, Mazzachi B, Spaeth B, Barbara J, Mathew T (2010) Clin Chem Lab Med 48:1113-1119

260. Wang C, Sahay P (2009) Sensors 9:8230-8262
261. Simon Davies PS, Smith D (1997) Kidney Int 52:223-228
262. Miekisch W, Schubert JK, Noeldge-Schomburg GF (2004) Clin Chim Acta 347:25-39
263. Hibbard T, Killard AJ (2011) Crit Rev Anal Chem 41:21-35
264. Cao W, Duan Y (2007) Crit Rev Anal Chem 37:3-13
265. Lander ES, Linton LM, Birren B, Nusbaum C, Zody MC, Baldwin J, Devon K, Dewar K, Doyle M, FitzHugh W (2001) Nature 409:860-921
266. Niemz A, Ferguson TM, Boyle DS (2011) Trends Biotechnol 29:240-250
267. Lam B, Das J, Holmes RD, Live L, Sage A, Sargent EH, Kelley SO (2013) Nat Commun 4
268. Liong M, Hoang AN, Chung J, Gural N, Ford CB, Min C, Shah RR, Ahmad R, Fernandez-Suarez M, Fortune SM (2013) Nat Commun 4:1752
269. Levicky R, Horgan A (2005) Trends Biotechnol 23:143-149
270. Vainrub A, Pettitt BM (2003) J Am Chem Soc 125:7798-7799
271. Jahr S, Hentze H, Englisch S, Hardt D, Fackelmayer FO, Hesch RD, Knippers R (2001) Cancer Res 61:1659-1665
272. Umetani N, Giuliano AE, Hiramatsu SH, Amersi F, Nakagawa T, Martino S, Hoon DS (2006) J Clin Oncol 24:4270-4276
273. Liu KJ, Brock MV, Shih IM, Wang TH (2010) J Am Chem Soc 132:5793-5798
274. Forshew T, Murtaza M, Parkinson C, Gale D, Tsui DW, Kaper F, Dawson SJ, Piskorz AM, Jimenez-Linan M, Bentley D (2012) Science Transl Med 4 136ra168
275. Murtaza M, Dawson SJ, Tsui DW, Gale D, Forshew T, Piskorz AM, Parkinson C, Chin SF, Kingsbury Z, Wong AS (2013) Nature 497:108-112
276. Warren JD, Xiong W, Bunker AM, Vaughn CP, Furtado LV, Roberts WL, Fang JC, Samowitz WS, Heichman KA (2011) BMC Med 9:133
277. Yu J, Zhu T, Wang Z, Zhang H, Qian Z, Xu H, Gao B, Wang W, Gu L, Meng J (2007) Clin Cancer Res 13:72967304
278. Yang Q, Dong Y, Wu W, Zhu C, Chong H, Lu J, Yu D, Liu L, Lv F, Wang S (2012) Nature communications 3.1206
279. Kowalski RP, Karenchak LM, Romanowski EG, Gordon YJ (1999) Ophthalmology 106:1324-1327
280. Ginocchio CC, Zhang F, Manji R, Arora S, Bornfreund M, Falk L, Lotlikar M, Kowerska M, Becker G, Korologos D (2009) J Clin Virol 45:191-195
281. Pabbaraju K, Tokaryk KL, Wong S, Fox JD (2008) J Clin Microbiol 46:3056-3062
282. Stott SL, Hsu CH, Tsukrov DI, Yu M, Miyamoto DT, Waltman BA, Rothenberg SM, Shah AM, Smas ME, Korir GK (2010) Proc Natl Acad Sci 107:18392-18397
283. Hindson BJ, Ness KD, Masquelier DA, Belgrader P, Heredia NJ, Makarewicz AJ, Bright IJ, Lucero MY, Hiddessen AL, Legler TC (2011) Anal Chem 83:8604-8610
284. Lim LS, Hu M, Huang MC, Cheong WC, Gan ATL, Looi XL, Leong SM, Koay ESC, Li MH (2012) Lab Chip 12:4388-4396
285. Wang CH, Lien KY, Hung LY, Lei HY, Lee GB (2012) Microfluid Nanofluid 13:113-123
286. Wang JH, Cheng L, Wang CH, Ling WS, Wang SW, Lee GB (2013) Biosens Bioelectron 41:484-491
287. Song HO, Kim JH, Ryu HS, Lee DH, Kim SJ, Kim DJ, Suh IB, Choi DY, In KH, Kim SW, Park H (2012) PloS ONE 7:e53325
288. Cooney CG, Sipes D, Thakore N, Holmberg R, Belgrader P (2012) Biomed Microdevices 14:45-53
289. Boehme CC, Nabeta P, Hillemann D, Nicol MP, Shenai S, Krapp F, Allen J, Tahirli R, Blakemore R, Rustomjee R (2010) N Engl J Med 363:1005-1015
290. Chen X, Ba Y, Ma L, Cai X, Yin Y, Wang K, Guo J, Zhang Y, Chen J, Guo X (2008) Cell Res 18:997-1006
291. Arata H, Komatsu H, Hosokawa K, Maeda M (2012) PLoS ONE 7:e48329

292. Wang Y, Zheng D, Tan Q, Wang MX, Gu LQ (2011) Nat Nanotechnol 6:668-674
293. Devlin TM (1997) Textbook of biochemistry. Wiley-Liss, New York
294. De M, Rana S, Akpinar H, Miranda OR, Arvizo RR, Bunz UH, Rotello VM (2009) Nat Chem 1:461-465
295. Hu Y, Bouamrani A, Tasciotti E, Li L, Liu X, Ferrari M (2009) ACS Nano 4:439-451
296. Durner J (2010) Angew Chem Int Ed 49:1026-1051
297. Partin A, Yoo J, Carter HB, Pearson J, Chan D, Epstein J, Walsh P (1993) J Urol 150:110-114
298. Benchimol S, Fuks A, Jothy S, Beauchemin N, Shirota K, Stanners CP (1989) Cell 57:327-334
299. Wolff AC, Hammond MEH, Schwartz JN, Hagerty KL, Allred DC, Cote RJ, Dowsett M, Fitzgibbons PL, Hanna WM, Langer A (2006) J Clin Oncol 25:118-145
300. Black S, Kushner I, Samols D (2004) J Biol Chem 279:48487-48490
301. Selvin E, Steffes MW, Zhu H, Matsushita K, Wagenknecht L, Pankow J, Coresh J, Brancati FL (2010) N Engl J Med 362:800-811
302. Adams JE, Bodor GS, Davila-Roman VG, Delmez J, Apple F, Ladenson J, Jaffe A (1993) Circulation 88:101-106
303. Zhu QD, Trau D (2012) Anal Chim Acta 751:146-154
304. Chou J, Du N, Ou T, Floriano PN, Christodoulides N, McDevitt JT (2013) Biosens Bioelectron 42:653-660
305. Gaster RS, Hall DA, Nielsen CH, Osterfeld SJ, Yu H, Mach KE, Wilson RJ, Murmann B, Liao JC, Gambhir SS (2009) Nat Med 15:1327-1332
306. Song Y, Zhang Y, Bernard PE, Reuben JM, Ueno NT, Arlinghaus RB, Zu Y, Qin L (2012) Nat Commun 3:1283
307. Song Y, Wang Y, Qin L (2013) J Am Chem Soc 135:16785-16788
308. de La Rica R, Stevens MM (2012) Nat Nanotechnol 7:821-824
309. Liu X Dai Q, Austin L, Coutts J, Knowles G, Zou J, Chen H, Huo Q (2008) J Am Chem Soc 130:2780-2782
310. Giljohann DA, Seferos DS, Daniel WL, Massich MD, Patel PC, Mirkin CA (2010) Angew Chem Int Ed 49:3280-3294
311. Clerc O, Greub G (2010) Clin Microbiol Infect 16:1054-1061
312. Basabe-Desmonts L, Ramstrom S, Meade G, O'neill S, Riaz A, Lee L, Ricco A, Kenny D (2010) Langmuir 26:14700-14706
313. Ziolkowska K, Stelmachowska A, Kwapiszewski R Chudy M, Dybko A, Brzozka Z (2013) Biosens Bioelectron 40:68-74
314. Cira NJ, Ho JY, Dueck ME, Weibel DB (2012) Lab Chip 12:1052-1059
315. Bichsel CA, Gobaa S, Kobel S, Secondini C, Thalmann GN, Cecchini MG, Lutolf MP (2012) Lab Chip 12:2313-2316
316. Miller MC, Doyle GV, Terstappen LW (2009) J Oncol 2010
317. Hoshino K, Chen P, Huang YY, Zhang X (2012) Anal Chem 84:4292-4299

저비용 체외진단용 의료기기 기술

3장

3.1 개요

지난 10년 동안 미세유체장치를 사용하여 진단분석을 수행하기 위한 관심과 연구가 증가하고 있다[1,2]. 이러한 장치는 휴대성이 매우 뛰어나고, 적은 샘플 및 시약 볼륨이 필요하며, 신속한 진단 분석에 필요한 단계를 편리하게 통합할 수 있다. 이러한 이유로 최소한 비용으로 가장 견고하며, 손쉽게 일회용 및 휴대용 체외진단용 의료기기를 개발하기 위해, 새로운 기질, 미세가공기술 및 검출방법의 개발 및 평가에 상당한 노력과 자원이 투자되었다. 이러한 기기는 부족한 자원과 원격환경에서 인간의 중요한 건강문제를 해결하는 열쇠가 된다[4]. 체외신단용 의료기기는 제한된 전력조건 하에서 전문가의 훈련없이 일반인이 조작할 수 있는 방법을 사용하여 질병 및 질병상태를 감별할 수 있고, 신뢰할 수 있으며, 정확하고 저렴하게 수행된다.

의료기기의 비용을 낮추는 것은 중요하며, 현장에서 중요한 진단기기의 개발, 특히 자원이 부족한 상황에서 개발, 확장성을 촉진하므로 중요하다[4]. 미세유체 체외진단용 의료기기의 대량생산을 위해서 승인되고 저렴한 재료와 비용 효율적인 제조방법을 사용한다. 이러한 장치는 값은 싸지만 여전히 생체에 적합하고, 기능화가 쉬우며, 진단 탐지방법에 적합하고, 처분될 때 생물학적으로 위험하지 않아야 한다.

미세유체장치 제조를 위한 주요 기질재료는 실리콘과 유리이지만, 특히 자원 집단에 초점을 맞춘 시장을 공략할 때 재료를 사용하는 대량생산 장치는 비용이 적게 든다. 편리하게도 플라스틱과 종이는 모두 저렴하고 다용도이며, 쉽게 처분할 수 있고 진단응용을 위한 미세유체장치의 대량생산에 적합하다[3,5-8].

여기서는 최근에 출판된 논문(2011년 1월에서 2013년 9월까지)의 주요 발전사항에 대해 설명한다. 이 리뷰는 종이, 플라스틱 및 실(thread)과 같은 저비용 재료로 제조된 진단

응용분야에 대한 미세유체장치의 제조방법, 설계, 기능 및 실제 응용분야를 다룬다.

3.2 종이기반 미세유체장치

종이는 기질 플랫폼으로써 미세유체장치 제조에 장점이 많다. 종이는 기질 플랫폼으로써 저렴하고, 풍부하며, 일회용이며 대량생산이 가능하다. 이러한 이유로 현장현시진단 기기 플랫폼으로써 종이가 선택되었다[9]. 진단 응용분야를 위한 미세유체 종이기반 분석장치(microfluidic paper-based analytical devices, μPADs)의 최근 개발 및 지원은 다음 절에 요약되어 있다.

3.2.1 종이의 장점

셀룰로오스로 구성된 종이는 현장현시검사에 독특하게 알맞고, 많은 생물학적 검사에 적합한 많은 이점을 제공한다[3,6].

① 종이는 얇고 가벼우며 쉽게 보관할 수 있다.
② 종이는 비싸지 않다(고품질 크로마토그래피 종이는 약 ~$6/m² 임)[3].
③ 종이는 소각으로 쉽게 폐기할 수 있어, 플라스틱 소재보다 친환경적이다.
④ 색상이 밝은 용지는 비색분석에 적합하다.
⑤ 종이는 얇기 때문에(0.07~1mm), 위킹(wicking)을 위한 샘플량이 적다.
⑥ 종이는 화학적으로 쉽게 변형되고 생체분자결합(단백질, DNA)을 가능하게 하므로 매우 특정한 진단 요구를 충족시키기 위해 맞춤화 할 수 있다.
⑦ 종이는 왁스인쇄를 통해 소수성 장벽으로 형태화될 수 있다(96웰 및 대량신속처리를 위한 384웰 포멧)[11]
⑧ 미세채널은 종이에 쉽게 제조될 수 있으며, 미세유체 장점을 활용 가능하다[12].

많은 종이의 장점은 대사분석, 효소결합면역흡착분석법(enzyme-linked immunosorbent assays : 종이기반 효소결합면역흡착측정법, P 효소결합면역흡착측정법), 종이기반 세포배양 연구 등을 포함하여 다양한 종류의 생물검정에 적합하다[13-26]. 종이는 독창적인 실험적 이점 이외에도 경제적으로 유리해 개발도상국과 미개발국가에서 사용하기에 적합하다. 이 리뷰에서는 종이생분석법 플랫폼(paper bioassay platform)을 사용하는 현재의 연구를 요약하고 제약산업에 대한 이점을 논의한다[1].

3.2.2 제조기술

미세유체 종이기반 분석장치 제조는 전형적으로 소수성 장벽 및 친수성 영역을 종이와 종이 내에 특이적으로 형태화시켜 반응 웰 또는 구역을 생성함으로써 이루어진다. 웰이나 구역의 패턴은 원하는 경우 96웰 플레이트와 같이 실험실 환경에서 사용되는 플라스틱 소모품으로 모방되며, 이 기술은 포토레지스트와 왁스를 사용하여 완성된다[35]. 왁스 인쇄 방법[27]은 미세유체 종이기반 분석장치를 신속하게 생산하기 위해 가장 빈번하게 사용되는 공정으로, 종이표면에 직접 그리고 궁극적으로 종이 내에 미세유체 레이아웃을 적용하는 왁스잉크 프린터를 사용한 후, 왁스로 인쇄된 종이를 가열하고 왁스를 종이 구멍으로 녹여 종이 안팎에 소수성 벽을 생성할 수 있다. 이러한 접근방법의 다양한 변형법은 많은 저자에 의해 보고되었다. Songjaroen 등[28]은 자석으로 고정된 크로마토그래피 종이와 철주형을 사용하여 왁스기반의 제조방법을 개발했다. 이 방법은 조립체를 녹아 있는 왁스에 담그고, 냉각되었을 때 철주형을 제거하고, 친수성 채널 및 반응영역을 철주형이 접촉하는 곳마다 종이 위에 형태화시킨 채로 남겨 두는 방식이다. Dungchai 등[29]은 플라스틱, 유리, 종이에 이르기까지 많은 상업적 재료에 실크스크린인쇄와 같은 방식으로 종이에 왁스를 침적시키기 위해, 또 다른 공정인 스크린인쇄 기술을 개발했다. Zhang과 Zha[30]는 형태화된 금속형판을 사용하였다. 이 경우에는 구리이지만, 형태화된 구리 형판를 파라핀 필름으로 덮고, 종이표면에 놓은 다음, 조립체를 가열하여 형태화된 소수성 벽을 제조하기 위해 파라핀을 다공성 종이로 확산시킨다. Zhong 등[31]은 실제 기질물질 가능성을 조사하였다. 미세유체 종이기반 분석장치를 생성하기 위해 다른 종이유형 및 왁스유형의 잠재력을 조사하였다. 인쇄용 종이, 주방수건, 냅킨 및 실험용 종이타월 등 모든 것이 잠재적인 미세유체플랫폼으로 조사되었다. 왁스의 경우, 왁스연필, 크레용, 양초 및 립스틱을 비롯한 모든 것들이 다양한 종이기질에 소수성 장벽을 생성하는 데 사용되었다. Zhong 등은 종이 유형에 대한 평균 기공직경 및 투과성뿐만 아니라 유체유동역학을 검사하였다. Nie 등에 의해 간단하고 신속한 제조공정이 개발되었고[32], 상업용 영구적 표지자와 철 주형의 잉크를 사용하여 1단계 제작과정을 정교하게 하면서 1분 안에 크로마토그래피 용지에 미세유체 레이아웃을 형태화하였다.

Ge 및[33] Liu와 Crooks[34]는 3차원 미세유체 종이기반 분석장치(그림 3.1)를 형성하기 위해서 종이접기(origami)를 포토 리소그래피와 포토 레지스트와 결합했다. 3D 미세유체 구조물을 만들기 위해 특정 순서에 따라 형태화된 종이가 접혀졌다. 종이접기기술을 사용하면, 특별한 도구나 테이프가 없이도 9개의 층이 있는 미세유체 종이기반 분석장치를

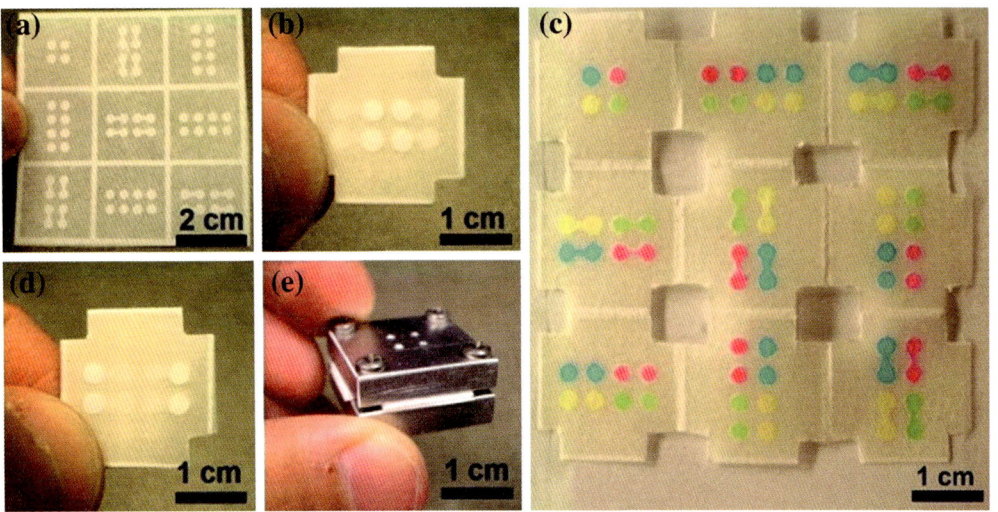

그림 3.1 종이접기 기술(origami technique)을 이용한 3D 미세유체 종이기반 분석장치의 제조 공정. **(a)** 펼쳐진 형태화된 크로마토그래피 용지, 접혀진 종이의 **(b)** 상단층 및 **(c)** 하단층 **(d)** 알루미늄 클램프로 지지되는 3D 미세유체 종이기반 분석장치, **(e)** 착색 용액 위킹 후의 펼쳐진 origami 미세유체 종이기반 분석장치. Liu and Crooks [34] 의 허락을 받아 재구성함.

만들 수 있다[34].

Tian 등[35]은 혈장처리 과정을 이용하여 고추냉이과산화효소(horseradish peroxidase, HRP) 및 항체(혈청형)로 변형된 종이 습윤성을 회복시킬 수 있으며, 소혈청 알부민을 사용하여 생체분자의 활성을 플라즈마 처리로부터 보호할 수 있음을 보여주었다. Lewis 등[36]은 미세유체 종이기반 분석장치를 위한 신속하고 확장가능한 제조법을 개발했고 접착제 스프레이를 사용해 왁스와 무늬종이를 서로 붙인 후 잘라내어 여러 개의 개별 미세장치를 만들었다. 접착제 스프레이는 포도당 및 단백질 검출을 위한 비색 분석법에는 영향을 미치지 않는다.

He 등[37]은 전체 종이를 소수성으로 만들기 위해 옥타데실트리클로로실란(octadecyl-trichlorosilane, OTS)/헥산 용액에 담가서 크로마토그래피 종이, 형태화된 종이기질을 만들 수 있음을 보여주었다. 친수성 채널 및 검출구역은 패턴마스크(patterned mask, 포토리소그래피)를 사용하면서 심부 자외선 및 오존에 노출시킴으로써 소수성 종이에 형태화시킬 수 있다. Glavan 등[38]은 전자공예절단/조각도구를 사용하여 미세채널을 마분지 종이에 새김으로써 미세채널을 만들기 위해 물리적인 접근방법을 선택하였다. 조각된 미세채널은 다양한 크기의 조각 팁을 통해 구성할 수 있으며, 공예절단기(craft cutter)는 45~300 μm 및 깊이 50~300 μm의 미세채널 너비를 제조하도록 제어할 수 있다. 미세채널 생성 후, 형태화된 마분지종이는 소수성 또는 초소수성을 형성하여 알킬 또는 플루오

로알킬 트리클로실란으로 실란화된다. 완성된 미세유체 종이기반 분석장치는 개방형 미세채널에서 압력구동 유동실험을 지속할 수 있다.

Schilling 등 [39] 은 왁스무늬 종이층과 레이저인쇄 토너 필름을 사용하여 소수성 장벽을 동시에 생성하고 결합시켜 다중진단 분석을 위한 미세유체 종이기반 분석장치를 만들었다.

Nie 등 [40] 은 속이 빈 미세유체 구조 생성을 허용하는 단계제조공정에서 상업용 CO_2 레이저절단(조각기)를 사용하였다. Chitnis 등 [41] 은 미세유체 종이기반 분석장치를 제조하기 위해 이산화탄소 레이저를 사용했지만 다른 방식으로 사용하였다. 레이저 강도와 절단/스캐닝 속도를 최적화하여 표면처리된 소수성 용지(양피지, 왁스 및 팔레트 용지)의 표면 재료에서 선택적으로 경로를 절단하기 위하여 레이저를 사용해 친수성 채널을 만들었다.

3.2.3 검출법

미세유체 종이기반 분석장치 진단법을 향상시키고 향상시킬 수 있는 분야에서 연구가 매우 활발히 진행되고 있다. 최근 가장 주목 받고 있는 방법 중 전기화학적, 전기화학발광 및 표면강화 라만분광법이 두드러지지만, 전통적인 비색측정법이 지속적으로 사용되고 개발되고 있다. 다음 절에서는 종이기반 진난기기에 사용되는 검출 기술의 최근 발전에 대해 설명한다.

3.2.3.1 비색계검출법

비색계검출법은 분석물과 비색계 시약 간의 검출가능한 색상반응을 기반으로 하는 방법으로, 미세유체 종이기반 분석장치와 함께 사용하는 것이 간단하다 [3,5]. 임상 분석을 위한 미세유체 종이기반 분석장치를 이용한 표색계 검출에서 현저한 발전을 이루었다. Ornatska 등은 아미노프로필트리메톡시실란(aminopropyltrimethoxysilane, APTS)으로 실란화한 후 종이에 고정된 산화세륨 나노입자와 포도당 산화효소를 이용해 비색계를 사용하였으며, chitosan 층 또한 포도당 산화효소 안정화를 위해 사용하였다. 산화세륨기반 비색계검출법은 검출한계가 0.5mm인 포도당을 검출할 수 있다. Peng 등 [43] 은 여과지로 사전 농축한 후 여과지에서 알칼린 포스파타제(alkaline phosphatase, ALP)의 체류를 증가시켜 알칼린 포스파타제와 콜로이드 탄산칼슘의 상호작용을 이용하였다. p-니트로페닐 인산염 기질을 이용한 알칼린 포스파타제의 종이기반 비색분석를 이용하여 매우 낮은 검출한계(1.1nM)를 달성했다. Tseng 등 [44] 은 시스테인의 표색계 검출을 위해 나노기술, 특히 종이에 금속(금 또는 은) 나노입자를 생성하는 광열공정을 사용하였다. 스퍼터링 방법과 KrF 엑시머 레이저를 사용하여 금속필름을 순차적으로 용융시킨 후, 표면장력 동력에 의해 종이기질 위에 부착된 금속나노입자가 생성되도록 냉각시켰다.

3.2.3.2 형광검출법

미세유체 종이기반 분석장치의 형광검출은 외부장비가 필요하기 때문에 실제로 실용적이지는 않지만, 우수한 분석성능을 제공한다 [11]. Yuan 등 [45] 은 형광검출을 통해 미세유체 종이기반 분석장치에서 포도당과 카테콜을 검출할 수 있었다. 폴리디알릴디메틸암모늄 클로라이드 필름 내에서 CdTe 양자점과 효소를 캡슐화하여, 합성된 하이브리드 물질을 사용하였다. 포도당 산화효소와 티로시나제를 포함하는 하이브리드 재료와 형광퀀칭효과(fluorescence quenching effect)를 이용하여 포도당과 카테콜이 각각 검출될 수 있음을 보여 주었다. 일부 연구자는 특정 분석을 위한 표지영역을 종이기반 진단도구로 미리 설계할 수 있도록 진단분석물질과 함께 종이를 사전에 처리할 수 있는 방법을 개발하였다. Yu 등 [46] 은 셀룰로오스 종이가 디비닐 술폰으로 변형되어 탄수화물, 단백질 및 DNA가 비색계 또는 형광계발 생물검정을 위한 종이에 공유적으로 고정될 수 있음을 보여주었다. Liang 등 [47] 은 염소 항체로 기능화된 폴리스티렌 미세구슬을 종이에 고정화하였고, IgG를 검출하기 위해 Cyanine 염료(Cy3)와 2차 항체가 접합된 금나노입자를 각각 샌드위치형 형광 및 비색계 면역측정법에 사용했다. Yildiz 등 [48] 은 종이가 아닌 중심접근방법을 이용하여 polyvinylidene fluoride(PVDF) 다공성 막을 제조하고, poly3-alkoxy-4-methylthiophene으로 변형시킨 후 폐암과 연관된 마이크로 RNA 서열을 형광으로 검출하였다. Noor 등 [49] 은 종이에 양자점을 고정시키기 위해 이미다졸 리간드를 사용하고, 형광공명에너지 전달(fluorescence resonance energy transfer, FRET)을 위한 공여자로 고정된 양자점을 사용했다. 궁극적으로는 종이기반 형광공명에너지 전달 방법을 사용하여 300fmol의 검출한계로 핵산 혼성화(nucleic acid hybridization)를 검출하였다.

3.2.3.3 화학발광검출법

화학발광검출은 미세유체 종이기반 분석장치의 형광법과 비교하면, 화학반응 중에 방출되는 빛을 측정하는 능력에 의존한다. Yu 등[50]은 생성된 과산화수소와 로다민(rhodamine) 유도체의 측정가능한 화학발광을 기초로 다중화된 미세유체 종이기반 분석장치를 개발하였으며, 동시에 포도당 산화효소와 유리아제(urease, urate oxidase)의 반응 작용에 의해 포도당과 요산의 존재를 결정할 수 있었다. Wang 등[51]은 화학발광효소결합 면역흡착측정법을 사용하여 α-fetoprotein(AFP), 암항원 125(CA 125) 및 carcinoembryonic antigen(CEA) 항체를 공유적으로 고정시키기 위해 왁스 스크린 프린팅 방법[29]과 키토산으로 미리 코팅된 미세유체 종이기반 분석장치를 사용했다. Wang 등은 왁스 스크린에 인쇄된 미세유체 종이기반 분석장치를 사용하여 AFP, CA125 및 CEA를 검출하기 위해, 4-요오드페놀강화 루미놀 화학발광분석법(4-iodophenol-enhanced luminol chemiluminescence assay)을 수행하였고, Wang 등[52]은 인간 혈청에서 CEA 검출을 위한 미세유체 종이기반 분석장치를 생성하기 위해, 과요오드산염 산화반응을 사용하여 항원공유결합을 위한 셀룰로오스종이에 알데히드 그룹을 생성하고, 화학발광 면역측정법으로 검출기술을 완성하였다. Wang 등[53]은 종이를 이용한 추가 화학발광 연구에서 N, N'-disuccinimidyl carbonate를 이용한 DNA 바이오 센서를 사용하여 종이에 획득한 DNA 가닥을 고정시키고, 나노분자 다공성 금의 탄소점을 표시해 검출 감도를 향상시켰다.

3.2.3.4 전기화학발광검출법

전기화학발광법(Electrochemiluminescence, ECL)은 전기적 자극하에서 흥분성이 있는 발광체 화합물을 포함하는 화학발광 반응을 야기하고 제어하기 위해, 일련의 전극을 사용한다[54]. 접근 방식은 결합된 방법론으로부터 이점을 얻는다. 미세유체 종이기반 분석장치에서 검출시 좋은 선택성과 민감성 모두를 제공하는 전기화학기술 및 발광기술을 혼합하여 이루어진다. Delaney 등이 발표한 연구에서 입증된 것과 같은 또 다른 발광체시약이 사용되어 왔다[55]. Delaney 등은 미세유체 종이기반 분석장치에서 전기화학발광법 검출시에 tris(2,2'bipyridyl)ruthenium(II) $(Ru(bpy))^{2+}$과 전기화학발광법 검출시에 사용되는 스크린인쇄 전극으로 적층되어 잉크젯프린트된 미세유체 종이기반 분석장치(그림 3.2 참조)를 사용하였다. 전기화학발광법 방출은 광검출기와 휴대전화카메라를 사용하여 감지되었다. Shi 등[56]은 미세유체 종이기반 분석장치에서 전기화학발광법의 작용전극 역

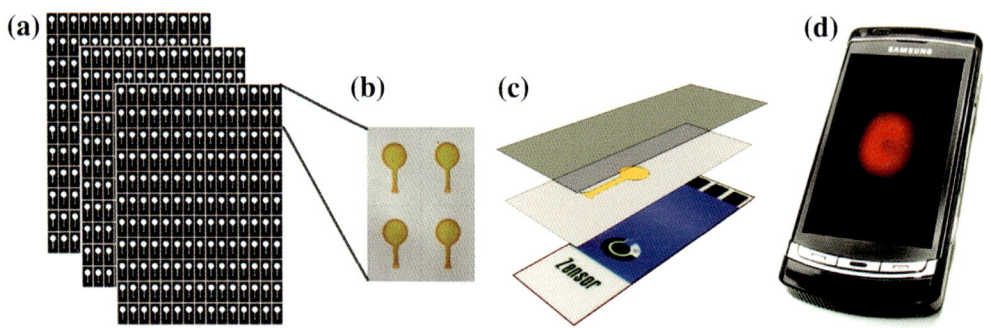

그림 3.2 전기화학발광법 검출을 이용한 미세유체 종이기반 분석장치의 제조. **(a)** 많은 미세유체장치로 형태화 된 종이 시트, **(b)** 형광체 시약 Ru(bpy)$_3^{2+}$로 변형 된 종이 장치, **(c)** 종이 미세유체장치는 스크린인쇄된 전극면에 정렬되고 투명 필름과 적층됨. **(d)** 포착하기 위해 카메라 폰을 사용하고, 전기화학발광법 방출을 분석한다. Delaney 등 [55] 의 허락을 받아 재구성함.

할을 하는 indium tin oxide(ITO) 유리로 지지되는 양면 탄소 접착테이프에 CdS 양자점을 고정시키고 안정화시킴으로써, 과산화수소 용액에 대한 전기화학발광법 방출의 재현성을 향상시켰다. Ge 등 [57] 은 입체 미세유체 종이기반 분석장치에 8개의 스크린인쇄 탄소 작용전극을 통합하여 다중 전기화학발광법 면역측정기기를 만들었고, Yan [58] 등은 전기화학발광법 면역분석법으로써 입체 미세유체 종이기반 분석장치를 개발하였지만, 암의 생체표지자인 CEA를 스크린인쇄 탄소전극에 고정시키기 위해 키토산과 글루타르알데히드 교차결합을 사용하였다.

Wang 등 [59] 은 3-V 리튬 배터리와 간단한 전자회로에 의해 일반적으로 사용되는 전위차 시스템을 개선하여, 미세유체 종이기반 분석장치에서 전기화학발광법 면역분석을 이끌어 내기 위한 전압을 구체적으로 조정하였다. Li 등 [60] 은 배터리로 작동하는 전기화학발광시스템(battery-trigged ECL system)을 사용했지만, 신호를 증폭하고 전립선 특이항원 종양표지자 및 CEA를 검출하는 민감도를 높이기 위해 기능화된 나노다공성 은입자(nanoporous silver, NPS)를 사용했다. Xu 등 [61,62] 은 composite film of poly(sodium 4-styrenesulfonate)기능의 graphene/Nafion [61] 과 Fe_3O_4 nanocrystal clusters/graphene 시트로 수정된 스크린인쇄된 탄소 작용전극을 사용했다. Luminophore agent Ru(bpy)$_3^{2+}$의 고정화 및 전자 전달을 향상시키기 위한 것으로, 미세유체 종이기반 분석장치에서 고감도 고체상태의 전기화학발광 검출을 얻었다 [62]. Yan등 [63] 은 전기화학발광 검출감도를 높이기 위해 다공성 작용전극상에 고정된 올리고뉴클레오타이드(oligonucleotides, aptamer)로 입체 미세유체 종이기반 분석장치(origami 기술) 기술을 개발하였다.

3.2.3.5 전기화학검출법

전기화학검출법은 미세유체 종이기반 분석장치에서 매우 적합하고 유용하다[64-67].
① 쉽게 소형화된다.
② 높은 감도를 제공한다.
③ 광검출방법보다 더 견고하다.

이 책이 출판되는 동안에 구현, 전극 수정 및 다중 전기화학검출기술의 진보가 보고되었다. Liu와 Crooks[68]는 본질적으로 온보드 전기변색성 디스플레이 기능을 가진 미세유체 종이기반 분석장치 개발에 대해 설명하였다. 통합금속/공기 배터리에 의해 구동되는 전기화학 센서를 사용했으며, 전해질로 임상적인 샘플링된 소변과 센서 및 배터리 어셈블리에 있는 투명한 Indium Tin Oxide(ITO, 전기전도성을 가진 막) 전극을 함께 사용했다. 글루코오스와 과산화수소의 검출은 전기전도성을 가진 막 전극상의 프러시안 블루의 비색변화를 통해 이루어졌다. Rattanarat 등[69]은 시판되고 일회용 전극으로 조립된 3개 층의 과산화수소 표면을 도데실황산나트륨(sodium dodecyl sulfate, SDS)으로 처리하여 사전농축시키고 도파민에 대한 선택성을 증가시킴으로써 변형시켰다.

Godino 등[70]은 크로마토그래피 종이, 폴리메타크릴산메틸 필름 및 전기화학전지를 사용하여 일회용 하이브리드 종이/중합체 미세유체장치를 개발했다. 소수성의 특징 및 전극은 왁스프린팅 및 형태화된 접착 스텐실의 사용을 통해 크로마토그래피 종이 위에 침착되고, 감압성 접착제가 조립체를 형태화된 폴리메타크릴산메틸 필름에 결합하는 데 사용된다. 종이 폴리메타크릴산메틸 미세장치는 페로시안화물 1mM을 사용한 순환 전압전류법에 의해 전기화학적으로 특성화되었다. Santhiago 등은 cobalt phthalocyanine(촉매)으로 변형된 탄소풀 전극 및 미세유체 종이기반 분석장치를 사용하여 시스테인을 전기화학적으로 정량화하였다. 전극은 레이저 조각에 의해 생성된 폴리에스테르(투명 필름) 스텐실을 사용하여 종이에 탄소풀을 적용해 제조되었다. Shiroma 등[72]은 크로마토그래피 분리가 가능하고 전기화학적으로 파라세타몰(paracetamol)과 4아미노페놀(4-aminophenol)을 검출할 수 있는 미세유체 종이기반 분석장치를 개발하였다. 친수성 분리채널 및 스퍼터링 방법에 의해 침전된 3개의 금 전극을 포함하는 미세유체 종이기반 분석장치는 전류측정 분석물 검출에 이용했다. Santhiago와 Kubota[73]는 은색 잉크로 종이에 스크린인쇄 외부 작업, 참조전극 및 대항 전극으로써 저렴한 연필 흑연을 사용하여 전기화학 검출을 위한 미세유체 종이기반 분석장치를 만들었다. Noiphung 등[74]은 전혈에서 혈장을 분리하고 인간의 전혈에서 포도당 농도를 결정하기 위해 이중막 전기화학적 미세유체 종이기반 분석장치를 개발했다. 이중막 어셈블리는 혈장의 분리를 허용하고 고정된 포도당 산화효소를 함유하는 검출구역으로 흘러 들어간다. 효소적으로 생산된 과산화수소는 프러시안 블루로 변형되어 스크린인쇄 전극을 사용하여 검출되었고, 실험 결과는 분광측광기준과 일치한다.

Lu 등[75]은 작용전극의 전해중합이 코팅된 종이에서 pH와 포도당을 측정하는 3전극 시스템을 개발하였고, 전극은 잉크젯 인쇄기술을 사용하여 제작되었다. Ge 등[76]은 자체 주소를 다룰 수 있는 스크린인쇄 전극배열을 사용하여, 종양을 전류측정법으로 검출하기 위한 미세유체 종이기반 분석장치를 개발하였다. 종이에서 항체의 포획과 고정화를 위해 탄소나노튜브와 키토산을 사용하였으며, 서양고추냉이 과산화효소(horseradish

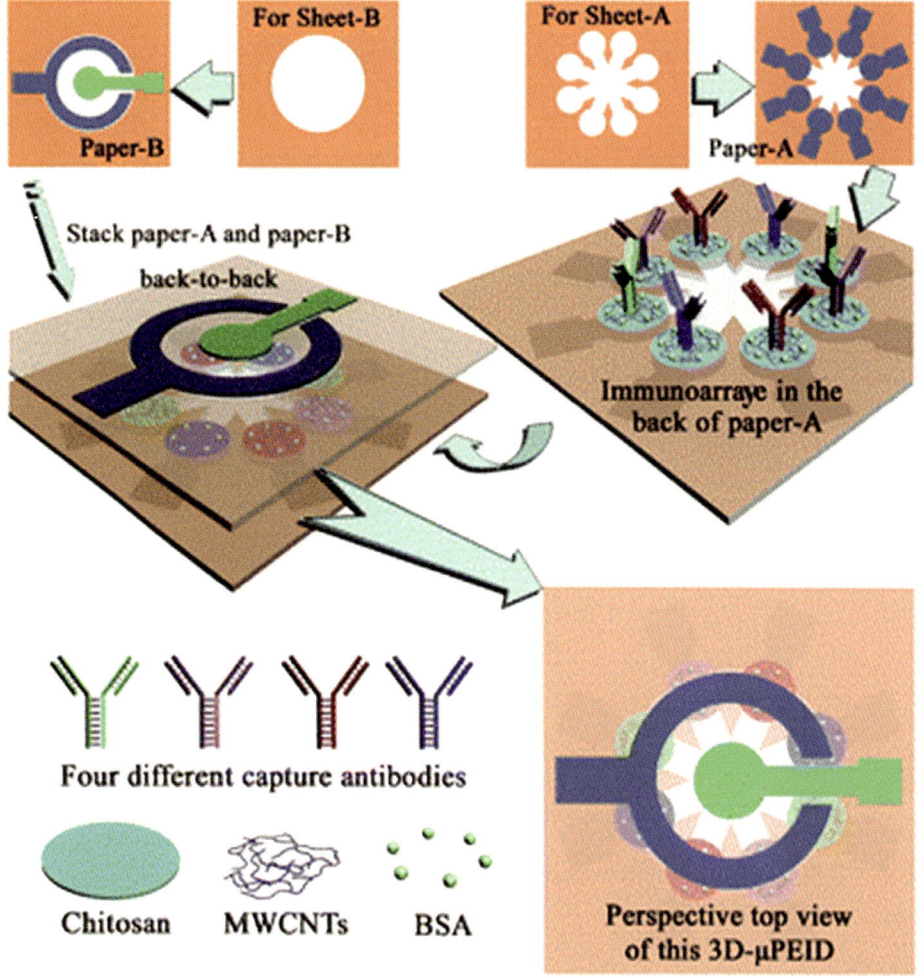

그림 3.3 종양표지자 검출을 위한 전기화학면역분석을 위한 8개의 작용전극을 갖는 3D 미세유체 종이기반 분석장치 제조 공정의 개략도. Zang 등[78]의 허락을 받아 재구성함.

peroxidase, HRP)에 대한 이차항체는 전기화학적 탐침으로 사용하기 위해 금/탄소나노튜브에 결합시켰다.

Wang 등 [77] 은 다중벽 탄소나노튜브를 전자전도도와 미세유체 종이기반 분석장치에서 전기화학면역검출을 향상시키기 위해 사용하였다. 종이기질을 키토산으로 미리 코팅하고 글루타르알데하이드로 가교결합시킴으로써, 암종항원인 CEA에 대한 항체를 고정시켜 종양표지자도 동시에 검출하였다. Zang 등 [78] 은 다중화된 전기화학면역분석을 수행할 수 있는 미세유체 종이기반 분석장치에 8개의 스크린인쇄 작용전극(printed working electrodes, PWE)을 포함시킴으로써 전극구현 방법론을 확장시켰다(그림 3.3).

Liu 등 [79] 은 아데노신을 검출하기 위한 집중 전기화학전지를 만드는 수단으로써 종이접기기반의 미세유체 종이기반 분석장치 [34] 를 개발하였다. 전기화학검출을 위한 높은 선택성은 아데노신에 대한 압타머를 폴리스티렌 미세구슬에 고정시킴으로써 촉진되었다. 감도는 전기화학적 배터리 자체에서 생성된 전위에 의해 충전된 외부 콘덴서를 사용함으로써 향상되었다. 분석신호는 콘덴서가 방전될 때의 순간전류이다. Li 등 [80] 은 다중화된 전기화학면역측정법을 사용하여 암표지자(CEA와 AFP)를 검출하기 위한 종이접기기반의 미세유체 종이기반 분석장치를 개발하였다. 이 연구에서 나노다공성 은입자층은 스크린인쇄 작용전극 위에 놓인 종이섬유에 적용되었고, 포획된 항체를 조립된 나노다공성 은입자인쇄 작용전극에 적용하고, 나노다공성 금, 키토산 및 흡수된 금속 이온(Cu^{2+} 혹은 Pb^{2+})의 조합을 포함하는 나노 복합물이 결합된 2차 항체를 사용하여 전류측정반응을 향상시켰다. Lu 등 [75] 은 금/그라핀 복합체에 붙어 있는 스크린인쇄 작용전극과 단일가닥으로 포획된 DNA를 이용한 전기화학적 DNA 검출을 위한 접이식 미세유체 종이기반 분석장치에 대해 설명하였다.

3.2.3.6 표면강화 라만분광검출법

고감도 검출방법인 표면강화 라만분광법(surface-enhanced Raman spectroscopy, SERS)은 훌륭한 대안이다. 대부분의 경우에, 종이는 금속나노입자로 얼룩이 지며, 종이 공극(pore)은 선택된 검출영역에서 표면강화 라만분광법 나노입자 농도를 증가시키는 저장소 역할을 한다. Yu와 White [81,82] 는 Rhodamine 6G, 말라티온(malathion), 헤로인 및 코카인을 검출하기 위해, 잉크젯프린팅 기술을 사용하여 매우 민감한 종이기반 표면강화 라만분광법 미세장치를 만들어 미세유체 종이기반 분석장치에 은나노 입자를 침적시켰다(그림 3.4). Ngo 등 [83] 은 종이기질에 디핑방식으로 금을 첨가하고, 셀룰로오스 섬유상에 금

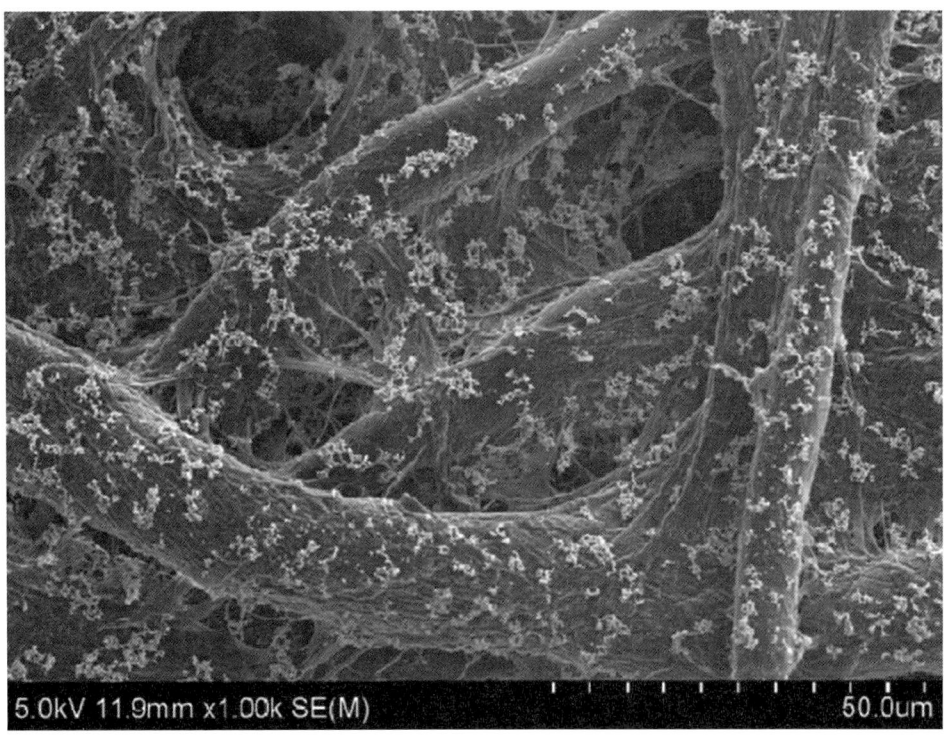

그림 3.4 표면강화 라만분광법 검출을 위해 은나노 입자로 변형시킨 셀룰로오스 종이의 주사전자현미경 (scanning electron microscope, SEM) 이미지. Yu와 White[81]의 허락을 받고 변형함.

흡착을 감시하기 위해 라만탐침자로써 4-aminothiophenol(4-ATP)을 사용하였다. 또한 표면강화 라만분광감지법 신호에 나노입자와 4-ATP의 농도 영향을 조사하였다. Chen 등[84]은 polyvinyl pyrrolidone(PVP)와 은콜로이드로 여과지를 개선하고, 자성 비드를 사용하여 마우스 IgG에 대한 면역분석을 수행하였다. Abbas 등[85]은 아톰몰랄 수준에서 분석물을 분리, 사전 농축 및 검출이 가능한 매우 민감한 미세유체 종이기반 분석장치를 개발하였다. 장치의 민감도가 표면강화 라만분광검출법 검출(침지방법, dipping method)을 위한 금 나노막대를 추가하고, 미세유체 종이기반 분석장치 기질종이를 별 모양으로 절단하여 모세관 작용을 향상시키고, 분석물의 분리와 농축을 향상시키기 위해 중합체 전해질 코팅으로 기질을 되돌리는 방법이 있다.

3.2.3.7 기타 검출법

이 절에서는 이전에 설명한 검출방법 중 어떤 것에도 속하지 않은 접근방법으로 미세유체 종이기반 분석장치를 사용하는 검출방법 중의 일부를 설명한다. Lewis 등[86]은 두 개

3.2 종이기반 미세유체장치

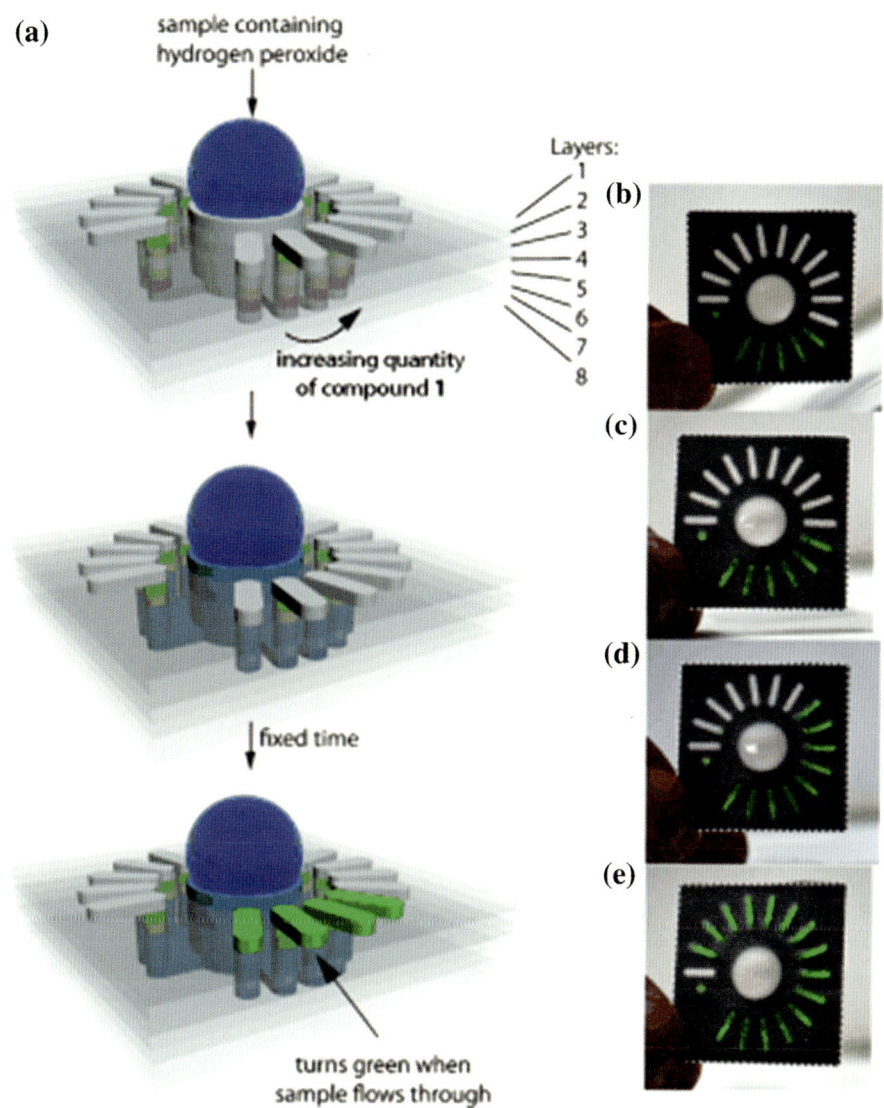

그림 3.5 미세유체 종이기반 분석장치의 다이어그램과 생성된 컬러바의 수를 이용하여 판독한 분석 절차. **(a)** 3D μPAD에서의 액체흐름 표현. 과산화수소 용액 1 mM **(b)**, 35 mM **(c)**, 75 mM **(d)** 및 100 mM **(e)**에서 10분 분석한 후 판독함. Lewis 등 [86] 의 허락을 받아 재구성함.

의 다른 판독 메커니즘으로 과산화수소를 검출할 수 있는 3D 미세유체 종이기반 분석장치를 만들기 위해 적층된 층으로 배열된 왁스패턴 종이를 사용하였다. 두 개의 다른 판독 기전은 다음과 같다.

① 미세유체 종이기반 분석장치를 통과한 샘플 흐름시간을 분석한다.
② 분석에 의해 생성된 착색 반응구역의 막대 수를 분석한다.

과산화수소가 종이 내에 침전된 소수성 화합물과 반응할 때, 친수성 공간이 생겨 용지의 습윤성이 변하고 샘플 위킹(wicking)이 개선된다. 과산화수소 용액의 농도를 크게하면 유속이 빨라지고, 바(bar) 형태로 측정된 착색 반응구역의 수가 증가한다(그림 3.5).

Tian 등[87]은 항체로 기능화된 금나노막대를 고정화시킴으로써, 인체 소변에서 신장암 생체표지자(aquaporin-1 단백)를 검출해 생플라즈몬 종이기질을 제조하였다. 생플라즈몬 종이는 약 0.16 pM의 검출한계를 갖는 국소표면 플라스몬 공명(localized surface plasmon resonance, LPSR)기질로 작용하였다. Ge 등[88]은 방출된 빛을 통합된 종이 슈퍼커패시터를 충전하는 전류(광전류)로 변환시키는 화학발광기반의 미세유체 종이기반 분석장치를 기술하였다. 축전기에서 순간방전 전류가 분석신호로 작용한다. 화학발광은 N-(aminobutyl)-N-(ethylisoluminol)-functionalized 금 및 ATP의 분자 인식을 위한 adenosine triphosphate(ATP) 압티머를 사용하여 달성되었다. Wang 등[89]은 인간 혈청에서 4가지 다른 암 생체표지자를 검출할 수 있는 유사한 광전기화학적방법으로써 다중 미세유체 종이기반 분석장치를 개발했다.

3.2.4 새로운 기능 및 디자인

혼합 유동제어 및 유동치수, 미세유체 종이기반 분석장치의 자체 전원용량에 대한 통찰력에 의해 미세유체 종이기반 분석장치 기능의 주목할 만한 발전이 이루어졌다. Fu 등[90]은 유동치수와 관련하여 기존의 종이기반 측면흐름 테스트에 적용할 수 있는 플랫폼을 개발했지만, 두 가지 치수로 분석을 수행할 수 있었다. 추가된 용량은 분석 민감도를 높이는 데 사용할 수 있으며, 미세유체 종이기반 분석장치가 임신테스트에서처럼 융모성 생식선자극호르몬을 검출하기 위한 상용 스트립 테스트에 적합한 헹굼 및 신호증폭단계를 견딜 수 있다.

Hwang 등[91]은 원심력을 활용한 종이스트립과 원심 미세유체 플랫폼을 적용하여, 이러한 힘이 어떻게 유속을 능동적으로 제어하고 종이에서 흐름방향을 반전시킬 수 있는지를 보여주었다. Lutz 등[92]은 모든 반응구역 시약에 대한 흐름도달 및 지속시간을 제어하는 프로그래밍 가능한 분석서열을 수용할 수 있는 이차원 미세유체 종이기반 분석장치를 개발하였다(그림 3.6). 저자는 복잡하고 자동화된 다단계 화학분석을 수행할 수 있는 이차원 미세유체 종이기반 분석장치의 고유한 능력을 활용하여 실험적, 이론적 및 컴퓨터 시뮬레이션 연구를 수행하여 다단계 미세유체 종이기반 분석장치[93]에서의 유동 작용을 조사하였다.

3.2 종이기반 미세유체장치　　　　　　　　　　　　　　　　　　　　　　　　　　　　　　75

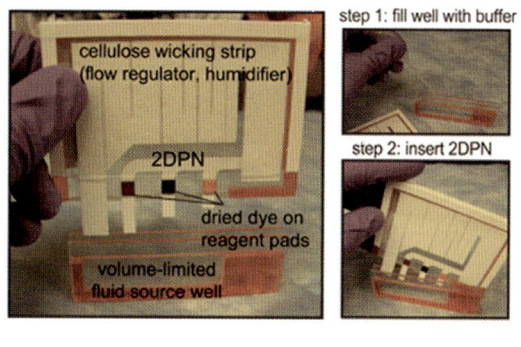

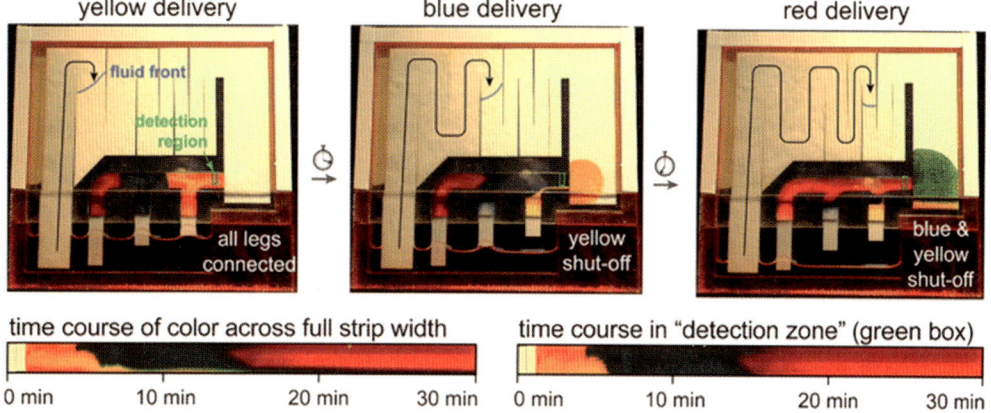

그림 3.6　반응영역에서 각 시약의 도달시간과 흐름 지속시간을 제어하기 위한 자동화된 흐름전달 순서를 갖춘 2차원 용지 네트워크. Lutz 등[92]의 허락을 받고 적합하게 변형함.

　　Schilling 등[94]은 미세유체 종이기반 분석장치의 양면에 토너층을 레이저로 인쇄하여 기존의 미세채널을 완전히 감쌀 수 있었다. 이것은 유체 위킹(wicking) 속도를 개선하고, 전체 증발을 감소시키며, 용액의 오염을 방지하는 데 도움이 된다. Kwong과 Gupta[95]는 폴리메타크릴산(poly methacrylic acid), 폴리디메틸아미노에틸 메타크릴레이트(polydime-thylaminoethyl methacrylate) 및 폴리o-니트로 벤질메타크릴레이트(poly(o-nitrobenzyl methacrylate))와 같은 기능성 중합체를 개시화학증기침착(initiated chemical vapor deposition, iCVD) 방법을 사용한 종이에 부착함으로써, 분석물질 분리 및 유체조작과 같은 작업을 미세유체 종이기반 분석장치 작업과정에 결합하였다[95]. 폴리메타크릴산과 폴리디메틸아미노에틸 메타크릴레이트는 분석물질을 분리하기 위해 이온교환 코팅으로 작용하였으며, 폴리o-니트로 벤질메타크릴레이트는 종이기질에 자외선반응 스위치로 작용하였다. Jahanshahi-Anbuhi 등[96]은 유연한 폴리에스테르 필름 사이에 종이를 끼워 넣음으로써 액체의 흐름을 가속화하고 분석속도를 향상시키는 방법을 개발하였다. 이 방법은 액체 내에서 모세관 음압력의 결과로 액체 위킹속도가 1차수 증가하였다. Rezk 등[97]은 30MHz에서 표면음향파(surface acoustic waves, SAW)가 수동 모세관구동흐름을 통한 혼합보다 미세유체 종이기반 분석장치에서 용액의 혼합을 향상시키고 더 균일하며 재현성 있고 빠른 혼합을 유도한다는 것을 보여주었다.

Thom 등[98]은 샘플을 첨가한 후 전력을 생성하기 위해, 다층 미세유체 종이기반 분석장치에 통합된 갈바닉 셀(galvanic cell)을 유체 배터리로 사용하였다. 종이통합 갈바니 전지는 은 및 알루미늄 전극, 전해액($AgNO_3$ 및 $AlCl_3$) 및 $NaNO_3$을 함유한 염다리로 조립되었다. 갈바닉 전지의 직렬 및 병렬 연결을 사용하여, 종이기반 배터리는 8.2분 동안 발광다이오드에 전력을 공급할 수 있었다. Thom 등[99]은 종이기질상에 조정가능하고 예측가능한 유체 배터리를 얻기 위해 조정될 수 있는 레이아웃 구성과 전해질 농도, 전극재료 및 크기, 염다리의 전기저항 직렬 및 병렬 연결에서 갈바닉 셀의 수를 포함하는 통합된 갈바닉 어레이에 관한 몇 가지 관련 영향인자를 조사하였다.

3.2.5 진단 응용

연구자는 최근 수십 년 동안 체외진단용 의료기기를 위해 종이기반 플랫폼을 시험하는데 많은 관심을 보였다. 이미 생명공학분야에서 가장 실현가능한 응용분야인 종이기반 진단법은 혈액, 타액, 눈물, 수양액, 정액 등의 임상검체를 검사하는 데 사용된다[1,14,16,17,25,64,100,101]. 분명히 다재다능한 플랫폼은 필요한 샘플 양과 관련하여 추가적인 이점을 제공한다. 개발된 미세유체 종이기반 분석장치는 휴대 가능하고 소형이지만, 종이의 물리적 특성으로 인해 최소한의 샘플 및 시약 사용량만을 필요로 한다. 미리 언급한 바와 같이, 진단종이기반 플랫폼은 비색계 검출, 형광검출, 화학발광검출, 전기화학검출 및 투과율검출과 같은 가장 일반적인 분석 검출방법과 쉽게 통합될 수 있다[102]. 연구결과에 따르면 종이기반 플랫폼은 기존 플라스틱기반 미세평판 플랫폼에 비해 저렴하지만 비교적 정확하다. 종이 플랫폼은 기존의 계측기와의 통합성을 극복해야 하는 등의 몇 가지 단점이 있지만, 과학적으로, 환경적으로, 경제적으로 유망하다. 이 절에서는 임상진단에 초점을 맞춘 종이기반 분석 플랫폼의 발전에 대해 설명한다.

3.2.5.1 종이기반 대사분석

혈액내 포도당, 콜레스테롤 또는 아미노전이효소와 같은 특정 대사물질의 존재 또는 수준을 검출하는 것으로 대사분석을 정의한다. 탐지에는 진단목적과 치료목표의 설정이 있지만, 분석결과는 효율적이고 신속하며 견고하고 저렴한 플랫폼을 사용해 해석한다. 전통적으로, 대량신속처리분석법(high-throughput assay)은 미세평판 플라스틱 뿐만 아니라 고비용 시약(단클론항체, 효소, 기질)의 양도 요구되는 플라스틱 미세평판의 사용이 필요하다. 종이는 미세평판 플라스틱보다 저렴하고 종이 플랫폼은 시약의 양이 적어도 검사가 가능하므로, 사용시 비용이 훨씬 적게 든다. 진단/중개의학을 위한 신진대사 분석물의 검출은 종이기반 플랫폼을 사용하여 성공적으로 수행되었다. 효소반응 화학물질 또는 소분자 염료 및 비색분석법을 사용하여 포도당, 소혈청 알부민, 아질산염, 케톤, 알칼리포스파타제(ALP), 아스파테이트 아미노트랜스퍼레이즈/알라닌 아미노트랜스퍼레이즈(AST/ALT) 및 콜레스테롤을 모니터링하기 위해 종이가 사용되었다(표 3.1)[3,64]. Martinez 등은 2.5 mM 및 0.38 μM의 검출한계를 갖는 종이기반 플랫폼을 사용하여 포도당과 소혈청 알부민을 성공적으로 검출하였다(그림 3.7a)[9]. Klasner 등은 종이기반 플랫폼을 사용하여 각각 5 μM과 0.5 mM의 검출한계를 갖는 아질산염과 케톤을 검출할 수 있었다(그림 3.7b)[103]. 임상 혈청샘플에서 AST 및 ALT의 종이기반 검출은 90% 이상의 정확도로 입증되고 검증되었다(그림 3.7c)[17]. Vella 등은 샘플준비 및 대사분석을 통합할 뿐만 아니라 두 개의 간기능 표지자, ALP 및 AST 총 혈청 단백질수준을 측정하는 종이기반의 진단기기를 개발하였다(표 3.1). Wong 등은 간단한 주방기구인 달걀거품기가 자원제한된 환경에서 인체 혈액샘플과 혈장을 분리하는 원심분리기로 사용될 수 있음을 보여주었다. Wong 연구진이 목표는 Amplex® Red와 반응하여 종이기반 시스템에서 분홍색 비색계 반응을 일으키는 콜레스테롤 산화효소 방법을 사용하여 사람 혈청에서 콜레스테롤을 검출하였다. 이 방법은 상업적으로 이용가능한 전체 혈액(>5.2 mM)에서 받아들일 수 있는 0.8 mM의 정량 한계로 0.67 mM의 낮은 수준에서 콜레스테롤 검출을 가능하게 했다(그림 3.7d)[104]. Matsuura 등은 강력하고 사용하기 쉬운 정자에 대한 종이기반 생식분석장치를 성공적으로 개발하였다. 작은 분자염료기반 생체분석을 이용하여 황색 3-(4,5-dimethyl thiazol-2-yl)-2,5-diphenyl tetrazolium salt(MTT)와 미토콘드리아 탈수소효소의 활성을 측정하였다. 이러한 기기는 의사와 상담할 필요없이 출산율을 평가하기 위해 현장에서 사용할 수 있다. 세계보건기구 기준치 값과 쉽게 비교할 수 있고, 건강한 정자의 경우에 농도는 2×10^7 이상의 값을 가지며, 운동성 또한 50% 이상의 값을 가진다. 게다가, 한번의 테스트 기간과 비용은 각각 30분과 0.03달러 밖에 되지 않는다(그림 3.7e)[105]. 이러한 결과를 염두에 두면, 종이기반 기술은 현재의 비용이 많이 들고, 낭비적이며, 복잡한 미세평판기반 분석에 적합한 대체기술이 될 수 있다.

표 3.1 종이기반 플랫폼에서 임상적으로 연관된 생체표지자(참고문헌 116에서 참조)

생체표지자	종이기반 플랫폼	질환	샘플	적용	동적영역	검출한계	임상적 제한/기준치	참고문헌
ALT(alanine transaminase)	Metabolic assay	Liver injury	Serum	Point-of-care diagnostics	0~400 U/L	53 U/L	>40 U/L	17
AST (asparate transaminase)		Liver injury	Serum			84 U/L, 44 U/L	>40 U/L	16,17
		Liver injury	Serum		44~200 U/L	44 U/L	30~120 U/L	16
ALP(alkaline phophatase)		Biliary obstruction/ hypophosphatemia	Serum		15~1000 U/L	15 U/L	30~120 U/L	16
Cholesterol		Metabolic disease	Plasma		0.8~6.5 mM	0.67 mM	>5.2 mM	104
Nitrite		End-stage disease	Salivary (artificial)		5~2000 μM	5 μM	1~40 nM(normal), 40~160 μM(patient)	103
Ketone		Diabetic ketoacidosis/ end-stage disease	Urine (artificial)		5~16 mM	0.5 mM	≤1.9 mM for "low", between 2.9 and 3.9 mM for "moderate", and ≥7.8 mM for "high"	103
Glucose		Renal disease/ metabolite disease	Urine (artificial)		0~20 mM/ 3~50 mM	2.5 mM	>0.8 mM	3, 103
Lactate		Metabolite disease	Serum		0~50 mM	0.36±0.03 mM	>3.5 mM	64
Uric acid		Metabolite disease	Serum		0~35 mM	1.38±0.13 mM	Abnormal range: >0.4 mM, <0.1 mM	64
Albumin		Renal disease/ metabolite disease	Urine (artificial)		0.38~60 μM 0.38~7.5 μM	0.38 μM	Clinical albuminuria ((protein)>0.1 mM)	3,16

(계속)

표 3.1 (계속)

	분석물	질환	시료		검출 범위	LOD	임상 기준	Ref
P-ELISA	AFP (alpha-fetoprotein)	Hepatocellular carcinoma	Serum	Clinically based diagnostics	0.1~35 ng/mL	0.06 ng/mL	>25 ng/mL	51
	CA125 (cancer bryonic antigen)	Ocarian cancer	Serum		0.5~80 U/mL	0.33 U/mL	>35 U/mL	51
	CEA (carcinoembryonic antigen)	Colorectal cancer	Serum		0.1~70.0 ng/mL	0.05 ng/mL	>5 ng/mL	51
	PSA (prostatespecific antige)	Prostate cancer	Serum		0.5~50 μg/mL	360.2 ng/L	>4 μg/mL	32
	NC16A	Bullous pemphigoid	Serum or blister fluid		1~50 μg/mL			101
	NPY (neuropeptide Y)	Post-traumatic stress disorder (PTSD)	Saliva		10 pM–100 nM	1 pM	50~100 pM (normal), 400~1400 pM (stress)	106
	hCG	Pregnancy test and trophoblastic disease	Urine		1~500 ng/mL	4 ng/mL (40 mIU/mL)	<5.0 mIU/mL (non-pregnant women)	107
	VEGF (vascular endothelial growth factor)	Retinal ischemic	Aqueous humor		10^{-14}~10^{-6} g/mL	10^{-14} g/mL	14.4±8.5 pg/mL (normal), PDR (740.1±267.7 pg/mL), AMD (383±155.5 pg/mL), and RVO (219.4±92.1 pg/mL)	25
	Lactoferrin	Disorder of the corneal epithelium	Teat		0.5~3 mg/mL	0.3 mg/mL		100
	Serotype-2 dengue	Infectious disease	Serum		100 pg/mL–14 μg/mL	100 pg/mL	4 ng/mL (conventional ELISA)	19, 26
	HBV	Infectious disease	Plasma		10~300 IU/mL	50 IU/mL	47 IU/mL (TaqMan fluorescence technology)	108
	HCV	Infectious disease	Serum		26.7 fmol–257 amol	6.7 amol (0.1 pg)		110

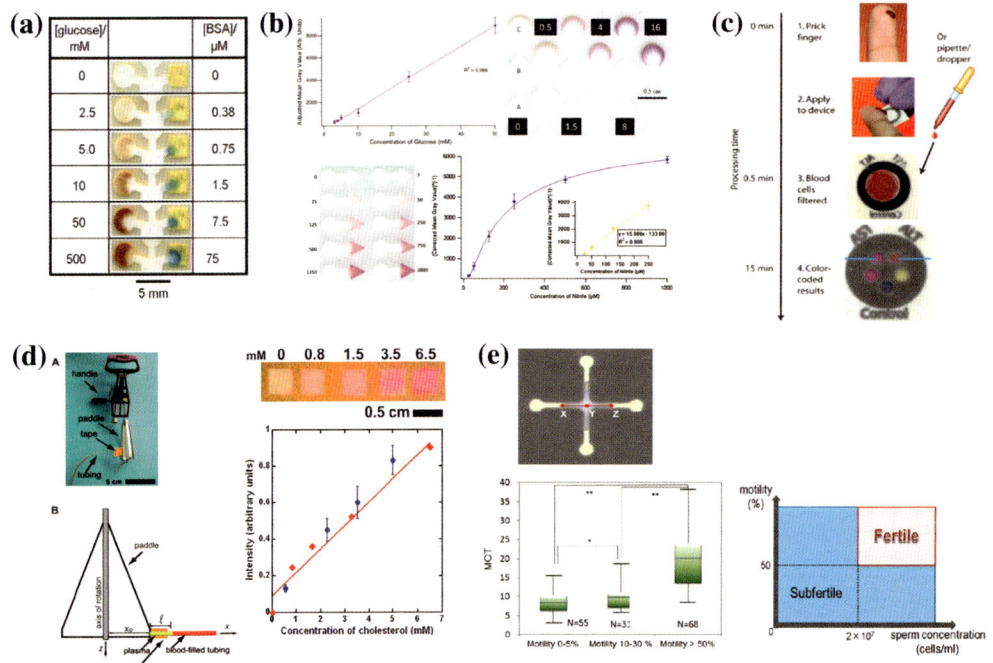

그림 3.7 종이기반 대사측정법. 종이기반 마이크로 유체장치는 친수성 채널로 형태화된 종이로 만들어지며, 소수성 장벽에 의해 경계가 정해지고, 시간과 비용을 절감하도록 설계되었다. **(a)** Martinez[3] 등은 포도당에 대한 검출한계가 2.5mM이고 소혈청 알부민의 검출한계가 0.38μM인 종이기반 플랫폼을 사용하여, 인공 소변에서 포도당과 소혈청 알부민의 성공적인 검출을 보고했다. **(b)** Klasner[103] 등은 케톤뇨, 포도당 및 타액 아질산염 수치를 모니터링하기 위해 미세유체 종이기반 분석장치를 사용하였다. 많은 표지자는 대사증후군과 관련이 있으며, 예를 들어 포도당 조절이 실패하면 저혈당증, 당뇨병성 케톤산증 및 당뇨병성 혼수상태가 발생할 수 있다. 이 연구에서, 인공 소변의 acetoacetate에 대한 검출한계는 0.5mM, 타액 아질산염에 대한 검출한계는 5μM이었고, 장치제조부터 시험결과까지 걸리는 시간은 25분이었다. 케톤뇨에 대한 분석은, 처음으로 이러한 장치가 온라인 화학 유도체화를 수행할 수 있음을 보여주었다. 이 분석은 검출하기 전에 화학적 변형을 허용하는 2단계 형식을 사용하였다. 이 분석에서 소변의 아세토아세테이트는 먼저 글라이신과 반응하여 이민 유도체를 형성한다[103]. **(c)** Pollock[17] 등은 결핵 및 인간면역결핍바이러스에 대한 표준치료법에서 개인에서의 약물관련 간독성 현장현시검사 모니터링을 제공할 수 있는 자원제한적 설정 또는 개발도상국에서 사용되는 미세유체 종이기반 분석장치방법을 개발하였다. 이 방법은 전혈이나 혈청에서 AST와 ALT의 시각적 측정을 제공하는 데 있어, 전통적 방법보다 비용이 적게 들고(15분 미만) 더 빠르다[17]. **(d)** Wong[104] 등은 부피가 크고, 수리하기 어려우며, 값이 비싸고(>400달러), 전력을 필요로 하는 일반적인 원심분리기의 단점을 극복하기 위해 손으로 작동하는 달걀거품기(eggbeater)를 사용한 공정을 개발하였다. 장치격리 플라스마는 종이에 콜레스테롤 분석을 실행함에 있어서 보다 쉽게 사용되었다. 제한된 자원 영역에서는 HBV나 낭충증과 같은 다른 감염성 질환도 원칙적으로는 종이기반 현장현시분석법에서 진단 할 수 있다[104]. **(e)** Matsuura 등(2014)은 다양한 유형의 저렴하고, 사용하기 쉽고, 빠른 장치를 사용하여 수정 능력을 평가하기 위해 종이기반 개념을 사용하여 저렴하지만, 견고하고, 취급하기 쉬운 장치를 보고하였다. 이 장치는 종이 조각을 형태화하고 특정 효소의 활성을 측정함으로써, 인간 정자상태를 모니터링하기 위해 만들어졌다. 정자 농도($>2 \times 10^7$)와 운동성(>50%) 등을 평가하기 위해서 특정 효소의 활성값은 표준 세계보건기구 기준치가 참고된다[105].

3.2.5.2 종이기반 효소결합면역흡착측정법

표준인 효소결합면역흡착측정법은 치료용 항체 선택과 치료 약물을 전달한 후에 바이러스 역가 또는 질병관련 생체분자에 대한 영향을 모니터링하기 위해 널리 사용되고 있다. 이 방법론은 고회전율 촉매효소(high-turnover catalytic enzyme)와 검출가능한 색신호를 생성하는 효소기질의 접합에 의해 촉진되는 항체특이적 신호증폭공정을 사용한다.

Cheng 등[20]의 연구에서 종이기반 효소결합면역흡착측정법(P-효소결합면역흡착측정법) 기술이 첫 번째로 서술되었다. Cheng 등[20]은 비색분석을 통한 IgG 및 인간면역결핍바이러스(HIV) 항원 역가의 성공적인 검출을 기술하였다. 매우 효율적인 종이기반 효소결합면역흡착측정법은 현재 미세역가 평판공정에 필요한 볼륨의 1/25 정도까지 시약 부피에 대한 필요성을 대폭 줄였다. 반응시간을 기존 효소결합면역흡착측정법 기술에 필요한 시간의 1/5로 감소시켰다(그림 3.8a)[20]. P-효소결합면역흡착측정법은 IgG와 HIV를 검출하는 것 외에도 미세한 수용성 생체시료에서 혈관내피세포 성장인자를 검출하는 데 사용되었다. Hsu 등[25]의 안과 시험에서, 대조군으로 노인성 백내장을 동반한 13명 환자의 샘플을 사용하여 증식당뇨망막병증, 연령관련 황반변성 및 망막 정맥폐쇄의 평균 수양성 혈관내 피성장인자 수치가 각각 740.1 pg/mL, 383 pg/mL 및 219.4 pg/mL로 증가함을 보여주었다(검출한계 14.4 pg/mL)(그림 3.8b)[25]. Wang 등은 암관련 연구 키토산 변형 종이를 사용해 화학발광 효소결합면역흡착측정법을 수행하였다. α-fetoprotein(AFP)의 경우 0.1~35.0 ng/mL, 암항원 125(CA-125)의 경우 0.5~80.0 U/mL, 그리고 CEA에 대해 0.1~70.0 ng/mL의 직선 범위가 달성되었다(표 3.1)[51]. Nie 등은 종이에 영구적인 소수성 기호를 인쇄하는, 보다 복잡한 과정보다는 다공성 펜을 사용하여 신속하게 형태화하는 방법을 혁신적으로 개발하였으며, 전립선암 표지자(prostate cancer marker, PSA)를 비색계로 검출하고 정량화하는 데 사용할 수 있음을 발견하였다. 골드증강 증폭(gold enhancement amplification)과 결합된 점면역골드 염색분석법(dot-immunogold staining assay)에 기초하여, PSA 농도의 동적 범위는 0.5 내지 50 ng/mL의 범위로 결정되었고, PSA의 정량한계는 360.2 pg/mL로 결정되었다. 검출값은 임상진단에서 4개의 종양 표지자에 대한 차단값을 포함한다(표 3.1)[32]. Hsu 등은 혈청 및 수포액의 인간 표본샘플에서 자가면역항체를 검출하기 위한 종이기반 효소결합면역흡착측정법의 활용법을 개발하였다. 혈청이나 수포액을 2 μL만 사용하고 70분 만에 항NCI6A자가면역항체(수포성 유사천포창을 나타냄)를 검출할 수 있기 때문에 환자를 위한 현장현시진단의 매우 유리한 도구로 작용한다(그림 3.8c)[101]. Yamada 등은 락토페린을 검출하기 위해 인간 눈물의 임상 샘플에 의존하

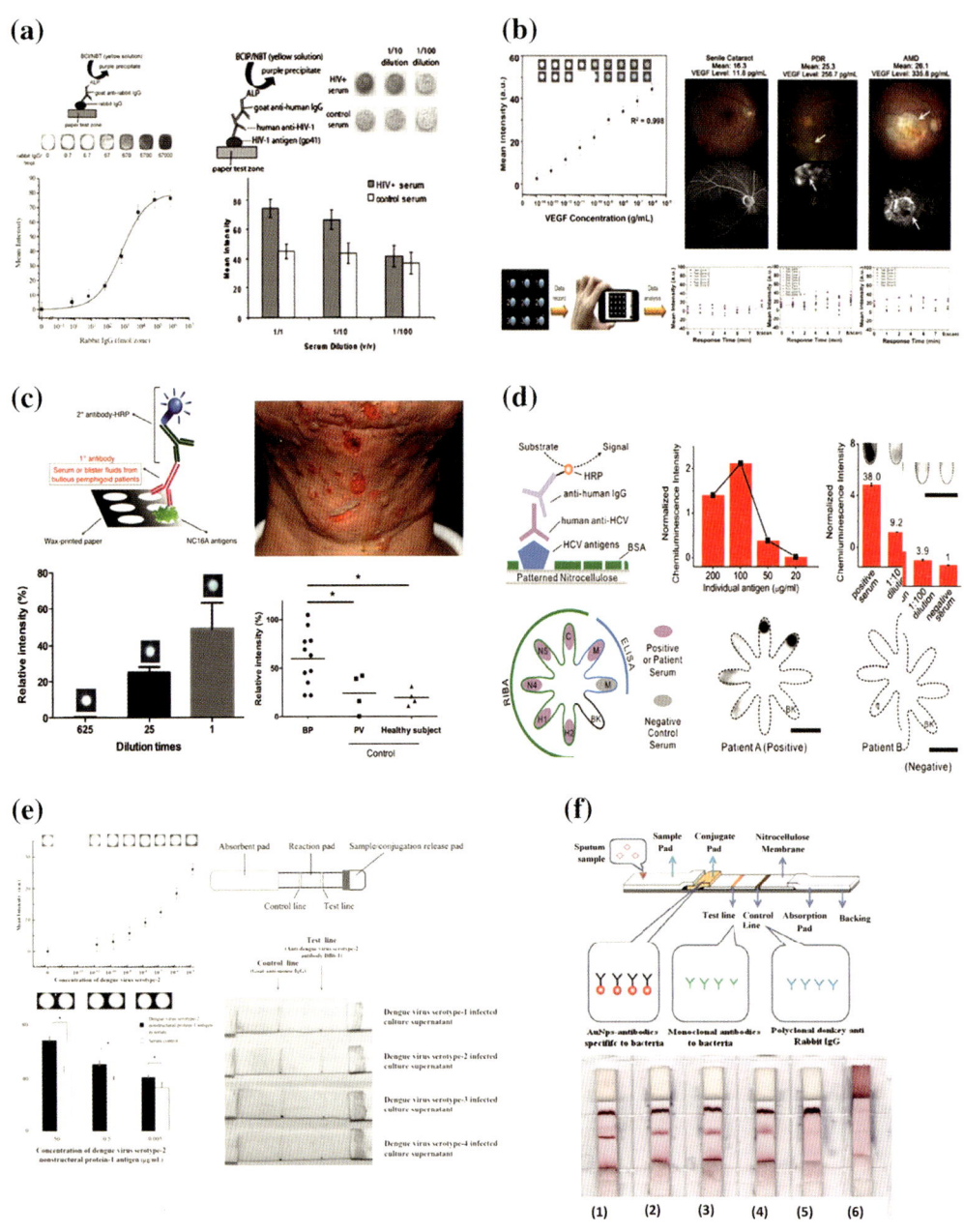

는 흥미로운 형광 종이기반 효소결합면역흡착측정법을 보고하였다. 효소결합면역흡착측정법 키트(1ng/mL)에서 보고된 것과 비교하면 검출한계가 훨씬 높았지만, 현장현시진단에서 사용가능한 락토페린 검출에 유망한 대안 진단법을 제공한다. Yamada의 실험결과에 따르면 시료채취 영역에 신선한 눈물 샘플을 적용하는 것 만으로도 15분 이내에 분석을 완료할 수 있다(표 3.1)[100]. 흥미롭게도 Murdock 등은 인간의 감정스트레스 표지자

그림 3.8 종이기반 효소결합면역흡착측정법. **(a)** P 효소결합면역흡착측정법은 Cheng[20] 등에 의해 토끼 IgG를 정량하기 위해 처음 입증되어, 효율적이고 신속하며 저렴하게 인간면역결핍바이러스-1 envelope antigen gp41에 대한 항체를 검출하는 방법이 입증되었다[20]. **(b)** Hsu[25] 등은 망막허혈 환자에서 안질환을 모니터링하기 위해 표식자인 혈관내피세포 성장인자를 사용한 종이기반 효소결합면역흡착측정법을 개발했다. 임상적 진단을 위해 2μL의 수양액만 필요하다. 대조군인 노인성 백내장 환자 13명의 평균 수용성 혈관내피세포 성장인자 수치는 14.4pg/mL이었고, 연령관련 황반변성 환자의 평균 수용성 혈관내피세포 성장인자 수치는 383pg/mL로 혈관내피세포 성장인자가 증가함을 보였다. 이에 따라 높은 민감도와 짧은 작동시간을 보여주면서 매우 적은 임상 샘플 부피를 필요로 하는, 저렴하고 최소 침습적인 진단 접근법이 만들어졌다[25]. **(c)** Hsu[101] 등은 P 효소결합면역흡착측정법을 통한 자가면역질환 환자에서 자가면역 항체를 검출하는 접근법을 처음으로 보여주었다. 수포성유사천포창는 자가면역질환의 일종으로, 비콜라겐성 16A 도메인(NC16A)이라고 불리는 dermoepidermal junction의 XVII형 콜라겐(BP 180 또는 BPAG2)의 주요 항원결정기이며, 환자의 자가항체에 의해 인식되는 표지자이다. P 효소결합면역흡착측정법 시스템에서는 항16A 자가면역 항체(항NC16A)를 검출하기 위해 2μL의 혈청이나 수포액과 70분이 소요되며, 홍반성 루푸스 또는 경피증과 같은 다른 많은 자가면역 질환에 적용될 수 있음이 입증되었다[101]. **(d)** Mu[110] 등은 C형 간염바이러스 감염진단을 위한 다중 미세유체 종이기반 면역분석법을 개발했다. 질병통제센터는 효소결합면역흡착측정법에 의한 HCV에 대한 IgG 항체의 혈청학적 검출을 통한 1차 진단을 받아 들일 것이라고 발표했다. 재조합체 면역블롯검사법(RIBA)을 사용하는 두 번째 검사는 효소결합면역흡착측정법의 위양성 편향을 방지하고 진단 결과를 확인하는데 필수적이다. 이 연구에서 가장 두드러진 것은, 검사에 필요한 혈청 용량이 검출 영역당 6nL로 매우 낮았으며, 사실상 50배 희석 혈청중 0.3μL 만 필요하다는 사실이다. 이는 종래의 효소결합면역흡착측정법 및 재조합체 면역블롯검사법, 즉 각각 10 및 20μL의 혈청 부피보다 약 2,000배 적다. 공예 펀치(craft punch)는 저렴한 공구(2달러 미만)이며, 병렬로 조립할 수 있다. 환자 혈청을 분석하기 위한 총 분석시간은 단지 30분으로, 표준 효소결합면역흡착측정법에 소요되는 시간의 절반이며, 재조합체 면역블롯검사법에 필요한 시간의 12분의1이다. P 효소결합면역흡착측정법는 감염성 질병 탐지에도 유용하다[110]. **(e)** Wang[26] 등은 완충계와 인체 혈청 모두에서 뎅기바이러스 감염의 진단을 위해 P 효소결합면역흡착측정법을 시연했으며, 동일한 혈청형의 다른 항원에 의해 다른 혈청형을 인지했다. 종이기반 간접 효소결합면역흡착측정법은 민감도, 특이도가 우수하며, 짧은 작동시간(<1시간)으로 단클론항체를 사용하여 뎅기바이러스 혈청형-2를 특이적으로 검출한다[26]. **(f)** 박테리아의 검출 범위는 500 CFU/mL와 5,000 CFU/mL 사이이다. 면역디스크 센서의 장점은 생물학적 시료의 전처리가 필요 없고, 전체 세포 검출이 가능 하다는 것이다. (1) 5×10^3 CFU/mL, (2) 4×10^3 CFU/mL, (3) 3×10^3 CFU/mL, (4) 0.5×10^3 CFU/mL의 *S. aureus*, (5) 완충액(병원균이 없는 대조군) 및 (6) 5×10^3 CFU/mL의 *S. aureus*(접합과 동일한 방식으로 처리되었으나 항체가 없는 금을 사용한 대조군).

인 neuropeptide Y(NPY)를 보고하였으며 종이기반 도구로 모니터링 할 수 있다. 항NPY IgG, 직경 3mm 정도의 미세한 테스트 영역 및 1.5μL의 적은 용액을 사용하는 종이기반 생체분석은 현장적용에 대한 큰 가능성을 보여 주었으며, 외상후 스트레스 장애와 군사 배치에서 귀환하는 인력에 관한 중요 상황에서의 진단 및 치료시 관련성이 있음을 보여주었다(표3.1)[106]. Apilux 등은 소변 샘플에서 인간 융모성 성선자극호르몬을 검출하기 위해 새로운 자동 미세유체 종이기반 분석장치를 개발하였다. 잉크젯프린터로 형태화된 니트로셀룰로오스 막 조각으로 디자인된 미세유체 종이기반 분석장치는 효소결합면역 흡착측정법의 순차 및 자동단계를 수행하는 단일 시료의 적용이 필요하다. 필요한 시약을 순차적, 다단계 효소결합면역흡착측정법을 위해 적절한 위치에서 미세유체 회로위에 점착(spotted)시켰다. 저자는 반응성 색강도를 기록하기 위해 디지털카메라를 사용하여 소변에서 인간 융모성 성선자극호르몬의 존재를 모니터링 할 수 있었다(표 3.1)[107]. 요약하면, 종이기반 효소결합면역흡착측정법은 전통적인 효소결합면역흡착측정법 대신 성공적으로 사용되었으며, 점차 증가하는 분야에서 매우 적합한 대체품이 될 것이다.

3.2.5.3 종이기반 병원체 진단

종이는 임상 혈청샘플에서 B형 간염바이러스로부터 리스테리아 모노사이토겐(*Listeria monocytogenes*)과 같은 식품매개 병원체에 이르기까지 다양한 병원체를 탐지하기 위한 플랫폼으로서 성공적으로 개발되었다. Dinevaet 등은 직접 관찰하여 바이러스 수준을 나타내는 샌드위치 하이브리드화(sandwich hybridization)를 통해 딥스틱분석법(dipstick assay)을 활용하면서, 환자 혈장에서 HBV 특정분자 메시지를 증폭하기 위해 역전사중합효소연쇄반응을 사용하였다(표 3.1)[108]. B형 간염 표면항원(HBsAg)은 $2\mu L$ 시료만을 필요로 하는 3차원 미세유체 종이기반 분석장치에서 종이기반 효소결합면역흡착측정법을 사용하여 혈청에서 검출이 가능해졌고, 모든 필요한 시약을 기기에 저장하였다. 미세유체 종이기반 면역분석법에서 HCV 검출은 전통적으로 사용된 1차 진단을 대체하기 위한 것으로, 다중분석법을 개발한 Mu 등이 수행하였다. 종이기반 기기의 고유한 다중 효율성의 이점을 통해, Mu의 기기는 많은 통신 사업자에게 이익을 줄 수 있다(그림 3.8d)[110]. Rohrman 등은 자원제한지역에서 인간 HIV DNA의 재조합중합효소증폭을 수행하기 위해 저렴하고 신속하며 사용하기 쉬운 현장현시 기기를 제공할 수 있는 측면유동시험기기를 개발하기 위해 종이와 플라스틱의 층을 사용하였다. Lo 등은 뎅기바이러스를 검출하기 위해, 뎅기바이러스 혈청형-2 RNA의 루프매개 등온증폭(loop-mediated isothermal amplification)을 수행한 후, 종이를 이용해 분자 수준에서 형광검출을 수행하였다[19]. Wang 등은 종이기반 효소결합면역흡착측정법(간접) 또는 측면유동 면역분석법을 사용하여 뎅기열(혈청형-2)의 성공적인 진단을 보여주었다(그림 3.8e)[26]. Wang과 동료들은 면역글로블린 M(IgM) 항체의 효소결합면역흡착측정법 포착을 통해 감염된 환자의 인간 혈청에서 뎅기바이러스를 검출하였다. IgM은 일차성 뎅기열 감염과 관련된 특정 표지자이며,

Li 등은 *Pseudomona saeruginosas*와 *Staphylococcus aureus*의 두 가지 박테리아의 표색계 검출을 위해, 항체가 접합된 금을 박테리아에 고정화 할 수 있는 다중화 및 디스크 모양의 미세유체 종이기반 분석장치를 개발하였다(그림 3.8f) [111]. Jokerst 등은 물속에 있는 몇 가지 식품매개 병원성 박테리아(*Escherichia coli O157:H7*, *Salmonella typhimurium* 및 *L. monocytogenes*)와 각각의 발생 기질에 의해 특이적으로 생성되는 효소를 검출할 수 있는 비색분석법을 사용하여, 식품매개 병원성 박테리아 검출이 가능한 미세유체 종이기반 분장치를 기술하였다 [112].

3.2.5.4 종이이용 DNA기반 분석법

종이는 DNA기반 분석에도 사용되었다. Lo 등은 실시간 가속화 역전사 루프매개 등온증폭(real-time accelerated reverse transcription loop-mediated isothermal amplification, RT-LAMP)을 이용하여 뎅기바이러스 혈청형-2 RNA를 증폭시키고, 종이 플랫폼을 사용하여 뎅기바이러스의 존재 여부를 진단하였다. 중합효소연쇄반응의 단계 없이 뎅기열을 검출하기 위한 저렴한 DNA 접근법을 입증함으로써 종이기반 진단법의 잠재력이 확인되었다(그림 3.9a,b) [19]. Chen 등은 세포외소포(그림 3.9c)를 분리하고 특성화 할 수 있는 종이를 사용하여 면역친화적인 장치를 개발해 72μL의 혈청 및 수양액 샘플로부터 성공적으로 분리할 수 있었다(그림 3.9d,e). Chen 등은 종이기반 면역친화성 기기(그림 3.9f) [113]에서 포획된 세포외소포에서 RNA를 분리하며 DNA기반 분석을 위한 종이 플랫폼의 수용능력을 보여 주었다.

3.2.5.5 종이이용 세포기반 분석

모든 후보약물의 잠재력은 생체내 연구에 들어가기 전에 세포기반 분석으로 평가단계를 필요로 한다. 기존의 세포기반 분석법은 주로 다음 두 가지의 결함이 있다. 첫째로 생체외-생체내 연구 사이의 해석 간격이 너무 길고, 둘째로 효율대비 비용이 너무 비싸다. 고효율 신속처리 연구를 위한 현재의 표준 플랫폼은 3D 구조, 영양소 및 생체신호경사를 포함한 생리적 조건을 부분적으로 모방한 2D 단층으로만 세포가 성장할 수 있다. 반면에 종이는 정의된 3D 구조를 제공하며 기존의 미세평판보다 훨씬 저렴하다. 종이에 세포층을 쌓고, 쌓아놓은 것을 해체함으로써, Derda 등이 기질의 3D 성질로 인해 다양한 산소 및 영양 구배하에서 3D 세포배양을 검사하고, HIF와 VEGF 등을 포함한 세포성장 및

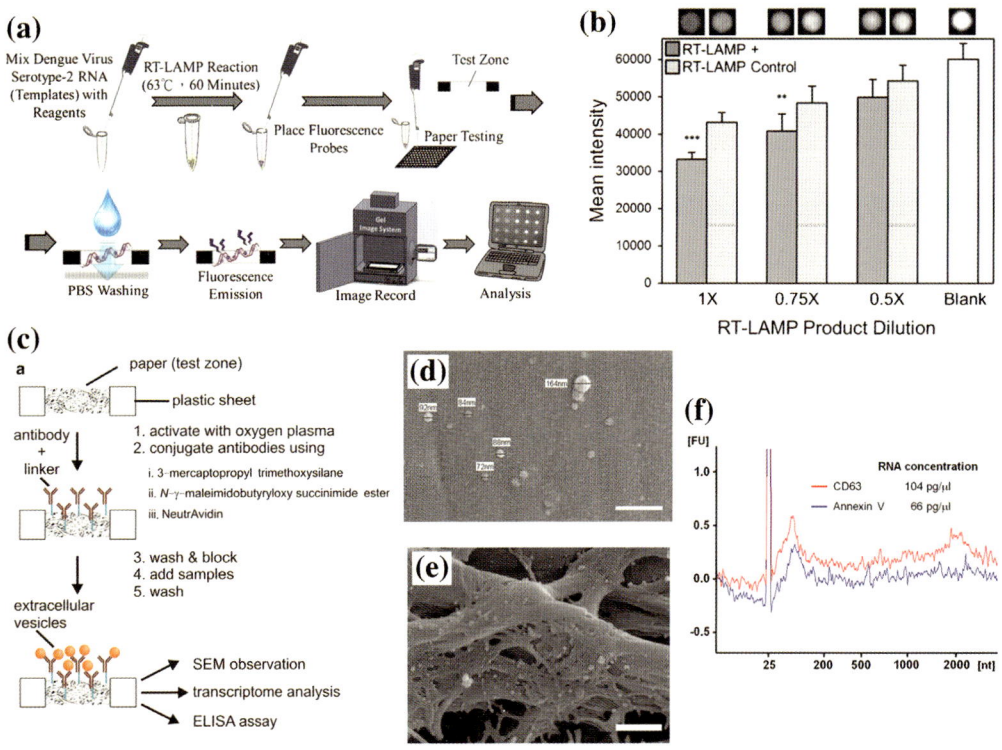

그림 3.9 종이 뉴클레오티드기반 측정법. (a) 종이에서 뎅기바이러스 혈청형-2 RNA의 진단을 수행하기 위한 전체 절차의 개략도. (b) 약 6,000PFU/mL의 바이러스 입자농도를 갖는 뎅기바이러스 혈청형-2 RNA를 역전사시킨 후 63℃에서 1시간동안 RT-LAMP를 통해 증폭시켰다. 증폭된 생성물을 U-세이프 형광탐지자로 염색하고 종이기반 테스트 영역에서 0.75희석 배수로(N=8, 평균 ± 표준 편차) 검출하는데 사용한다. *p, 0.05 ; **p, 0.01 ; ***p, 0.001(Student's t-test), 대조군과 비교하여 통계적으로 유의한 차이를 나타냄. (a)-(b)는 Lo 등으로부터 수정되었다[19]. (c) 세포외소포의 분리 및 특성 규명을 위한 종이기반 분석의 개발을 보여주는 개략도. 종이 표면은 산소 플라즈마 처리를 통해 먼저 활성화되고 3-mercaptopropyl trimethoxysilane, N-c-maleimidobutyryloxy succinimide ester, NeutrAvidin과 같은 분자와 반응한다. 바이오틴 소표특이 항체(예: CD63 항체 또는 Annexin V 항체)를 첨가하고 변형된 종이에 접합시켰다. 혈청 샘플(d) 및 수양액 표본(e)으로부터의 세포외소포는 CD63 항체로 코팅된 여과지에 의해 포획되고 주사전자현미경 이미지를 통해 연구되었고, (f) 총 RNA는 혈청 RNA에서 추출되었으며, CD63 또는 Annexin V 코팅 여과지 상에서 포획되었다. 이후 바이오 분석기(Agilent Technologies, Santa Clara, CA)로 분석하였다. 데이터는 형광으로 표시된 RNA의 강도(y축, 임의 단위)와 크기[(x축, 뉴클레오타이드(nt)] 분포를 나타낸다. (c)-(f)는 Chen 등에 의해 변형되었다[113].

분자 반응을 보다 적절하게 분석할 수 있었다(표 3.2)[21]. Derda 등은 또한, 96웰 형식으로 왁스형태화 종이가 세포이동 및 세포성장을 모니터링하기 위한 대량신속처리 플랫폼을 제공할 수 있음을 보여주었다(표 3.2)[22]. Deiss 등은 생리환경과 더 흡사한 3D 세포배양 환경 하에서 인간 유방암세포에 있는 phenylarsine oxide(PAO)와 cyclophosphamide(CPA)를 포함한 용해성 분자(그림 3.10a)의 세포 독성효과를 연구하기 위해, 종이에 왁스형태화 96웰 형식을 첨부한 독특한 홀더의 사용 방법을 보고하였다(그림 3.10b)[18]. Deiss 등은 테플론으로 형태화된 종이를 사용하여 펩타이드의 플로우스루 합성(그림 3.10c)을 수행할 수 있었고, 고효율 방식으로 다른 펩타이드에 대한 세포의 상이한 접착 능력을 모니터하기 위해 종이기반 펩타이드 어레이를 제작하였다(그림 3.10d, 3.10e)[114]. 이 연구로 인해 다양한 자극과 펩타이드, 작은 분자 또는 글라이칸과 함께 치료의 세포 반응을 모니터링하기 위한 고효율 플랫폼에 있어 종이가 적합하다는 것을 발견하여 제약산업의 경제적 불황을 개선시키기 위한 종이 사용 논쟁을 강화시키는 역할을 하게 되었다. 분명한 것은, 약물관련반응을 성공적으로 연구하기 위해서 종이기반의 3D 세포배양에 고효율 테스트를 수행할 수 있었다.

Funes-Huacca 등은 진핵세포배양에 종이기반 플랫폼을 사용할 수 있을 뿐만 아니라, 원핵세포배양 연구에도 적합함을 보여 주었다[115]. 박테리아 성장 또는 박테리오파지 증폭을 위해 설계된 휴대용 장치가 테이프, 소수성 프린터잉크로 형태화된 용지 및 폴리디메틸실록산 막과 같은 간단한 재료 사용으로 만들어졌다. 한천 플레이트 및 진탕배양에서 측정된 것과 이 장지에서의 대장균(*E. coli*) 성장 및 phage MI3 승쭉이 유사하다는 것을 보여 주었다. 이 장치는 검출/진단 도구로써 적은 수의 대장균(*E. coli*, 100 mL에서 1~10 CFU)을 검출할 수 있고, 리포터유전자운반 대장균을 사용하여 아라비노스의 농도를 검출하는 데 사용될 수 있다(표 3.2). 유사한 종이기반 장치(그림 3.10f)를 사용하여 Kirby-Bauer 디스크 확산 테스트를 성공적으로 수행해 억제된 성장의 염색영역으로 측정된 대장균과 *S. typhimurium*의 여러 균주의 항생제 감수성을 보여, 전통적인 한천접시배양을 사용했을 때 나타나는 결과와 비슷하였다(그림 3.10g)[117].

표 3.2 종이를 이용한 세포기반 측정법의 최근 발전

참고 수치	주요발견	결과 입증 및 응용	대량신속처리		
	3D 세포배양을 위한 종이사용과 조직기반의 세포배양 형성을 위한 세포와 다층 종이의 적층	· 영양분 농도차에서 세포성장을 모니터링 · 영양 및 산소농도 차로 인한 세포 HIF 발현을 모니터링	X	X	21
	3D 세포배양에서 대량신속처리 분석을 위해 96웰 포맷을 만들고, 종이 다층을 쌓기 위해 왁스형태화 종이를 사용	· 영양 및 산소농도 차로 세포이동 모니터링 · 산소와 영양분 확산은 왁스형태화 종이를 통해 발생	O	X	22
	왁스형태화 종이에서 세포 함유 구역을 서로 분리하기 위해 맞춤형 96웰 홀더 사용	· 3D 세포배양에서 수용성 화합물의 세포 독성을 모니터링하고, 2D 세포배양과 비교하여 다른 결과를 보여준다	O	X	18
	96웰 형식으로 종이에 펩타이드를 직접 합성하고, 세포기반 분석을 위한 펩타이드 어레이를 생산	· 자동화 방식으로 테플론 무늬 종이 만듦 · 자동화 방식으로 펩타이드의 플로우스루 합성 수행 · 종이기반 펩타이드 어레이 상의 다른 펩타이드에 대한 세포 접착력을 모니터링	O	O	114
	전통적인 페트리 접시를 대체하기 위해, 종이와 테이프를 사용하여 파지와 박테리아 배양시 사용하는 휴대용 장치 제작	· 파지와 박테리아의 배양을 위한, 독립적이고 휴대가능한 장치를 제작하기 위해 종이와 테이프를 사용함 · 휴대용 장치의 박테리아와 파지 성장이 표준 배양에서의 성장과 유사함을 참고한다 · 박테리아의 농도는 형광 또는 비색 판독값을 사용하여 추정할 수 있다 · 이미지 분석은 스마트폰에서 수행할 수 있다 · 장치를 사용하여 환경 시료의 미생물을 검출할 수 있다	X	X	115
	세균 항생제 감수성 시험을 위한 종이 및 테이프기반의 휴대용 배양장치 사용	· 전통적인 한천 플레이트로 얻을 수 있는 결과에 필적할 만한 세균 항생제 감수성을 보인다	X	X	117

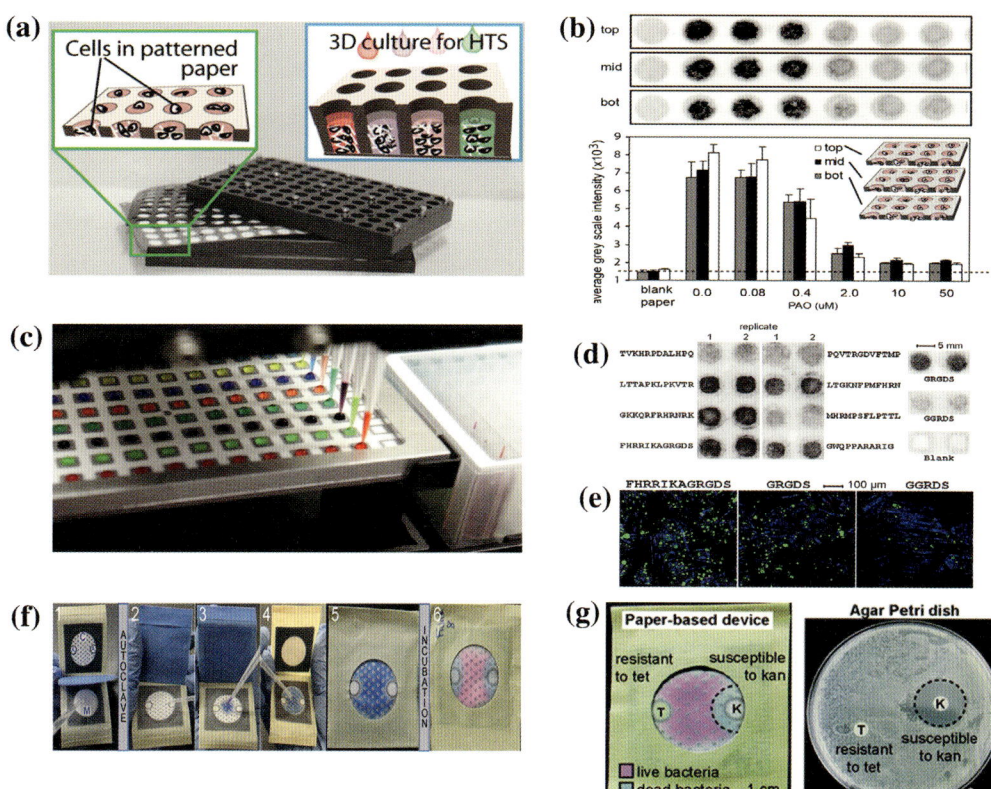

그림 3.10 종이를 이용한 세포기반 측정법. **(a)** 96웰 홀더에서 소수성 장벽으로 분리된 친수성 구역으로 설계된 왁스패턴 용지를 쌓아두면, 용지와 96홀을 연결하여 서로 다른 웰 사이에서 액체가 흡입되는 것을 방지할 수 있다. 또한 종이기반이 3D 세포배양에서 용해성 하한물이 영향을 검사하기 위한 대량 신속처리 검사가 가능하다. Deiss[18] 등의 실험에서 변경. **(b)** MDA-MB-231세포를 matrigel과 함께 종이에 담아 하루 동안 다양한 양의 phenylarsine oxide(PAO)에 노출시켰다. 형광겔 스캐너로 3D 배양액의 calcein 염색 후 형광이미징 및 분석을 수행하여 3D 세포배양에서 세포 독성을 모니터링했다. Deiss[18] 등의 실험에서 변경. **(c)** 종이에 펩타이드 합성을 위한 다른 아미노산의 자동 스포팅을 사용하고 펩타이드 배열을 생산. Deiss[18] 등의 실험에서 변경. **(d)** 종이에 생체활성 펩타이드로 알려진 MDA-MB-231-GFP 세포 접착을 모니터링하는 GFP형광물질(어두운영역)은 형광겔 스캐너로 이미징하는 것을 통해서 찾을 수 있다. **(e)** GRGDS(양성 대조군)에 대한 결합 및 GGRDS에 대한 미결합(음성 대조군)을 모니터링하기 위해 초점현미경검사법에 의한 결과 확인 **(f)**. Deiss[18] 등의 실험에서 변경. **(g)** 항균제 감수성 연구용 휴대용 종이기반 배양장치. (1) LB(Lysogeny broth) 배양액을 넣고 닫고, 가압멸균처리로 멸균한다. (2) A구역에 항생제를 넣고 장치를 밀봉하여 보관한다. (3) C 구역에 PrestoBlue™을 넣고 파란색 보호 밴드를 제거한다. (4) 대장균 K12 ER2738(*E. coli* K12 ER2738)을 C 배양 구역에 첨가한다. (5) 장치를 닫고 37°C에서 18시간 동안 항온 처리한다. (6) 결과를 판독한다. Deiss[18] 등의 실험에서 변경함. **(h)** 항균제 감수성 검사는 휴대용 종이기반 배양장치에서 암피실린에 대해 저항성, 중급 또는 감수성이 있는 *E. coli* K12 ER2738의 상이한 균주를 사용하여 수행되었으며, 전통적인 한천평판에서 수행한 것과 유사한 결과를 보임. Deiss[18] 등의 실험에서 변경.

3.3 실/면사기반 미세유체

앞서 언급한 일회용 플랫폼 외에도, 실(thread)은 미세유체 응용분야에서 사용하기 위한 흥미로운 대체 기질로 주목을 받았다. 실은 종이기반 장치처럼 다공성이며, 저렴하며, 보편적으로 사용할 수 있다. 실의 표면 특성은 외부 힘이나 펌프가 필요없는 모세관 작용을 통하여 유체전달을 촉진한다[7]. 몇몇 연구그룹은 면역크로마토그래피 분석법(immunochromatographic assays, ICAT)[118], 화학합성과 감지(chemical synthesis and sensing)[119], 전기화학적 분리(ectrophoretic separation)[120] 와 결합된 전기영동 분리(electrophoretic separation)에서 실의 기능을 입증하였다.

Zhou 등[118]은 패드와 막 대신에 면사(cotton thread)와 나일론섬유다발을 사용하여 면역크로마토그래피 분석법을 개발하였다. 면역크로마토그래피 분석은 나일론섬유다발에 매듭된 면사에서 수행된 샌드위치 분석을 포함하며, 둘 다 특정 표적분석물에 대한 인식 항체로 미리 코팅되어 있다(그림 3.11a 및 3.11b). 이 기술을 사용하면 몇 분만에 결과가 시각적으로 표시되며, 평판 스캐너로 정량화 할 수 있다. 면사(본질적으로 꼬아진 셀룰로오스 섬유)는 플라즈마로 처리되며, 친수성으로 만들어져 수용액에 자연스러운 위킹현상이 발생할 수 있다.

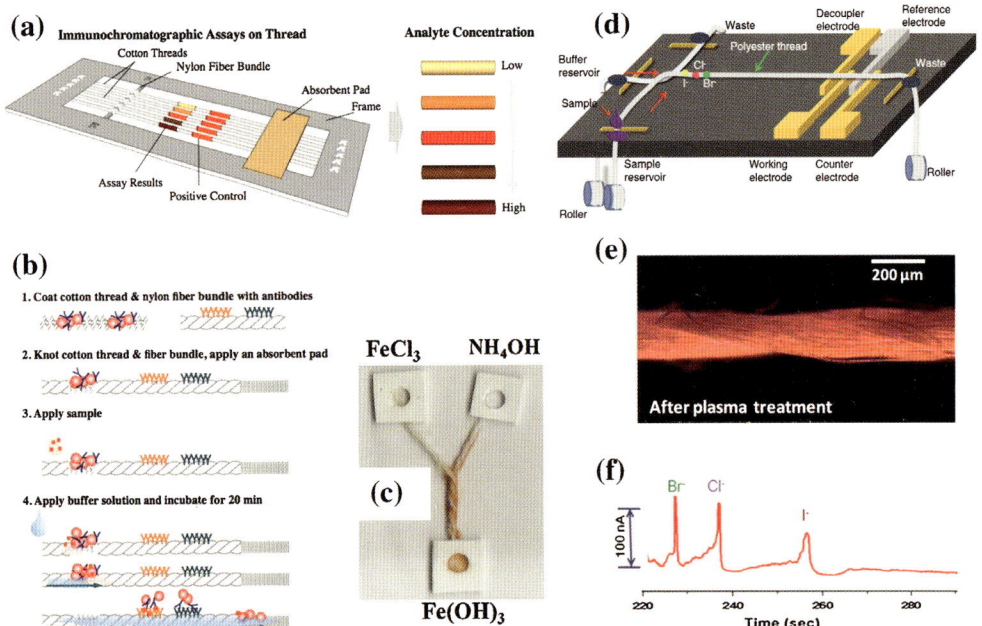

그림 3.11 실기반 장치와 미소유체 이용 예. (a) 면역크로마토그래피 분석 장치, (b) 실(thread)에 대한 생물학적 분석의 작업계획, (c) 화학합성장치, (d) 전류법 검출법과 결합된 전기영동용장치, (e) 플라즈마 처리후의 폴리에스테르 실의 예, (f) 실에 기록된 전형적인 전기영동도. 이미지는 Zhou 등[118], Banerjee 등[119], Wei 등[120] 의 허가를 받아 재인쇄되었다.

저자는 측방흐름을 이용하여 pM 범위에서 검출한계 값을 갖는 C반응 단백, 렉틴 및 오스테오폰틴의 다중측정방법을 설명하였다. Banerjee 등[119]은 화학적 합성과 감지는 Y 기하학적 실 반응기(Y-geometry thread reactor)에서 갈색의 수산화 제 2 철의 합성을 증명함으로써, 미세채널로 실을 사용하여 구현될 수 있음을 보여 주었다(그림 3.11c 참조). 염화 제 2 철과 수산화 암모늄을 수동적으로 혼합함으로써 실에서 약 84%의 합성효율을 입증하였다. 합성 이외에도, 혈장에서 소혈청 알부민과 포도당에 대한 비색 분석을 성공적으로 수행하였다.

Wei 등[120]은 전류측정과 전기영동분리를 창조적으로 결합시킨 실험에서 실기반 전기영동장치 디자인이 덜시머(dulcimer, 사다리꼴 타악기의 일종)라고 불리는 전통적인 현악기의 구조와 유사하다 하였고, 끈을 표본경로로 사용하고, 튀어나온 암나사를 전기접촉부로 사용하였다(그림 3.11d 참조). 산소플라즈마 처리가 습윤성과 표면품질을 향상시켰으며(그림 3.11e), 플라즈마 처리된 실에서 측정된 전류는 천연실의 전류보다 10배가 크며, 전류측정은 금 감결합기와 통합된 기존의 3개 전극 셀을 사용하여 수행되었다. 0.3mm로 추정된 검출한계와 함께 5분 이내에 음이온(Br^-, Cl^-, I^-)과 카테콜아민(catechol, dopamine)으로 분리하였다(그림 3.11f 참조).

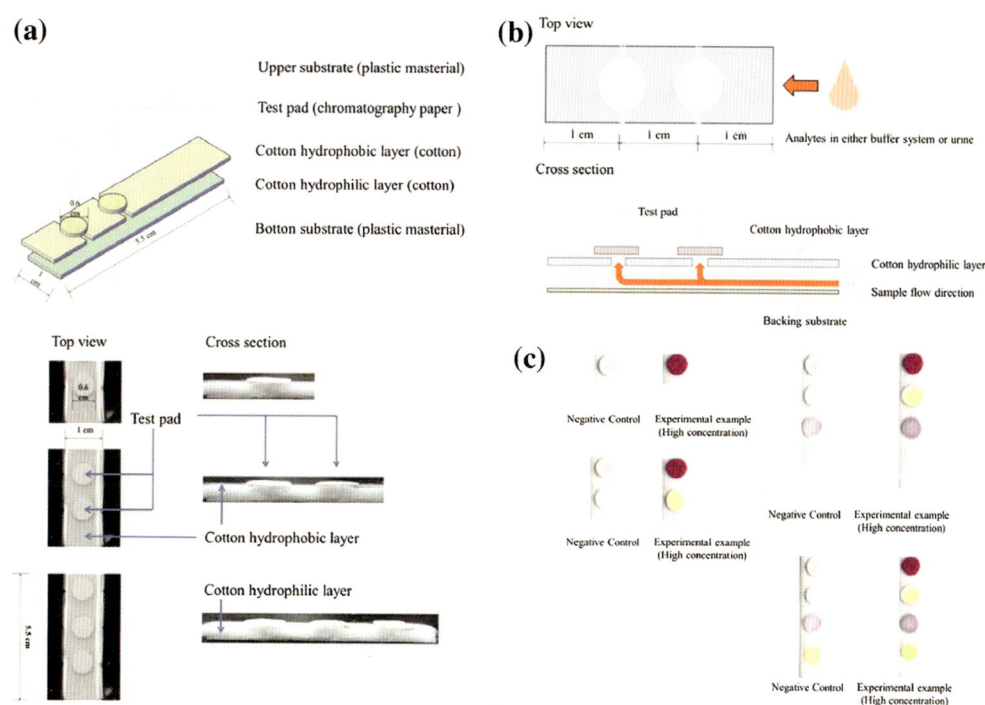

그림 3.12 면기반 진단기기. **(a)** 측면흐름 면기반 진단기기의 개략도. **(b)** 평면도 및 단면도는 샘플 흐름 방향을 가리킨다. **(c)** 장치는 완충 시스템에서 소혈청 알부민, 아질산염 및 요산 검사의 진단을 위해 제시되었다.

면기반 실은 고유한 모세관 현상을 가지고 있지만, 작은 표면영역으로 인해 비색계 검출을 관찰하기에는 쉽지 않다. 또한, 원래 가지고 있는 기계적 특성은 특수포장을 하지 않으면 너무 부드러워 담그기(dip)가 쉽지 않기 때문에 사용자가 작동시키기에 부적절하다. 최근에 Lin 등[121]은 면을 흐름채널로 사용하고, 크로마토그래피 용지를 반응지역으로 사용하는 디자인 조합을 제시하였다. 면기반의 진단기기는 사용용이성, 저렴함, 정확성 및 미국 식품의약국에 승인된 물질이라는 점에서 유리하다. 아직 개발중에 있는 현재의 면제품은 탐구되지 않았던 추가적인 진단기능을 수행할 수 있는 잠재력을 가지고 있다(그림 3.12 참조).

3.4 임상진단용 저비용 미세유체장치의 상용화

여기에서 기술된 기술 가운데 몇 가지는 상업적 생산을 위한 큰 잠재력을 보여준다. 값이 저렴하고, 빠르며, 휴대 가능하고, 신뢰할 수 있는 기기이며, 자원이 부족하고 원격환경에서 아주 적합하다. Chin등[4]은 2012년에 발표한 비판적인 리뷰에서, 상업화된 현장현시 진단기기의 기존 영역을 담당하는 주요 기업에 대해 자세히 설명하였다.

명백한 장점 때문에, 미세유체플랫폼으로써 종이는 상업화와 관련하여 주목받았다. Sentinel Bioactive Paper-Network, Biorosourco Rosotarch Institute of Auotralia(BioPRIA), the Program for Appropriate Technology in Health(PATH), Diagnostic for All(DFA) 및 Bill & Melinda Gates 재단과 같은 정부 및 비정부기구 모두 자원이 부족한 환경에서 진단응용 프로그램을 위한 미세유체 종이기반 분석장치 개발 및 상용화에 중요한 역할을 담당했다. 간기능 검사에 대해 이 리뷰에서 설명된 바와 같이 미세유체 종이기반 분석장치는 비영리기업 DFA에 의해 대량생산을 위한 발전 단계에 있으며, 혈액형에 대한 미세유체 종이기반 분석장치의 상업화도 BioPRIA에 의해서 고려 중이다.

사출성형 및 핫엠보싱과 같은 정립이 잘된 제조기술을 포함하여 다양한 이유 때문에, 미세유체장치의 생산을 위한 플라스틱 사용은 오늘날 종이 사용보다 성숙한 기술이다. 플라스틱을 사용하면 시료 전처리, 체적 조절, 시료혼합 및 신호검출을 위해 여러 가지 유체구성요소를 쉽게 통합할 수 있다. 즉, 플라스틱 플랫폼은 현장현시검사에 바람직한 sample-in/answer-out 기능을 제공한다. 전혈, 눈물 및 소변을 포함하는 샘플을 원심력, 모세관력, 기계력 또는 중력하에서 처리할 수 있는 임상진단용 중합체 기기를 다른 회사들이 상용화했다. 시장에서 구입 가능한 제품의 경우에 신호는 흡광도, 비색계, 전기화학적 또는 형광검출에 의해 처리된다. 이 분야의 개척기업으로는 Abaxis (http://www.abaxis.

com/), Alere (http://alere-technologies.com/), Focus Diagnostics (http://www.focusdx.com/), Micronics (https://www.micronics.net/), Mbio Diagnostics Inc.(http://mbiodx.com/), TearLab (http://www.tearlab.com/), Zyomyx (http://www.zyomyx.com/) 등이 있다 [4]. 미세유체 종이기반 분석장치와 중합체장치 이외에도 토너기반 플랫폼은 자금의 가용성이 매우 제한적인 곳에서도 상용화에 대한 잠재력이 크다는 것을 보여주었다 [5].

저비용 미세유체장치의 최근에 이루어진 진보와 발전에도 불구하고, 상업화는 아직 미완성으로 남아 있다. 연구자와 산업체간의 긴밀한 협력을 통해 개념 증명에서 판매시장에 이르기까지 더 준비된 경로를 찾는 것은 달성될 수 있다. 시장성에 필요한 요구사항은 대량생산에 대한 적합성 뿐만 아니라, 입증된 실현가능성 및 신뢰성을 포함한다. 임상 사용승인은 당연히 중요한 테스트와 규제승인에 달려 있다. 그러나 삶의 변화시키는 진단이 준비되어 있으며, 학계에서 만든 원형을 실제 제품으로 바꾸는 과정을 조금씩 늘리기 위해 산업계를 설득해야 한다.

3.5 결론

이 책을 집필하는 동안, 진단 및 임상시험에 특화된 미세유체장치를 개발하기 위한 저비용 기질의 사용에 주목할 만한 발전이 진행되었다. 자원이 부족한 환경에서 현장현시 진단기기로 사용될 수 있기때문에 주로 종이기질은 이 분야에서 우위를 차지하였다. 그럼에도 불구하고 플라스틱 플랫폼의 기여는 무시되어서는 안된다. 가격이 알맞은 플랫폼에서 생산되는 진단용 미세유체장치 개발은 새롭고 강화된 감지접근법, 분석단계의 통합 및 자동화, 기능의 포함(자가 전원 및 읽기 쉬운 판독) 및 실생활 적합한 사용의 필요성에 의해서 향상되었다. 이 장에서 설명된 많은 미세유체장치는 저렴하고, 신속하고, 휴대 가능하며, 신뢰성있는 진단을 제공함으로써 삶의 질을 향상시킬 수 있다.

참고문헌

1. Yager P, Edwards T, Fu E, Helton K, Nelson K, Tam MR, Weigl BH (2006) Nature 442:412-418
2. Foudeh AM, Didar TF, Veres T, Tabrizian M (2012) Lab Chip 12:3249-3266
3. Martinez AW, Phillips ST, Whitesides GM, Carrilho E (2010) Anal Chem 82:3-10
4. Chin CD, Linder V, Sia SK (2012) Lab Chip 12:2118-2134
5. Coltro WKT, de Jesus DP, da Silva JAF, do Lago CL, Carrilho E (2010) Electrophoresis 31:2487-2498

6. Yetisen AK, Akram MS, Lowe CR (2013) Lab Chip 13:2210-2251
7. Ballerini DR, Li X, Shen W (2012) Microfluid Nanofluid 13:769-787
8. Nery EW, Kubota LT (2013) Anal Bioanal Chem 405:7573-7595
9. Martinez AW, Phillips ST, Butte MJ, Whitesides GM (2007) Angew Chem Int Ed 46:1318-1320
10. Hu J, Wang SQ, Wang L, Li F, Pingguan-Murphy B, Lu TJ, Xu F (2014) Biosens Bioelectron 54:585-597
11. Carrilho E, Phillips ST, Vella SJ, Martinez AW, Whitesides GM (2009) Anal Chem 81:5990-5998
12. Martinez AW, Phillips ST, Whitesides GM (2008) Proc Natl Acad Sci USA 105:19606-19611
13. Lutz B, Liang T, Fu E, Ramachandran S, Kauffman P, Yager P (2013) Lab Chip 13:2840-2847
14. Martinez AW, Phillips ST, Nie ZH, Cheng CM, Carrilho E, Wiley BJ, Whitesides GM (2010) Lab Chip 10:2499-2504
15. Ellerbee AK, Phillips ST, Siegel AC, Mirica KA, Martinez AW, Striehl P, Jain N, Prentiss M, Whitesides GM (2009) Anal Chem 81:8447-8452
16. Vella SJ, Beattie P, Cademartiri R, Laromaine A, Martinez AW, Phillips ST, Mirica KA, Whitesides GM (2012) Anal Chem 84:2883-2891
17. Pollock NR, Rolland JP, Kumar S, Beattie PD, Jain S, Noubary F, Wong VL, Pohlmann RA, Ryan US, Whitesides GM (2012) Sci Transl Med 4(152r):a129
18. Deiss F, Mazzeo A, Hong E, Ingber DE, Derda R, Whitesides GM (2013) Anal Chem 85:8085-8094
19. Lo SJ, Yang SC, Yao DJ, Chen JH, Tu WC, Cheng CM (2013) Lab Chip 13:2686-2692
20. Cheng CM, Martinez AW, Gong JL, Mace CR, Phillips ST, Carrilho E, Mirica KA, Whitesides GM (2010) Angew Chem Int Ed 49:4771-4774
21. Derda R, Laromaine A, Mammoto A, Tang SKY, Mammoto T, Ingber DE, Whitesides GM (2009) Proc Natl Acad Sci USA 106:18457-18462
22. Derda R, Tang SKY, Laromaine A, Mosadegh B, Hong E, Mwangi M, Mammoto A, Ingber DE, Whitesides GM (2011) PLoS ONE 6:e18940
23. Tsai TT, Shen SW, Cheng CM, Chen CF (2013) Sci Technol Adv Mater 14:044404
24. Cheng CM, Mazzeo AD, Gong JL, Martinez AW, Phillips ST, Jain N, Whitesides GM (2010) Lab Chip 10:3201-3205
25. Hsu MY, Yang CY, Hsu WH, Lin KH, Wang CY, Shen YC, Chen YC, Chau SF, Tsai HY, Cheng CM (2014) Biomaterials 35:3729-3735
26. Wang HK, Tsai CH, Chen KH, Tang CT, Leou JS, Li PC, Tang YL, Hsieh HJ, Wu HC, Cheng CM (2014) Adv Healthc Mater 3:187-196
27. Carrilho E, Martinez AW, Whitesides GM (2009) Anal Chem 81:7091-7095
28. Songjaroen T, Dungchai W, Chailapakul O, Laiwattanapaisal W (2011) Talanta 85:2587-2593
29. Dungchai W, Chailapakul O, Henry CS (2011) Analyst 136:77-82
30. Zhang AL, Zha Y (2012) Aip Adv 2:022171
31. Zhong ZW, Wang ZP, Huang GXD (2012) Microsyst Technol 18:649-659
32. Nie JF, Zhang Y, Lin LW, Zhou CB, Li SH, Zhang LM, Li JP (2012) Anal Chem 84:6331-6335
33. Ge L, Wang SM, Song XR, Ge SG, Yu JH (2012) Lab Chip 12:3150-3158
34. Liu H, Crooks RM (2011) J Am Chem Soc 133:17564-17566
35. Tian JF, Jarujamrus P, Li LZ, Li MS, Shen W (2012) ACS Appl Mater Interf 4:6573-6578
36. Lewis GG, DiTucci MJ, Baker MS, Phillips ST (2012) Lab Chip 12:2630-2633
37. He QH, Ma CC, Hu XQ, Chen HW (2013) Anal Chem 85:1327-1331
38. Glavan AC, Martinez RV, Maxwell EJ, Subramaniam AB, Nunes RMD, Soh S, Whitesides GM (2013) Lab Chip 13:2922-2930
39. Schilling KM, Jauregui D, Martinez AW (2013) Lab Chip 13:628-631
40. Nie JF, Liang YZ, Zhang Y, Le SW, Li DN, Zhang SB (2013) Analyst 138:671-676
41. Chitnis G, Ding ZW, Chang CL, Savran CA, Ziaie B (2011) Lab Chip 11:1161-1165
42. Ornatska M, Sharpe E, Andreescu D, Andreescu S (2011) Anal Chem 83:4273-4280

References

43. Peng P, Summers L, Rodriguez A, Gamier G (2011) Colloids Surf B-Biointerf 88:271-278
44. Tseng SC, Yu CC, Wan DH, Chen HL, Wang LA, Wu MC, Su WF, Han HC, Chen LC (2012) Anal Chem 84:5140-5145
45. Yuan JP, Gaponik N, Eychmuller A (2012) Anal Chem 84:5047-5052
46. Yu A, Shang J, Cheng F, Paik BA, Kaplan JM, Andrade RB, Ratner DM (2012) Langmuir 28:11265-11273
47. Liang J, Wang YY, Liu B (2012) RSC Adv 2:3878-3884
48. Yildiz UH, Alagappan P, Liedberg B (2013) Anal Chem 85:820-824
49. Noor MO, Shahmuradyan A, Krull UJ (2013) Anal Chem 85:1860-1867
50. Yu JH, Ge L, Huang JD, Wang SM, Ge SG (2011) Lab Chip 11:1286-1291
51. Wang SM, Ge L, Song XR, Yu JH, Ge SG, Huang JD, Zeng F (2012) Biosens Bioelectron 31:212-218
52. Wang SM, Ge L, Song XR, Yan M, Ge SG, Yu JH, Zeng F (2012) Analyst 137:3821-3827
53. Wang YH, Wang SM, Ge SG, Wang SW, Yan M, Zang DJ, Yu JH (2013) Anal Methods 5:1328-1336
54. Forster RJ, Bertoncello P, Keyes TE (2009) Ann Rev Anal Chem 2:359-385
55. Delaney JL, Hogan CF, Tian JF, Shen W (2011) Anal Chem 83:1300-1306
56. Shi CG, Shan X Pan ZQ, Xu JJ, Lu C, Bao N, Gu HY (2012) Anal Chem 84:3033-3038
57. Ge L, Yan JX, Song XR, Yan M, Ge SG, Yu JH (2012) Biomaterials 33:1024-1031
58. Yan JX, Ge L, Song XR, Yan M, Ge SG, Yu JH (2012) Chem A Eur J 18:4938-4945
59. Wang SW, Ge L, Zhang Y, Song XR, Li NQ, Ge SG, Yu JH (2012) Lab Chip 12:4489-4498
60. Li WP, Li M, Ge SG, Yan M, Huang JD, Yu JH (2013) Anal Chim Acta 767:66-74
61. Xu YH, Lou BH, Lv ZZ, Zhou ZX, Zhang LB, Wang EK (2013) Anal Chim Acta 763:20-27
62. Xu YH, Lv ZZ, Xia Y, Han YC, Lou BH, Wang EK (2013) Anal Bioanal Chem 405:3549-3558
63. Yan JX, Yan M, Ge L, Yu JH, Ge SG, Huang JD (2013) Chem Commun 49:1383-1385
64. Dungchai W, Chailapakul O, Henry CS (2009) Anal Chem 81:5821-5826
65. Carvalhal RF, Kfouri MS, Piazetta MHD, Gobbi AL, Kubota LT (2010) Anal Chem 82:1162-1165
66. Nie ZH, Nijhuis CA, Gong JL, Chen X, Kumachev A, Martinez AW, Narovlyansky M, Whitesides GM (2010) Lab Chip 10:477-483
67. Nie ZH, Deiss F, Liu XY, Akbulut O, Whitesides GM (2010) Lab Chip 10:3163-3169
68. Liu H, Crooks RM (2012) Anal Chem 84:2528-2532
69. Rattanarat P, Dungchai W, Siangproh W, Chailapakul O, Henry CS (2012) Anal Chim Acta 744:1-7
70. Godino N, Gorkin R, Bourke K, Ducree J (2012) Lab Chip 12:3281-3284
71. Santhiago M, Wydallis JB, Kubota LT, Henry CS (2013) Anal Chem 85:5233-5239
72. Shiroma LY, Santhiago M, Gobbi AL, Kubota LT (2012) Anal Chim Acta 725:44-50
73. Santhiago M, Kubota LT (2013) Sens Actuators B-Chem 177:224-230
74. Noiphung J, Songjaroen T, Dungchai W, Henry CS, Chailapakul O, Laiwattanapaisal W (2013) Anal Chim Acta 788:39-45
75. Lu JJ, Ge SG, Ge L, Yan M, Yu JH (2012) Electrochim Acta 80:334-341
76. Ge SG, Ge L, Yan M, Song XR, Yu JH, Huang JD (2012) Chem Commun 48:9397-9399
77. Wang PP, Ge L, Yan M, Song XR, Ge SG, Yu JH (2012) Biosens Bioelectron 32:238-243
78. Zang DJ, Ge L, Yan M, Song XR, Yu JH (2012) Chem Commun 48:4683-4685
79. Liu H, Xiang Y, Lu Y, Crooks RM (2012) Angew Chem Int Ed 51:6925-6928
80. Li WP, Li L, Li M, Yu JH, Ge SG, Yan M, Song XR (2013) Chem Commun 49:9540-9542
81. Yu WW, White IM (2011) Proc SPIE 7911:791105
82. Yu WW, White IM (2013) Analyst 138:1020-1025
83. Ngo YH, Li D, Simon GP, Gamier G (2012) Langmuir 28:8782-8790
84. Chen YY, Cheng HW, Tram K, Zhang SF, Zhao YH, Han LY, Chen ZP, Huan SY (2013) Analyst 138:2624-2631
85. Abbas A, Brimer A, Slocik JM, Tian LM, Naik RR, Singamaneni S (2013) Anal Chem 85:3977-3983
86. Lewis GG, DiTucci MJ, Phillips ST (2012) Angew Chem Int Ed 51:12707-12710

87. Tian LM, Morrissey JJ, Kattumenu R, Gandra N, Kharasch ED, Singamaneni S (2012) Anal Chem 84:9928-9934
88. Ge L, Wang PP, Ge SG, Li NQ, Yu JH, Yan M, Huang JD (2013) Anal Chem 85:3961-3970
89. Wang PP, Ge L, Ge SG, Yu JH, Yan M, Huang JD (2013) Chem Commun 49:3294-3296
90. Fu E, Liang T, Houghtaling J, Ramachandran S, Ramsey SA, Lutz B, Yager P (2011) Anal Chem 83:7941-7946
91. Hwang H, Kim SH, Kim TH, Park JK, Cho YK (2011) Lab Chip 11:3404-3406
92. Lutz BR, Trinh P, Ball C, Fu E, Yager P (2011) Lab Chip 11:4274-4278
93. Fu EL, Ramsey S, Kauffman P, Lutz B, Yager P (2011) Microfluid Nanofluid 10:29-35
94. Schilling KM, Lepore AL, Kurian JA, Martinez AW (2012) Anal Chem 84:1579-1585
95. Kwong P, Gupta M (2012) Anal Chem 84:10129-10135
96. Jahanshahi-Anbuhi S, Chavan P, Sicard C, Leung V, Hossain SMZ, Pelton R, Brennan JD, Filipe CDM (2012) Lab Chip 12:5079-5085
97. Rezk AR, Qi A, Friend JR, Li WH, Yeo LY (2012) Lab Chip 12:773-779
98. Thorn NK, Yeung K, Pillion MB, Phillips ST (2012) Lab Chip 12:1768-1770
99. Thorn NK, Lewis GG, DiTucci MJ, Phillips ST (2013) RSC Adv 3:6888-6895
100. Yamada K, Takaki S, Komuro N, Suzuki K, Citterio D (2014) Analyst 139:1637-1643
101. Hsu CK, Huang HY, Chen WR, Nishie W, Ujiie H, Natsuga K, Fan ST, Wang HK, Lee JYY, Tsai WL, Shimizu H, Cheng CM (2014) Anal Chem 86:4605-4610
102. Martinez AW (2011) Bioanalysis 3:2589-2592
103. Klasner SA, Price AK, Hoeman KW, Wilson RS, Bell KJ, Culbertson CT (2010) Anal Bioanal Chem 397:1821-1829
104. Wong AP, Gupta M, Shevkoplyas SS, Whitesides GM (2008) Lab Chip 8:2032-2037
105. Matsuura K, Chen KH, Tsai CH, Li WQ, Asano Y, Naruse K, Cheng CM (2014) Microfluid Nanofluid 16:857-867
106. Murdock RC, Shen L, Griffin DK, Kelley-Loughnane N, Papautsky I, Hagen JA (2013) Anal Chem 85:11634-11642
107. Apilux A, Ukita Y, Chikae M, Chailapakul O, Takamura Y (2013) Lab Chip 13:126-135
108. Dineva MA, Candotti D, Fletcher-Brown F, Allain JP, Lee H (2005) J Clin Microbiol 43:4015-4021
109. Liu XY, Cheng CM, Martinez AW, Mirica KA, Li XJ, Phillips ST, Mascarenas M, Whitesides GM (2011) 2011 IEEE 24th international conference on micro electro mechanical systems (Mems), pp 75-78
110. Mu X, Zhang L, Chang SY, Cui W, Zheng Z (2014) Anal Chem 86:5338-5344
111. Li CZ, Vandenberg K, Prabhulkar S, Zhu XN, Schneper L, Methee K, Rosser CJ, Almeide E (2011) Biosens Bioelectron 26:4342-4348
112. Jokerst JC, Emory JM, Henry CS (2012) Analyst 137:24-34
113. Chen CC, Lin BR, Wang HK, Fan ST, Hsu MY, Cheng CM (2014) Microfluid Nanofluid 16:849-856
114. Deiss F, Matochko WL, Govindasamy N, Lin EY, Derda R (2014) Angew Chem Int Ed 53:6374-6377
115. Funes-Huacca M, Wu A, Szepesvari E, Rajendran P, Kwan-Wong N, Razgulin A, Shen Y, Kagira J, Campbell R, Derda R (2012) Lab Chip 12:4269-4278
116. Chen YH, Kuo ZK, Cheng CM (2015) Trends Biotechnol 33:4-9
117. Deiss F, Funes-Huacca ME, Bal J, Tjhung KF, Derda R (2014) Lab Chip 14:167-171
118. Zhou GN, Mao X, Juncker D (2012) Anal Chem 84:7736-7743
119. Banerjee SS, Roychowdhury A, Taneja N, Janrao R, Khandare J, Paul D (2013) Sens Actuator B Chem 186:439-445
120. Wei YC, Fu LM, Lin CH (2013) Microfluid Nanofluid 14:583-590
121. Lin SC, Hsu MY, Kuan CM, Wang HK, Chang CL, Tseng FG, Cheng CM (2014) Sci Rep 4:6976

포도당센서와 잠재력 방향

4장

4.1 개요

고령화, 라이프 스타일 변화와 감염성 급성질환에 대한 투자가 증가함에 따라, 전세계 사회에 영향을 미치는 질병, 예를 들면 심장질환, 암, 뇌졸중, 당뇨병 및 관절염과 같은 만성질환은 치료를 위해 집중투자와 지출을 늘리는 것이 어려웠다[1]. 세계보건기구는 주요 만성질환이 전세계 질병 부담의 40%를 차지하고 있으며, 2020년까지 전세계 질병 부담의 60%까지 증가할 것이라고 추정했다. 만성질환을 앓고 있는 환자는 심각한 질병 조합이나 만성질환군으로 고통을 겪고 있으며, 일부 질병은 장기간에 걸쳐 치명적이고 고비용의 장애를 초래할 수 있다. 예를 들어 당뇨병은 종종 신부전, 비외상성 하지절단 및 실명을 동반한다[3,4]. 2005년에 미국인의 21%(약 6,300만명)는 만성질환이 1건 이상이거나, 1년 이상 지속될 여러 병이나 장애가 있었다. 안타깝게도 만성질환의 유병률을 통제하기 위한 현재의 전략/정책은 아직 확립되지 않았다. 왜냐하면 진단, 치료 및 관리로 인한 만성질환의 의료비용 부담을 줄이기 위한, 정립이 잘 된 의료시스템이나 지침이 없기 때문이다. 이러한 만성질환 중에서 심혈관질환, 암, 만성폐색성 폐질환 및 제 2형 당뇨병이 우리 사회에 가장 큰 타격을 준다[2]. 그러나 당뇨병 관리 개념은 최근 몇 년간 널리 퍼지게 되었다. 2004년에는 사립의료계획의 97%가 당뇨 관리에 중점을 두었다[5]. 미국에서는 당뇨병에 대한 의료비 지출이 2012년 약 2,450억 달러였고, 당뇨병이 없는 사람들의 의료비보다 약 2.3배 높았다[6]. 육체적인 치료(예방, 진단 및 치료) 외에도 당뇨병 환자는 주요 우울장애 및 범불안장애와 같은 동반성 정신건강 장애를 앓고 있다[7,8]. 당뇨병의 유병률을 개선하기 위한 '개인적인 자기관리' 라는 아이디어는 혁신적이다. 고통받는 개인이 당뇨병 위험요소(비만, 유전적 결함) 및 신체상태를 관리하도록 돕고, 포도당 수준이 표준 수준을 초과할 때 신속하고 적절한 의료를 용이하게 한다. 따라서 체외진단용 의료기기의 대표적인 휴대용 혈당측정기는 유연성을 제공하고 적시에(검색결과 확인에 10초 미만) 혈당 수준을 현장에서 감지할 수 있어, 가정용 자가진단도구로 점차 보편화되고 있다. 혈당측정기에서 3개의 주요 구성요소가 혈당농도를 판독 가능한 신호로 변환한다.

① 혈액내 포도당 분자와 함께 산화환원반응을 일으키는 생물학적 인식 요소
② 생물학적 인식 요소에서 발생하는 산화환원반응을 측정가능한 신호로 변환시키는 변환기
③ 전기신호를 판독 가능한 결과로 변환시키는 신호처리 플랫폼[9,10].

현재까지 포도당 산화효소기반 및 포도당 탈수소효소기반 산화환원반응은 다양한 혈당측정기에, 광범위한 분야에서 적용되고 있다[9] (표 4.1). 그러나 포도당 산화효소기반 측정기 성능은 공기 중의 산소농도 수준에 의해 영향을 받을 수 있다. 1996년 미국장애인법 (Americans with Disabilities Act, ADA)은 혈당측정기가 1.6~22.2 mM 사이의 포도당 농도에 대한 기준 방법에서 허용오차 5% 이하의 최대 임계값에 대한 제안을 준수해 줄 것을 권고했다. 2003년 국제표준화기구는 결과의 95%가 각각 혈당 >76 및 <76 mg/dL 인 경우 ±20% 범위 및 ±15 mg/dL 범위에 있어야 한다고 제안했다. 그러나 혈당측정기에는 두 가지 중요한 단점이 있다.

① 각 검사마다 혈액을 채취하기 위해 손가락스틱(fingerstick)을 사용하는데, 이는 감염을 유발할 수 있으며 신생아, 노인 및 피공포증 환자에게서 합병증이 생길 수 있다.

표 4.1 상용화 포도당 측정기기[9]

업체	상표	측정방법	최초샘플량(μL)	검사시간(초)	측정범위(mg/dL)	헤마토크리트 범위(%)	결과
Abbott	Freestyle freedom lite	GDH-PQQ	0.3	-5	20-500	15-65	400
AgaMatrix	WaveSense KeyNote	GOD	0.5	4	20-600	20-60	300
Arkray	Glucocard X-meter	GDH	0.3	5	10-600	30-52	360
Bayer	Ascensia contour	GDH-FAD	0.6	5	10-600	0-70	480
Bionime	Rightest GM 300	GOD	1.4	8	20-600	30-55	300
Diabestic supply of suncoast	Advocate Redi-Code[a]	GOD	0.7	7	20-600	20-60	450
Diagnostic devices	Prodigy autocode	GOD	0.6	6	20-600	20-60	450
LifeScan	OneToucli Ultralink	GOD	1.0	5	20-600	30-55	500
Nova biomedical	Nova max	GOD	0.3	5	20-600	25-60	400
Roche	Accu-Chek aviva	GDH-PQQ	0.6	5	10-600	20-70	500

* 모니터에는 시각장애인용으로 사용할 수 있는 오디오 기능이 있다.

② 기계설계가 기록 및 분석에 필요한 정보통신기술(information and communications technology, ICT)을 제공하지 않기 때문에, 진단 결과는 지속적인 모니터링에 적합하지 않다.

흥미롭게도 휴대폰기술은 지속적인 모니터링과 원격진료를 위한 유망한 선택을 제공하며, 진단/분석장비의 감지신호를 쉽게 인식할 수 있는 결과로 변환하는 디지털 처리 중추 역할을 수행할 수 있다 [14-18]. 모니터링 결과는 처리 후 클라우드기반 서버로 전송될 수 있으며, 서버에서 의사는 지리적 장벽에 관계없이 정보를 검토하고 적절한 치료지침을 제공할 수 있다 [16,19]. 특히 당뇨병 관리를 최적화하는 데 유용하며, 착용할 수 있는 진단장치의 기술적 진보는 삶의 질을 현저히 향상시킬 수 있는 접근법의 개발을 촉진시켰다 [20-23]. 지속적인 포도당 레벨 모니터링과 관련하여, 전기화학 측정센서가 포함된 비침습적 콘택트렌즈는 모니터링 요구를 관리하는 데 가장 유망한 방법이라고 여겨진다. 콘택트렌즈기반의 포도당 전기화학측정센서는 기존의 혈당측정기를 훨씬 뛰어넘는 여러가지 장점을 제공한다.

① 손가락스틱 혈액 샘플보다는 기초 눈물액을 통한 검출에 기반하므로, 과정이 고통스럽지 않다(눈물과 혈당 수치간의 상관관계가 확인되었다) [24].
② 콘택트렌즈는 도처에 존재하는 재료로, 미국 의약식품국이 승인한 의료기기이며, 가정에서 쉽게 볼 수 있는 익숙한 재료이다.
③ 콘택트렌즈 제조는 반도체 제조기술과 호환 가능하므로, 소형전기부품 및 미세전자기계시스템 장치가 콘택트렌즈의 표면에 장착될 수 있다.
④ 성숙된 반도체 조립술로 인해 대량생산의 장벽이 비교적 낮다.
⑤ 대부분의 콘택트렌즈기반 포도당 전기화학측정센서는 휴대전화 애플리케이션과 호환 가능하다.

따라서 의사는 개개인이 의료기기를 조작할 때 동기화된 정보를 수신할 수 있다. Sensimed AG는 콘택트렌즈기반 제품인 SENSIMED Triggerfish 제품을 상용화했다. 현재 유럽에서만 승인된 Triggerfish 제품은 콘택트렌즈 표면에 무선압력변환기를 사용함으로써, 녹내장 관리를 위해 24시간 동안 지속적으로 압력수치 변화를 모니터링하도록 설계되었다 [25]. 2004년에 March [26] 등은 비침습적인 콘택트렌즈 포도당센서의 일차 시범시험에 관한 결과를 논의하였다. 형광탐지자를 사용해 포도당의 농도를 나타냈다. Chu 등 [27] 은 폴리디메틸실록산으로 구성된 콘택트렌즈의 표면에 놓을 수 있으며, 토끼눈에 이식할 수 있는 부드러운 눈물 포도당 생체감지자를 개발했다. 그러나 측정은 생체감지자에 연결하기 위한 유선연결과 벤치탑 포텐시오스탯에 의존해야 했다. Pandey [28] 등은 착용자의

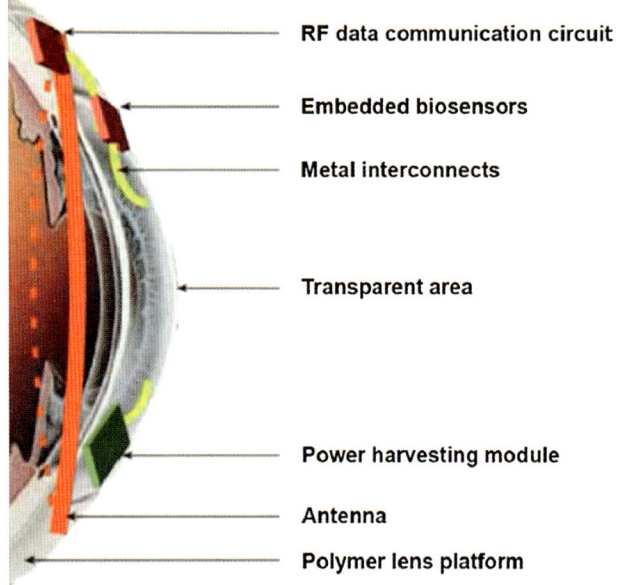

그림 4.1 활성 콘택트렌즈의 개념설계 [28]

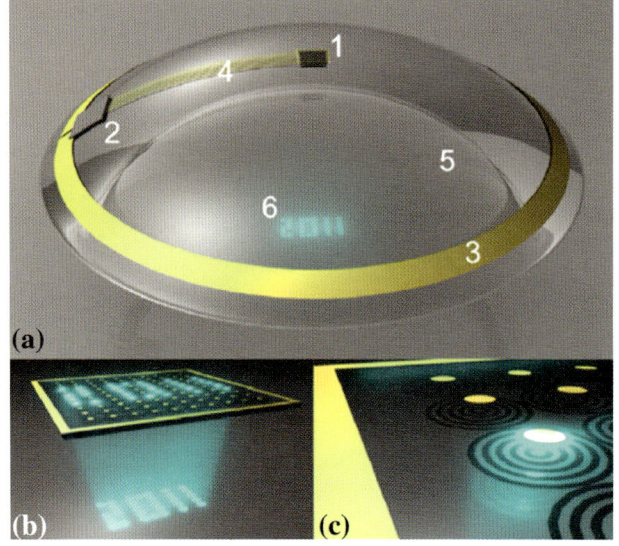

그림 4.2 다중 픽셀 콘택트렌즈 디스플레이의 개념 설명. **(a)** 발광다이오드 칩을 사용한 콘택트렌즈 이미지. **(b)** 100개의 픽셀을 갖는 발광다이오드. **(c)** 각각의 발광다이오드 픽셀 반대편의 프레즈넬렌즈(Fresnel)를 보여주는, 1개의 활성화된 픽셀의 확대 이미지 [29].

시야를 방해하지 않는 눈물액 측정을 위해 무선으로 작동하는 능동형 콘택트렌즈를 제안했다(그림 4.1). 기기에서는 콘택트렌즈의 표면에 고리안테나, 전력수확 직접회로 및 마이크로 발광다이오드가 통합되어, 무선주파수에 의해 무선으로 작동되는 렌즈가 실현 가능하다는 것을 입증하였다. 저자는 단일픽셀 무선설계를 수행하고 토끼눈에서 생체적 합성을 테스트하면서, 다양한 물리적 조건에서 안테나 설계와 작동거리 간의 관계를 조사했다(그림 4.2) [29]. 토끼눈에서 콘택트렌즈 발광다이오드를 작동시키기 위한 작동거리는 1.05 GHz에서 혼(horn) 안테나와 +35 dBm 전력 입력시에 약 10 cm였다. 식염수 필름이 콘택트렌즈를 덮기 위해 사용될 때, 주파수는(약 1.05GHz에서 약 1.8GHz까지) 현저하게 감소하였고, 작동범위는 더 짧아졌다. 센서시스템(고리안테나, 무선센서인터페이스 칩 및 포도당센서)과 직접회로 부품(전원관리, 판독회로, 무선통신 인터페이스), LED 드라이버 및 CMOS 칩의 에너지 저장 콘덴서를 통합하여, 정교한 CMOS 포도당센서를 무선으로 작동하는 활성 콘택트렌즈에 통합하였다(그림 4.3)[30]. 콘택트렌즈는 0.05~1mM 범위의 포도당 레벨에 대해 400Hz/mM의 선형 게인을 수행했다(규정된 온칩 1.2V 전원 공급 장치에서 3μW 소비함). 눈물은 눈물샘, 눈표면 상피세포, 마이보미안선, 배세포 및 혈액에서 단백질/펩타이드, 전해질, 지질 및 대사 산물을 포함한 복잡한 세포외액으로, 낮은 포도당 농도(정상적인 눈물 포도당 수준은 0.1~0.6mM 범위)를 가지고 있다[31,32]. 저자는 포도당센서와 전기통신회로를 포함하는 2세대 콘택트렌즈를 개발하였다(그림 4.4)[33]. 일차 센서는 활성포도당 산화효소로 처리한 반면에 제어센서는 비활성화된 활성포도당 산화효소로 처리하였다. 구글기업은 당뇨병 관리를 돕기 위해, 노바티스에 스며든 스마트 콘택트렌즈를 만들기 위해 많은 자원을 투입하는 것에 대한 보고서를 최근에 발표하였다. 많은 사람의 관심과 추측을 불러 일으켰으며, 생체내 포도당 수치를 디지털 방식으로 모니터링하는 새로운 시대를 촉발시켰다. 하지만 공평하게 말하면 구글 콘택트렌즈는 이전의 많은 노력을 통해 확대되고 있는 것이다.[35]. 콘택트렌즈(눈에 장착할 수 있는 장치)와 관련된 구글의 특허는 다음 두 가지 측면에 중점을 둔다.

그림 4.3 포도당센서가 있는 콘택트렌즈 이미지[30]

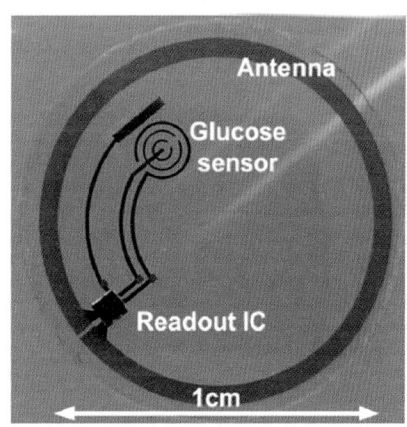

그림 4.4 이중 포도당센서가 있는 콘택트렌즈 이미지[33]

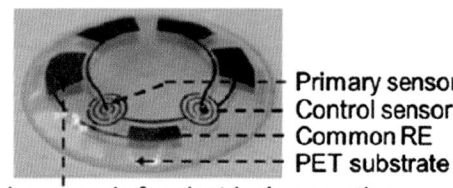

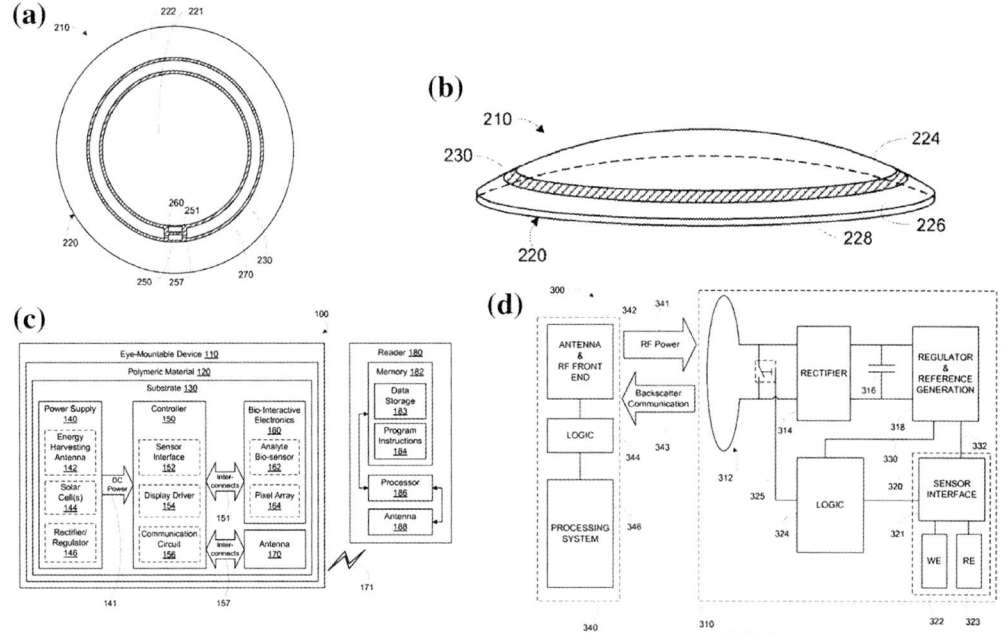

그림 4.5 눈에 착용할 수 있는 기기의 예. (a), (b) 바닥 및 측면 단면도. (c) 외부 판독기와 무선통신이 가능한 눈 장착형 장치용 시스템의 블록 다이어그램. (d) A 눈물에서 분석물의 농도를 전기화학적으로 측정하기 위한 예시적인 시스템의 기능 블록 다이어그램 [38].

① 구성요소, 즉 제어기, 생체 상호작용 전자장치 및 장치의 광원에 대한 설계
② 이중전원장치 [36-43]

투명 콘택트렌즈(직경: 약 1cm, 두께: 약 0.1~0.5mm)는 눈꺼풀의 움직임과 호환되는 오목한 표면과 고리안테나, 전원공급장치, 제어기 및 생체 상호작용 전자장치(모두 전도성 기질에 매립됨)를 포함하는 볼록한 표면을 가지고 있다(그림 4.5) [38]. 고리안테나가 부수적인 무선주파수방사를 수신하면, 정류기/조절기는 무선주파수 신호를 적절한 직류전압으로 변환한다. 에너지 수확용 안테나가 고장난 경우에, 태양 전지를 사용하여 전체시스템에 필요한 에너지를 공급할 수 있다(이중 전원 장치). 제어기가 에너지를 수용한 후에 제어기는

① 기기가 눈물 샘플에 노출되는 동안 분석물의 상이한 농도와 연관된 기체계 전류를 생성하기 위해, 작용전극과 기준전극 사이의 효율적인 전압을 조절한다.
② 기체계 전류를 측정한다.
③ 처리 후에 결과를 안테나를 통해 판독기(휴대전화)에 전송한다.

분석물 생체감지자는 최소 크기가 25mm 미만인 작용전극(Ag/AgCl)과 작용전극의 면적보다 적어도 5배 큰 면적을 갖는 기준전극으로 이루어진다(그림 4.6) [38]. 작용전극은 활성

4.2 콘택트렌즈기반 포도당센서 설계 및 제조

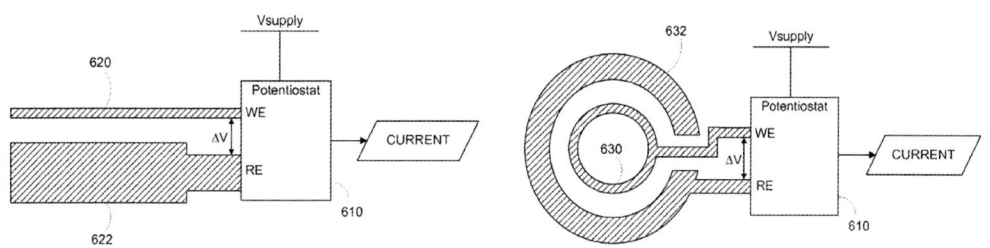

그림 4.6 전기화학센서의 전극배치 예 [38]

포도당 산화효소로 촉매된 포도당으로 코팅되어 과산화수소를 생성한다. 이어서 작용전극은 전자를 받아들이고 전류를 발생시키며, 과산화수소는 작용전극에서 전기산화된다. 결국 현재 신호는 처리를 위해 판독기로 전송된다. 콘택트렌즈는 사용자에게 불충분한 전압레벨을 나타내는데 사용될 수 있는 픽셀배열(조명)을 디스플레이한다. 따라서 측정 민감도는 활성포도당 산화효소와 센서간의 상호작용과 높은 상관관계가 있다. 검출 민감도를 고려할 때, 포도당센서에 적용된 양이온성 중합체가 37~65℃ 온도 환경하에서 검출 감도를 향상시키고, 효소의 안정성을 증가시킬 수 있는 능력이 있다는 것을 특허로 주장하고 있다 [44]. 여전히 콘택트렌즈 착용감을 고려한다면, 다량의 공동을 지닌 하이드로젤기반 콘택트렌즈의 아이디어는 실현이 가능하다 [45].

4.2 콘택트렌즈기반 포도당센서 설계 및 제조

스마트 콘택트렌즈 개발을 위한 청사진을 제공한 Brian Otis의 연구와 콘택트렌즈기반 포도당센서의 제조에 대해 자세히 설명한다 [28-30,33].

4.2.1 포도당센서 디자인 및 제조

전형적으로 포도당센서는 3개의 전극을 포함한다.
① 포도당 산화를 허용하고, 과산화수소가 전기산화될 때 전자를 수용하는 활성포도당 산화효소로 코팅된 작용전극(WE)
② 전류 고리를 형성하기 위해 전류 드레인으로써 작용하는 상대전극(counter electrode, CE)
③ 전체 시스템에 안정적인 전압 전위를 공급하는 기준전극(RE)(그림 4.7) [30].

보고된 연구에서 작용전극과 상대전극은 각각 폭이 50~75 μm인 동심원 고리로 형성되

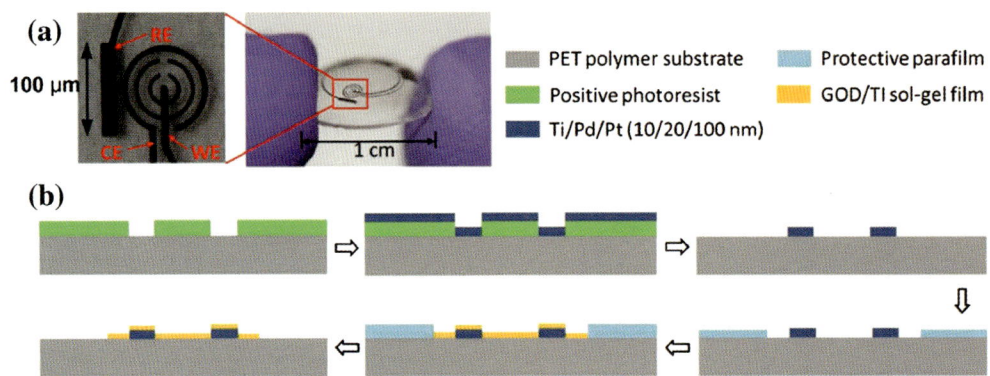

그림 4.7 콘택트렌즈의 포도당센서. (a) 전극 설계. (b) 전극 제조 [30].

었다 [30,46]. 두 제품 모두 저항을 줄이고 센서 감도를 향상시키기 위해 50 μm 피치로 장착되었다. 기준전극은 직사각형 막대(1.6 mm × 0.25 mm)로 설계되었고 고감도 및 낮은 추론을 위해 포도당 산화효소에 대한 접근법을 변형하였다. 얇은 파라필름을 사용하여 통합 콘택트렌즈의 표면을 덮었지만 작용전극은 덮지 않았다. 작용전극을 활성포도당 산화효소(30 μL, 10 mg/mL)로 처리한 후, 센서를 밀봉된 접시에서 티타늄 이소프로폭시드 용액 위에 수직으로 6시간 동안 허공에 걸어 두어, 활성포도당 산화효소/티타니아 졸겔 막을 만들었다. 듀얼 센 디자인에서 통합된 콘택트렌즈의 표면을 덮기 위해 얇은 파라필름 조각이 사용되었지만, 제어센서는 덮지 않았다. 제어센서는 DeGOD (GOD 용액(10 mg/mL)(20 μL)로 70°C에서 3시간 동안) 처리된 후, 센서를 밀폐된 접시에서 티타늄 이소프로폭시드(titanium isopropoxide) 용액 위에 수직으로 6시간 동안 허공에 걸어 두어, 활성포도당 산화효소/티타니아 졸겔 막을 만들었다. 다음으로, 일차센서가 가려지지 않는 것을 제외하고 장치는 얇은 파라필름 조각으로 덮었다. 일차센서는 제어센서 단계와 동일한 방식으로 효소처리과정을 거쳤지만, 활성포도당 산화효소(20 μL, 10 mg/mL)를 사용하였다 [33].

4.2.2 발광다이오드 제작

발광다이오드 조명제작은 알루미늄, 갈륨, 아세나이드를 기반으로 한다(그림 4.8) [47]. 알루미늄비소(AlAs) 희생층은 처음에 갈륨비소(GaAs) 기질의 상부에 적층되었다 [28]. 그 다음, 각각의 개별적인 발광다이오드 층은 희생층 위에 증착된 후, Cr/Ni/Au의 에칭 및 증착은 각각 n영역 및 p영역을 생성하도록 허용되었다. 결국, 불산용액을 사용하여 발광다이오드를 웨이퍼로부터 분리시켰다.

그림 4.8 발광다이오드 디자인. **(a)** AlGaAs μ-LED 제조 예. **(b)** μ-LED 크기 [47]

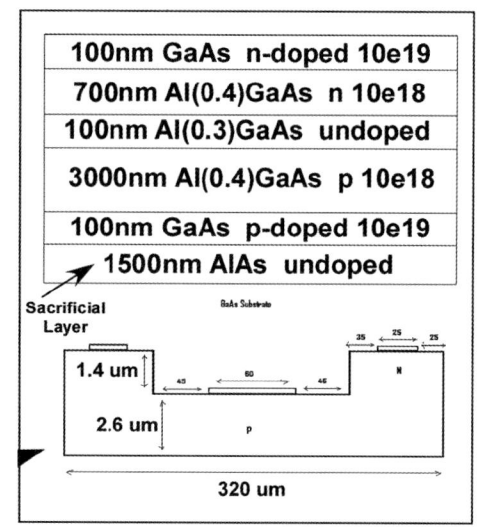

4.2.3 안테나 디자인

고리안테나는 반경이 5mm, 폭이 0.5mm이고, 두께가 5μm로 착용자의 시야를 방해하지 않는다. International Nonionizing Radiation Protection(ICNIRP) 위원회는 일반 대중의 두부와 흉부의 무선주파수 노출을 2 W kg^{-1}(최대 10GHz) 또는 평면파 출력밀도로 10 W m^{-2}(2300GHz) 제한을 설정하였다. 전기전자기술자협회(IEEE)는 2 W kg^{-1}(100kHz ~3GHz)/10 W m^{-2}(2~100GHz)로 장소에 대한 노출 제한을 설정하였다. 일반적으로, 무선주파수 동작은 고리안테나를 통해 수신된 전력량 및 안테나 대 칩 임피던스 매칭을 통해 결정된다. 이러한 요구사항을 고려할 때, 안테나 및 칩 시스템의 공진 주파수는 약 980~990MHz이며, 칩 임피던스는 7Ω+12pF이고, 안테나 유도계수는 22nH이다. 고리안테나는 1.0m 거리에서 1.0W 전원으로부터 전력을 수신하고, 1.76dBi의 송신안테나게인을 가지며, 약 2.0GHz에서 약 117μW 의 피크 전력을 수신한다 [29].

4.2.4 무선판독칩 구조

온렌즈칩 센서판독시스템은 0.36mm² 영역에서 저전력(<5μW) 및 저전류 잡음(<1nA rms)에서 작동하도록 설계되었다. 직접회로는 0.36mm² CMOS 칩에서 전력관리블록, 판독회로, 무선통신 구성요소, 발광다이오드 드라이버 및 에너지 저장축전기로 구성된다 (그림 4.9) [30]. 칩의 에너지 생산은 호출기로부터 무선주파수 신호를 수신하는 무선주파수기반의 에너지 수확시스템에 의한 것이다. 무선주파수 전력 및 디지털 스위칭 잡음의

강도변화로 야기된 입력에너지의 변동을 개선하기 위해, 초저전력 선형조정자, 온도안정 밴드갭 기준 및 바이어스 전류생성을 조합한 것은 안정적인 직류 바이어스를 제공하며, 칩에 전류(+1.2V)를 공급한다. 강화제는 작용전극과 상대전극의 조합(기준센서에 연결된 CE2는 원하지 않는 간섭을 차단하도록 설계되었다) 또는 작용전극과 기준전극의 조합 사이에서 전기산화를 개시하기 위한 안정된 전위(+400mV)를 제공한다. 측정된 전류 신호는 증폭되고, 발진기기반의 전류주파수 변환기의 처리를 통해 특정 주파수로 변환된다. 결국 시스템은 무선주파수 후방 산란을 통해 호출기와 무선으로 통신한다.

4.2.5 콘택트렌즈를 이용한 무선 및 센서 통합을 위한 제작

모든 제조과정은 반도체 관련 기술에 크게 의존한다. 제작공정 과정은 **그림 4.10**과 같다[33]. 생체적합성 문제를 고려하면서 제조공정을 보존하기 위해, 제조시에 폴리에틸렌 테레프탈레이트(polyethylene terephthalate, PET) 기질이 사용되었다. 또한 깨끗한 PET 웨이퍼가 준비되었다(두께: 0.1~0.5mm)(**그림 4.10a**). 얇은 AZ4620필름(6μm)은 PET 웨이퍼 상부에서 스핀 코팅되었고, 사진평판술을 사용하여 고리안테나 영역을 형태화했다. 그 후, 웨이퍼 상에서 3개 층의 금속막(Cr 20nm, Ni 80nm 및 Au 350nm)을 증착시키고, 불필요한 AZ4620을 아세톤(lift-off)을 통해 제거하여, 안테나 접착층 및 전기적 상호연결부가 생성되었다(**그림 4.10b**). 센서를 개발하기 위해 3개 층의 금속막(Ti 10nm, Pd 20nm 및 Pt 100nm)은 AZ4620 포토레지스트로 형태화한 후에 증착되었다(**그림 4.10c**). 이어서 규정된 패턴을 가진 얇은 SU-8 필름(1.5μm)을 웨이퍼 위에서 코팅하여 전기절

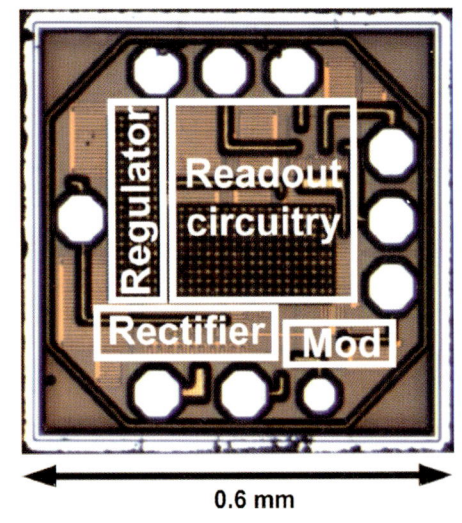

그림 4.9 판독 직접회로 이미지[30]

연 및 땜납 습윤영역을 만들었다(그림 4.10d). 마지막으로, 시드층으로써 웨이퍼의 전체 표면상에서 금층을 증착시킨 후에 AZ 4620 포토레지스트의 또 다른 층을 보호가면으로 사용하였다. 그 결과, 전기저항이 낮은(옴)(5μm)두께의 고리안테나가 펄스 전기도금(1ms on과 1ms off)(Pur-A-Gold® 401 formulation)을 통해 생산되었다(그림 4.10e). 포토레지스트를 아세톤으로 제거하고, 시드층을 5mL(vol:vol)의 탈이온화 ddH_2O:금 에칭(trifluo-

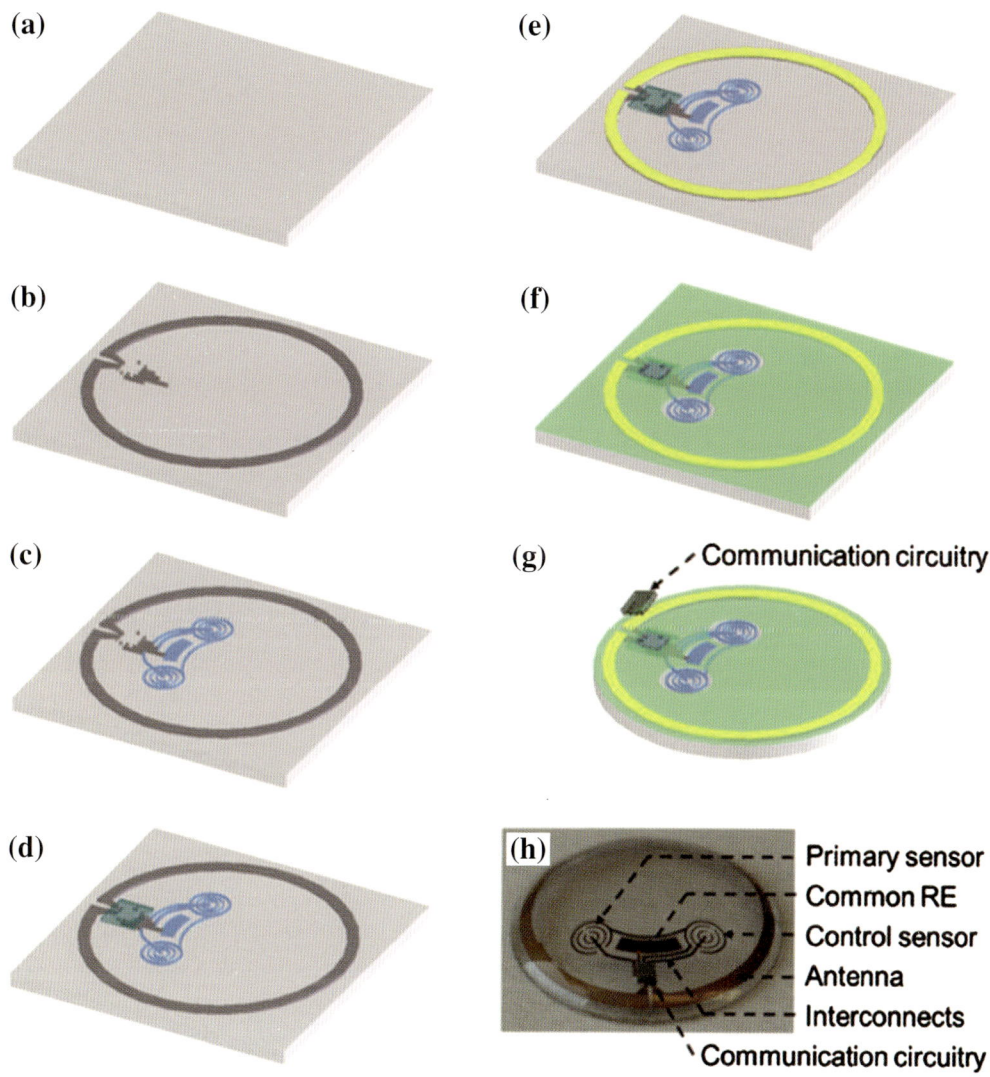

그림 4.10 콘택트렌즈 제조[33]. **(a)** 깨끗한 페트기판의 제조. **(b)** Cr/Ni/금 층 제조와 안테나 접착층 및 전기상호 접속부 형성을 위한 리프트 오프(lift-off). **(c)** 금속 이중 센서를 만들기 위한 타이타늄/팔라듐/백금 층 제조 및 리프트 오프(lift-off). **(d)** 무선칩웰의 위치를 형태화하기 위해 기판의 표면을 덮는 SU-8층. **(e)** 금 안테나 제작. **(f)** 금속 구조를 보호하기 위한 SU-8층의 사용. **(g)** 장치에 실리콘 칩을 넣음. **(h)** IC 및 센서 인터페이스 회로가 있는 콘택트렌즈.

roacetic acid, TFA)으로 에칭한 후, 두꺼운 층 SU-8(25μm)을 웨이퍼 위에서 코팅하여 금속구조를 보호하고, 이중 센서 뿐 아니라 실리콘/발광다이오드 칩(통신회로 구성요소)을 연결하기 위한 공간을 마련했다(**그림 4.10f**). 이어서 실리콘 칩을 용융합금브리징 자기조립을 통해 콘택트렌즈 상에 집적하고, 통합된 중합체를 주형으로 만들고(200°C, 15초), 콘택트렌즈(직경 약 1cm)의 형태로 연마한 후(**그림 4.10g**) 포도당센서는 활성포도당 산화효소로 변형되었다(2.1절).

4.3 결론

요약하면, 구글 콘택트렌즈는 당뇨병 관리를 위해 눈물 포도당 수치를 모니터링하기 위한 기기로 눈에 장착할 수 있다. 기기의 가능성을 구글 콘택트렌즈가 보여 주었으나, 인간에게 적용하기 위해서는 연구가 더 필요하다. 이러한 획기적인 기술은 진단 탐지를 위한 전기화학적 방법론과 함께 간단하고 대중적으로 의학적 도움이 되는 콘택트렌즈를 통합하려는 시도로 인해 새로운 장을 열게 되었다. 구글은 기기가 알코올을 특이적으로 산화시킬 수 있는 효소를 사용하여 혈중 알코올 농도를 반영할 수 있는 가능성이 있다고 설명하였다. 현재의 소변 및 호흡분석접근법에 비해 음주운전자에 대한 미래의 테스트는 비교적 쉽게 접근 가능하고, 더 정확할 수 있다[48]. 처리 결과를 캡처하는 장치를 위한 판독 방법은 다양해지고 있으며(컴퓨터, 휴대전화, 시계기반장치) 착용가능한 진단장치 분야에서의 성장을 불러일으킨다[49]. 예컨대 하이드로겔 콘택트렌즈는 단지 진단 결과를 제공하는 것 뿐만 아니라, 녹내장 치료제 방출과 같은 치료효과를 제공할 수 있다[50]. 신체상태 모니터링 기능과 콘택트렌즈를 통한 약물전달 기능을 통합하는 것이 가까운 미래에 실현될 수 있다고 여겨진다. 모니터링 또는 약물전달을 위한 특이적 기능을 가진 콘택트렌즈 대신에, 고급 콘택트렌즈는 모니터링 결과로 필요하다고 판단이 되면 정밀하게 약물을 방출할 수 있을 것이다.

참고문헌

1. Embuldeniya G, Veinot P, Bell E, Bell M, Nyhof-Young J, Sale JE, Britten N (2013) The experience and impact of chronic disease peer support interventions: a qualitative synthesis. Patient Educ Couns 1:3-12
2. Petersen PE, Ogawa H (2000) The global burden of periodontal disease: towards integration with chronic disease prevention and control. Periodontol 60:15-39
3. Vogeli C, Shields AE, Lee TA, Gibson TB, Marder WD, Weiss KB, Blumenthal D (2007) Multiple

chronic conditions: prevalence, health consequences, and implications for quality, care management, and costs. J Gen Intern Med 22(Supply 3):391-395
4. http://www.cdc.gov/chronicdisease/resources/publications/aag/chronic.htm
5. Center on an Aging Society (2004) Disease management programs: improving health while reducing costs? Washington. Georgetown University, DC
6. American Diabetes Association (2008) Economic costs of diabetes in the U.S. in 2007. Diabetes Care 31:596615
7. Egede LE, Gebregziabher M, Zhao Y, Dismuke CE, Walker RJ, Hunt KJ, Axon RN (2014) Impact of mental health visits on healthcare cost in patients with diabetes and comorbid mental health disorders. PLoS ONE 9:e103804
8. Fisher L, Skaff MM, Mullan JT, Arean P, Glasgow R, Masharani U (2008) A longitudinal study of affective and anxiety disorders, depressive affect and diabetes distress in adults with type 2 diabetes. Diabet Med 25:10961101
9. Yo EH, Lee SY (2010) Glucose biosensors: an overview of use in clinical practice. Sensors 10:4558-4576
10. Hiratsuka A, Fujisawa K, Muguruma H (2008) Amperometric biosensor based on glucose dehydrogenase and plasma-polymerized thin films. Anal Sci 24:483-486
11. American Diabetes Association (1996) American Diabetes Association: clinical practice recommendations 1996. Diabetes Care 19:S1-S118
12. Solnica B, Naskalski JW (2007) Quality control of self-monitoring of blood glucose: why and how? J Diabetes Sci Technol 1:164-168
13. Bandodkar AJ, Wang J (2014) Non-invasive wearable electrochemical sensors: a review. Trends Biotechnol 32:363-371
14. Martinez AW, Phillips ST, Carrilho E, Thomas SW, Sindi H, Whitesides GM (2008) Simple telemedicine for developing regions: camera phones and paper-based microfluidic devices for real-time, off-site diagnosis. Anal Chem 80:3699-3707
15. Lee DS, Jeon BG, Ihm C, Park JK Jung MY (2011) A simple and smart telemedicine device for developing regions: a pocket-sized colorimetric reader. Lab Chip 11:120-126
16. Mudanyali O, Dimitrov S, Sikora U, Padmanabhan S, Navruz I, Ozcan A (2012) Integrated rapid-diagnostic-test reader platform on a cellphone. Lab Chip 12:2678-2686
17. Wang S, Zhao X, Khimji I, Akbas R, Qiu W, Edwards D, Cramer DW, Ye B, Demirci U (2011) Integration of cell phone imaging with microchip ELISA to detect ovarian cancer HE4 biomarker in urine at the point-of-care. Lab Chip 11:3411-3418
18. Shen L, Hagen JA, Papautsky I (2012) Point-of-care colorimetric detection with a smart-phone. Lab Chip 12:4240-4243
19. Matlani P, Londh ND (2013) A cloud computing based telemedicine service. Point-of-Care Healthcare Technologies (PHT), 2013 IEEE, pp 326-330
20. Schazmann B, Morris D, Slater C, Beirne S, Fay C, Reuveny R, Moynac N, Diamond D (2010) A wearable electrochemical sensor for the real-time measurement of sweat sodium concentration. Anal Methods 2:342-348
21. Guinovart T, Parrilla M, Crespo GA, Rius FX, Andrade FJ (2013) Potentiometric sensors using cotton yarns, carbon nanotubes and polymeric membranes. Analyst 138:5208-5215
22. Jia W, Bandodkar AJ, Valdés-Ramírez G, Windmiller JR, Yang Z, Ramírez J, Chan G, Wang J (2013) Electrochemical tattoo biosensors for real-time noninvasive lactate monitoring in human perspiration. Anal Chem 85:6553-6560
23. Mannoor MS, Tao H, Clayton JD, Sengupta A, Kaplan DL, Naik RR, Verma N, Omenetto FG, McAlpine MC (2012) Graphene-based wireless bacteria detection on tooth enamel. Nat Commun 3:763
24. Yan Q, Peng B, Su G, Cohan BE, Major TC, Meyerhoff ME (2011) Measurement of tear glucose levels with amperometric glucose biosensor/capillary tube configuration. Anal Chem 83:8341-8346

25. http://www.sensimed.ch/en/company/about-us.html
26. March WF, Mueller A, Herbrechtsmeier P (2004) Clinical trial of a noninvasive contact lens glucose sensor. Diabetes Technol Ther 6:782-789
27. Chu M, Shirai T, Takahashi D, Arakawa T, Kudo H, Sano K, Sawada S, Yano K, Iwasaki Y, Akiyoshi K, Mochizuki M, Mitsubayashi K (2011) Biomedical soft contact-lens sensor for in situ ocular biomonitoring of tear contents. Biomed Microdevices 13:603-611
28. Pandey J, Liao Y, Lingley AR, Mirjalili R, Parviz BA, Otis BP (2010) A fully integrated RF powered contact lens with a single element display. IEEE Trans Biomed Circuits Syst 4:454-461
29. Lingley AR, Ali M, Liao Y, Mirjalili R, Klonner M, Sopanen M, Suihkonen S, Shen T, Otis BP, Lipsanen H, Parviz BA (2011) A single-pixel wireless contact lens display. J Micromech Microeng 21:125014
30. Liao Y, Yao H, Lingley A, Parviz BA, Otis BP (2012) A 3 μW CMOS glucose sensor for wireless contact-lens tear glucose monitoring. J Solid-State Circuits 47:335-344
31. Bandodkar AJ, Wang J (2014) Non-invasive wearable electrochemical sensors: a review. Trends Biotechnol 32:363-371
32. Berman ER (1991) Biochemistry of the eye. Plenum, New York, pp 68-76
33. Yao H, Liao Y, Lingley AR, Afanasiev A, Lähdesmäki I, Otis BP, Parviz BA (2012) A contact lens with integrated telecommunication circuit and sensors for wireless and continuous tear glucose monitoring. J Micromech Microeng 22:075007
34. http://www.forbes.com/sites/leoking/2014/07/15/google-smart-contact-lens-focuses-on-healthcare-billions/
35. Otis B, Liao YT, Amirparviz B, Yao H (2012) Wireless powered contact lens with glucose sensor. US Pat 20120245444:A1
36. Liu Z, Otis B (2014) In-vitro calibration of an ophthalmic analyte sensor. US Pat 20140107447:A1
37. Liu Z, Otis B (2014) In-vitro calibration of an ophthalmic analyte sensor. US Pat 20140107448:A1
38. Liu Z (2014) Microelectrodes in an ophthalmic electrochemical sensor. US Pat 20140107444:A1
39. Liu Z (2014) Contact lenses having two-electrode electrochemical sensors. US Pat 20140194713:A1
40. Liu Z (2014) Contact lenses having two-electrode electrochemical sensors. US Pat 20140190839:A1
41. Biederman WJ, Otis B (2014) Devices and methods for a contact lens with an inward facing light source. US Pat 8764185:B1
42. Nelson P, Liu Z, Otis B (2014) Facilitation of temperature compensation for contact lens sensors and temperature sensing. US Pat 20140085600:A1
43. Biederman WJ, Pletcher N, Nelson A, Yeager D (2014) Device with dual power sources. US Pat 8742623:B1
44. Feldman BJ, Ouyang T, Liu Z (2014) Cationic polymer based wired enzyme formulations for use in analyte sensors. US Pat 20140141487:A1
45. Liu Z, Etzkorn J (2014) In-situ tear sample collection and testing using a contact lens. US Pat 20140194706:A1
46. Yao H, Shum AJ, Cowan M, Lähdesmäki I, Parviz BA (2011) A contact lens with embedded sensor for monitoring tear glucose level. Biosens Bioelectron 26:3290-3296
47. Saeedi E, Kim SS, Parviz BA (2007) Self-assembled inorganic micro-display on plastic. In: Proceedings of IEEE 20th international conference on MEMS, pp 755-758
48. Liu Z, Amirparviz B (2014) Sensor. US Pat 20140206966:A1
49. https://www.apple.com/watch/technology/
50. Ciolino JB, Stefanescu CF, Ross AE, Salvador-Culla B, Cortez P, Ford EM, Wymbs KA, Sprague SL, Mascoop DR, Rudina SS, Trauger SA, Cade F, Kohane DS (2014) In vivo performance of a drug-eluting contact lens to treat glaucoma for a month. Biomaterials 35:432-439

체외진단용 의료기기관련 국내규정

5장

5.1 의료기기 품목 및 품목별 등급에 관한 규정 (2017.01.24 개정)

(D) 체외진단용 시약 *Reagents for In vitro Diagnostics (IVD Reagents)*

D01000	혈액 검사용 시약 IVD reagents for Hematology
D01010.01	혈구검사시약[2] IVD reagents for blood test 세포의 형태, 표지자 등을 검사하여 혈액내 존재하는 세포(혈구)의 수 확인에 사용되는 시약
D01010.02	유세포분석보조시약[1] IVD supportive reagents for flow cytometric test 유세포 분석에서 완충액, 세정액 등과 같이 보조적으로 사용되는 시약
D01020.01	적혈구침강속도검사시약[2] IVD reagents for erythrocyte sedimentation rate(ESR) 적혈구 침강속도 검사(ESR) 시 사용되는 시약(단순 희석 및 전해질시약 제외)
D01030.01	혈구염색검사시약[1] IVD reagents for hematological stains Wright 염색 등의 혈구 염색 검사 시 사용되는 시약
D01040.01	혈액응고일반검사시약[2] IVD reagents for hemostasis and thrombosis, non-essential tests for clinical decision 의학적 결정을 내리는데 단독으로 사용되지 않는 시약으로 혈액응고인자, 혈액응고인자 분해산물, vWF assay, Anti-thrombin, Protein C&S, Lupus anticoagulant, Platelet factor 4, ß-thromboglobulin test 등의 출혈 및 혈전 질환 검사 시 사용되는 시약(임상증상 및 증후, 다른 검사결과 참조 필요)(Fibrinogen, FDP, D-dimer 검사 등 3등급 혈액응고검사시약 제외)
D01050.01	혈액응고검사시약[3] IVD reagents for hemostasis and thrombosis, essential tests for clinical decision 의학적 결정을 내리는데 단독으로 사용될 수 있는 시약으로 PT, aPTT, Thrombin time, Fibrinogen, Platelet function test, Anti-factor Xa, ACT, LMWH, Fibrinolysis test(FDP, D-dimer) 등의 검사 시 사용되는 시약

D01060.01	혈구응집검사시약 [2] IVD reagents for red cell agglutination, not for transfusion 의학적 결정을 내리는데 단독으로 사용되지 않는 시약으로 PNH test 등 수혈의학 이외의 목적으로 사용되는 시약(임상증상 및 증후, 다른 검사결과 참조 필요)
D02000	수혈 검사용 시약 IVD reagents for Transfusion medicine
D02010.01	ABO·RhD 혈액형검사시약 [4] IVD reagents for ABO·RhD blood typing, red cell agglutination ABO typing test, RhD typing test 등 ABO(아형 제외), RhD 혈액형 검사에 사용되는 시약
D02020.01	ABO·RhD 이외의 혈액형검사시약 [3] IVD reagents for blood typing other than ABO·RhD, red cell agglutination ABO 아형, Rh 아형(C, c, E, e), Duffy, Kell, Kidd, MNS 등 ABO, RhD 이외의 혈액형 검사에 사용되는 시약
D02030.01	수혈용혈구응집검사시약 [3] IVD reagents for red cell agglutination Anti-globulin, Polyspecific anti-human globulin, Monospecific anti-human globulin, Coombs test 등 수혈검사에 사용되는 혈구응집 검사 시약
D03000	요 또는 분변검사용 시약 IVD reagents for Urine or Feces
D03010.01	요화학검사시약 [2] IVD reagents for urine chemistry Urobilinogen, Protein, Glucose, Blood, Bilirubin, Ketone body, pH, 비중, 아질산염, 백혈구 등 요화학 검사 시 사용되는 시약으로 요를 이용한 마약 및 독성물질 대사검사시약은 제외한다.
D03020.01	분변잠혈검사시약 [2] IVD reagents for fecal occult blood 분변 잠혈 반응검사, 분변 혈색소 정량검사 등의 분변 잠혈 검사 시 사용되는 시약
D04000	면역화학 검사용 시약 IVD reagents for Clinical Immunochemistry
D04010.01	면역화학검사시약 [2] IVD reagents for clinical Immunochemistry Total protein, Albumin, Cholesterol, Lipid, Free fatty acid, Fe, AST, ALT, LD, Phosphatase, Amylase, Lipase, LAP, Aldolase, Cholinesterase, γ-GTP, Glucose, Bilirubin, BUN, Creatinine, Creatine, Uric acid, Hb A1c, Ammonia, Fructosamine, Apolipoproteins, β-lipoprotein, Ferritin, Transferrin, ALP isoenzyme, Amylase isoenzyme, Cystatin C, TIBC, UIBC, Plasma hemoglobin, ICD, HBD, PHI, ADA, ACE, G6PD, δ-ALA dehydratase, 5-Nucleotidase, Pyruvate kinase, Lactate(유전성대사질환 제외), Ketone body, Bilinogen, Bile acid, AKBR, Lp(a), Folate, Carotene, Carnitine 등 각종 비타민, CK, CK isoenzyme, CRP, Homocysteine, Haptoglobin, Ceruloplasmin, α1-microglobulin, β2-microglobulin, α1-antitrypsin, Immunoglobulin assay(immunoglobulin 아형 검사 포함), Hb electrophoresis, immunoelectrophoresis, anti-steptolysin O(ASO) 등의 면역·화학 검사 시 사용되는 시약(임상증상 및 증후, 다른 검사결과 참조 필요)
D04020.01	혈액가스분석및전해질검사시약 [2] IVD reagents for blood gas, electrolytes analysis with electrode 혈액가스(pCO_2, pO_2, CO 등)와 전해질농도(N, K, Cl, ionized Ca, Mg, P 등)를 전극 등을 이용하여 동시 또는 단독으로 분석하는데 사용되는 시약

D04030.01	심질환표지자검사시약[3] IVD reagents for cardiac marker Myoglobin, Troponin, BNP, NT-proBNP, CK-MB 등 심근 혈관 표지자 검사 시 사용되는 시약
D04040.01	치료적약물농도검사시약[3] IVD reagents for therapeutic drug monitoring 항생제, 강심제, 면역억제제 등 치료받는 환자의 약물농도 모니터링 검사 시 사용되는 시약(Primidone, Phenobarbital, Carbamazepine, Ethosuximide, Phenytoin, Valproic acid, Barbiturate, Benzodiazepine, Digoxin, Digitoxin, Theophylline, Gentamycin, Vancomycin, Methotrexate, Cyclosporine, Tacrolimus, Sirolimus, Haloperidol, Amiodarone, Fluoxetine, Isopropranol, Propranolol, Sulfamethoxazole, Thioridazine, Verapamil, Monoethyl glycine xylidide, Lithium Carbonate 등)
D04050.01	마약 및 독성물질대사검사시약[2] IVD reagents for toxin, heavy metal and drugs of abuse 의학적 결정을 내리는데 단독으로 사용되지 않는 시약으로 Paraquat, Ethylene glycol, Benzene, Phenol, Toluene, Styrene, Xylene, Hippuric acid, MIBK, Mandelic acid, Methyl hippuric acid, Methyl ethyl ketone, N-methylformamide, Acetone, Cu, Pb, Hg, Cd, Mn, Zn, Organophosphates, Carbamates, Alcohol, Cannabioids, Opiates, Cocaine, Benzodiazepine(소변 검체) 등의 독물, 중금속, 마약 대사물 검사 시 사용되는 시약(임상증상 및 증후, 다른 검사결과 참조 필요)
D04060.01	종양표지자면역검사시약[3] IVD reagents for tumor marker, immunological test PSA, Free PSA, CA125, AFP, CA15-3, CEA, CA19-9, HER-2, CA72-4, CA130, PAP, SCC, NSE, TPA, 방광암항원 검사(UBC, BTA TRAK, NMP22), PIVKA-II 등 종양 표지자 검사 시 사용되는 시약
D04070.01	내분비물질검사시약[2] IVD reagents for endocrinology, hormone 의학적 결정을 내리는데 단독으로 사용되지 않는 시약으로 Growth hormone, Prolactin, Adrenocorticotropic hormone(ACTH), Follicle stimulating hormone, Lutenizing hormone, Thyroid stimulating hormone(T4, T3, rT3, Free T4), TBG, Thryoglobulin, Parathyroid hormone(PTH), Catecholamine, Aldosterone, Cortisol, Renin, Estrogen, Progesterone, Testosterone, Steroid metabolite, Calcitonin, Erythropoietin, Prostaglandin, Pepsinogen, Antidiuretic hormone(ADH), Histamine, Serotonin, Osteocalcin, Vanillylmandelic acid(VMA), 5-Hydroxyindoleacetic acid(5-HIAA), Homovanillic acid(HVA), C-peptide, Insulin, Glucagon, Gastrin, Cholyglycine, hCG, Fibronectin 등의 내분비 또는 호르몬 검사 시 사용되는 시약(임상증상 및 증후, 다른 검사결과 참조 필요)
D04080.01	선천성기형아검사시약[3] IVD reagents for congenital anomaly screening 산전 검사 또는 선천성 기형아 검사 시 사용되는 시약(Inhibin A, hCG, Unconjugated estrol(uE3), Alpha feto protein(AFP) 등)
D04090.01	유전성대사질환검사시약[3] IVD reagents for in born error of metabolism Amino acid analysis, Mucopolysacharide, Ferric chloride, Very long chain fatty acid, 유기산 분석(Pyruvic acid, Sialic acid, Lactic acid, Citric acid, Hyaluronic acid) 등 유전성 대사질환 검사 시 사용되는 시약

D04100.01	자가면역질환검사시약 [2] IVD reagents for autoimmune disease Rheumatoid Factor, Anti-nulear Ab(ANA), anti-DNA Ab, 각종 Anti-ENA Ab(Sm, RNP, Scl-70 등), Thyroid auto Ab(TPO Ab, Thyroglobulin Ab, Microsomal Ab, Anti-TSHR Ab), Anti-Mitochondria Ab, Anti-Smooth muscle Ab, Anti-Phospholipid Ab(Anti-Cardiolipin Ab), Anti-Neutrophil Ab, Anti-neutrophil cytoplasmic Ab, Anti-Platelet Ab, Anti-Parietal cell Ab, Anti-ß-2-Glycoprotein I Ab, Anti-Insulin Ab, Anti-ICA 512 Ab, Anti-Acetylcholine Receptor Ab, Anti-GBM Ab, GAD Ab 등 자가면역 질환 검사 시 사용되는 시약
D04110.01	알레르기검사시약 [2] IVD reagents for allergy 의학적 결정을 내리는데 단독으로 사용되지 않는 시약으로 Allergen specific IgE for each allergen, Allergen specific IgG for each allergen 등의 알레르기 검사 시 사용되는 시약(임상증상 및 증후, 다른 검사결과 참조 필요)
D04120.01	비수혈 및 비이식용조직면역검사시약 [2] IVD reagents for histocompatibility antigen, antibody not for transfusion or transplantation, immunological method HLA-B27, HLA-B51, 혈소판 또는 백혈구의 항원·항체 검사 등 수혈이나 이식 목적이 아닌 조직(예: 백혈구) 항원·항체 검사 시 사용되는 시약
D04130.01	수혈 및 이식용조직면역검사시약 [3] IVD reagents for histocompatibility antigen, antibody for transfusion or transplantation, immunological method HLA Ag typing, Screen or Identification test for HLA Ab, Donor HLA specific Ab test 등 수혈이나 이식을 위한 조직형(예: HLA 등) 항원·항체 검사 시 사용되는 시약
D04140.01	HIV·HBV·HCV·HTLV 면역검사시약 [4] IVD reagents for diagnosis of HIV, HBV, HCV, HTLV, immunological method Human immunodeficiency virus(HIV), Human hepatitis B virus(HBV), Human hepatitis C virus(HCV), Human T-Lymphotropic virus(HTLV) 감염 여부를 진단하기 위하여 HIV, HBV, HCV, HTLV 관련 항원·항체 검출에 사용되는 시약
D04150.01	HIV·HBV·HCV·HTLV 혈청형·아형검사시약 [3] IVD reagents for serotyping or patient monitoring of HIV, HBV, HCV, HTLV, immunological method Human immunodeficiency virus(HIV), Human hepatitis B virus(HBV), Human hepatitis C virus(HCV), Human T-Lymphotropic virus(HTLV)의 혈청형, 아형 확인 및 치료 경과 확인 등을 위해 사용되는 시약
D04160.01	고위험성감염체면역검사시약 [3] IVD reagents for infectious disease marker(Diagnosis of Sexually transmitted disease, Legally designated infectious pathogens other than 'high risk pathogens', Infectious agents with moderate infectivity), immunological method Toxoplasma, Rubella, CMV, Herpes simplex, EBV, Enterovirus, Measles virus, Parvovirus B19, Herpes zoster, Cryptococcus neoformance, Neisseria meningitidis, Chlamydia trachomatis, Neisseria gonorrhoeae, Treponema pallidum, Klebsiella granlomatis, HPV, HPV genotype, Trichomonas vaginalis, Hendra virus, Malaria, Prion disease, Mycobacterium tuberculosis complex, Adenovirus, Rotavirus 등 성매개성질환, 사망이나 기형을 초래하는 재태 감염, 뇌척수액 및 혈액의 감염 질환, 법정전염병의 감염진단을 위하여 감염원, 항원, 항체 또는 기타 유래물질을 검출하는데 사용되는 시약

D04170.01	저위험성감염체면역검사시약[2] IVD reagents for Infectious disease marker(Detection of low infectivity pathogen), immunological method Widal test, HEV, Helicobacter pylori, Saccharomyces, Clostridium difficile, Giardia lamblia 등의 감염 진단을 위하여 감염원, 항원, 항체 또는 기타 유래물질을 검출하는데 사용되는 시약	
D05000	임상미생물 검사용 시약 IVD reagents for Clinical Microbiology	
D05010.01	미생물염색 및 배양시약[1] IVD reagents for staining or culturing clinical microbiology 각종 미생물 염색 시약 및 미생물 배양용 선택·동정 배지, 혈액 배양 배지	
D05020.01	약제감수성 및 내성미생물검사시약[2] IVD reagents and media for antibiotic susceptibility 내성미생물 검출을 위한 동정용 배지, 항균성 확인 배지, 항균제 디스크 등 미생물 약제감수성 검사에 사용되는 시약	
D05030.01	약제감수성 및 내성표지자검사시약[3] IVD reagents for Infectious disease marker(Drug resistant microorganism) 항균제 내성과 관련된 단백질, 유전자(예: PBP2a, mec) 등의 미생물 항균제 내성 검사에 사용되는 시약	
D06000	분자유전 검사용 시약 IVD reagents for Molecular Genetics	
D06010.01	유전질환검사시약[3] IVD reagents for congenital or genetic disease Kits for thalassemia mutation, SRY gene, VHL gene mutation, GJB2 gene, CFTR gene, DRPLA, DMD/BMD, Factor V Leiden, Fragile X syndrome, Friedreich's ataxia, Huntington's disease, MTHFR, LHON, Marfan's syndrome, DMPK gene, RB1, Prader-Willi, SMA atrophy 등 선천성 질환 및 유전질한 검사 시 사용되는 시약	
D06020.01	종양관련유전자검사시약[3] IVD reagents for cancer related gene Kits for BRAF gene mutation, PMP22 sequencing, BRCA1, 2, hMLH1, 2 gene, RET gene, N-myc, p53, AML1/ETO, BCR/ABL, CBFß, MYH11, PML·RARA, TEL·AML1, MLL, FLT3-TKD·ITD, JAK2 gene, NPM1, K-ras, EGFR, PIK3CA 등 종양 관련 유전자 검사 시 사용되는 시약	
D06020.02	유전자변이검사시약[2] IVD reagents for mutation testing 사람 유전자 검사 시약으로 정상 유전자와의 차이를 단순 구분하는 변이검사용 시약(다른 품목으로 정의된 유전자검사시약 제외)	
D06030.01	약물유전자검사시약[3] IVD reagents for pharmacogenetics CYP2C19, CYP2C9, VKORC1 등 약물유전학 검사 시 사용되는 시약	
D06040.01	비수혈 및 비이식용조직유전검사시약[2] IVD reagents for histocompatibility test not for transfusion or transplantation, nucleic acid test 의학적 결정을 내리는데 단독으로 사용되지 않는 시약으로 HLA-B27 DNA typing, HLA-B51 DNA typing, genotype 등의 수혈이나 이식 목적이 아닌 조직형 또는 유전형 검사 시 사용되는 시약(임상증상 및 증후, 다른 검사결과 참조 필요)	

D06050.01	수혈 및 이식용조직유전자검사시약 [3] IVD reagents for histocompatibility test for transfusion or transplantation: Other than ABO, RhD, nucleic acid test HLA Class I & II 등 수혈 및 이식을 위한 검사 중 ABO와 RhD 이외의 검사 시 사용되는 시약으로 유전자 검출에 사용되는 시약
D06060.01	HIV·HBV·HCV·HTLV유전자검사시약 [4] IVD reagents for Infectious disease marker(Screening or Diagnosis of HIV, HBV, HCV, HTLV for donor or patient), nucleic acid test Human immunodeficiency virus(HIV), Human hepatitis B virus(HBV), Human hepatitis C virus(HCV), Human T-Lymphotropic virus(HTLV) 감염 여부를 진단하기 위하여 HIV, HBV, HCV, HTLV 관련 유전자 검출에 사용되는 시약
D06070.01	HIV·HBV·HCV·HTLV유전형검사시약 [3] IVD reagents for Infectious disease marker(Genotyping or Patient monitoring of HIV, HBV, HCV, HTLV) Human immunodeficiency virus(HIV), Human hepatitis B virus(HBV), Human hepatitis C virus(HCV), Human T-Lymphotropic virus(HTLV)의 유전형, 아형 결정, 치료 경과 확인 등을 위해 분자유전 검사에 사용되는 시약
D06080.01	고위험성감염체유전자검사시약 [3] IVD reagents for infectious disease marker(Diagnosis of Sexually transmitted disease, Legally designated infectious pathogens other than 'high risk pathogens', Infectious agents with moderate infectivity), nucleic acid test Toxoplasma, Rubella, CMV, Herpes simplex, EBV, Enterovirus, Measles virus, Parvovirus B19, Herpes zoster, Cryptococcus neoformance, Neisseria meningitidis, Chlamydia trachomatis, Neisseria gonorrhoeae, Treponema pallidum, Klebsiella granlomatis, HPV, HPV genotype, Trichomonas vaginalis, Hendra virus, Malaria, Prion disease, Mycobacterium tuberculosis complex, Adenovirus, Rotavirus 등 성매개성질환, 사망이나 기형을 초래하는 재태 감염, 뇌척수액 및 혈액의 감염 질환, 법정전염병의 감염진단을 위하여 감염원 등의 유전자를 검출하는데 사용되는 시약
D06090.01	저위험성감염체유전자검사용시약 [2] IVD reagents for Infectious disease marker(Detection of low infectivity pathogen), nucleic acid test HEV, Helicobacter pylori, Saccharomyces, Clostridium difficile, Giardia lamblia 등 감염 질환 진단을 위하여 감염원 등의 유전자를 검출하는데 사용되는 시약
D06100.01	유전자추출시약 [1] IVD reagents for extracting nucleic acids 인체유래 검체에서 유전자 검사를 위하여 특정 유전자(DNA, RNA 등)를 추출하는 시약
D07000	체외진단 검사지 IVD Strip
D07010.01	개인용체외진단검사시약 II [3] IVD Reagents for self testing II 내분비 물질에 대한 자기검사용 시약으로 혈당, 혈액응고시간 등 신속 처치가 요구되는 검사에 사용되는 시약
D07010.02	개인용체외진단검사시약 I [2] IVD Reagents for self testing I 내분비 물질에 대한 자기검사용 시약으로 콜레스테롤, 젖산, 요화학검사 등 지속 관리가 필요한 검사에 사용되는 시약

D08000	병리 검사용 시약 IVD reagents for Pathology
D08010.01	세포 및 조직병리검사용염색시약 I [1] IVD reagents for tissue stain, histopathology I 병리학적 진단을 위해 조직절편 및 세포도말 검체를 일반염색(Romanowsky, H&E 등), 특수염색(Sudan, Black B) 또는 면역조직화학염색하는데 사용되는 시약 (Wright 염색 등의 혈구 염색검사에 사용되는 시약 제외)
D08010.02	세포및조직병리검사용염색시약 II [2] IVD reagents for tissue stain, histopathology II 내·외인성 질환의 병리학적 진단을 위하여 특정 단백질(ER, PR, p53, CMV항원, IgG 등)의 발현을 검사하는데 사용되는 면역조직화학염색시약
D08010.03	세포 및 조직병리검사용염색시약 III [3] IVD reagents for tissue stain, histopathology III 환자 치료제 선택을 위하여 동반진단(항암제 Trastumab 처방을 위한 Her 2 단백질 검사 시약 등)에 사용되는 면역조직화학염색시약
D08020.01	핵산제자리부합검사용염색시약 I [1] Nucleic acid in situ hybridization(FISH, SISH) I 핵산제자리부합 원리를 이용한 유전자검사에 사용되는 발색제, 완충액, 세정액 등 보조시약
D08020.02	핵산제자리부합검사용염색시약 II [2] Nucleic acid in situ hybridization(FISH, SISH) II 핵산제자리부합 원리를 이용하여 유전자 변이, 미생물 등 감염 유무, 환자의 예후 검사에 사용되는 시약
D08020.03	핵산제자리부합검사용염색시약 III [3] Nucleic acid in situ hybridization(FISH, SISH, etc.) III 핵산제자리부합 원리를 이용하여 태아의 유선실환 검사, 농반신난 검사에 사용되는 시약
D09000	기타 검사용 시약 IVD reagents for Other tests
D09010.01	기타 검사용 시약 [1-4] IVD reagents for Other tests
D09010.02	정도관리물질 [1-4] Calibrators, controls or standards 검사장비의 성능검증과 검사결과의 확인을 위해 사용되는 물질

5.2 의료기기 허가·신고·심사 등에 관한 규정 (2016.12.07 개정)

제33조(체외진단용 의료기기의 심사자료의 종류 및 요건)

① 제26조에도 불구하고 체외진단용 의료기기의 경우에는 다음 각 호의 자료를 제출하여야 한다.
　1. 개발경위, 측정 원리·방법 및 국내외 사용현황에 관한 자료
　2. 원재료 및 제조방법에 관한 자료
　3. 사용목적에 관한 자료
　4. 저장방법과 사용기간 또는 유효기간에 관한 자료
　5. 성능시험에 관한 자료
　6. 체외진단용 의료기기의 취급자 안전에 관한 자료
　7. 이미 허가·인증받은 제품과 비교한 자료

② 제29조에도 불구하고 제1항에 따른 체외진단용 의료기기의 기술문서 등의 심사를 위한 첨부자료의 요건과 근거자료는 다음 각 호와 같다.

　1. 개발경위, 측정 원리·방법 및 국내외 사용현황에 관한 자료
　　가. 개발경위는 측정하고자 하는 대상 또는 질병이나 증후군의 설명과 개발배경이 포함된 논문, 문헌 등 자료
　　나. 측정원리 및 방법은 해당제품의 측정 및 질병진단 목적을 달성하기 위하여 적용된 원리에 관한 자료
　　다. 국내외 사용현황에 관한 자료는 다음의 사항을 포함한다.
　　　1) 국내외의 판매 또는 허가현황 및 제조허가(인증) 경위 등과 관련된 자료
　　　2) 사용시 보고된 측정오류
　　　3) 제조국에서 사용되지 않는 경우에는 그 사유

　2. 원재료 및 제조방법에 관한 자료
　원재료의 성분 및 분량 등을 확인할 수 있는 근거자료와 제조공정의 흐름도를 포함한 제조공정에 관한 자료

3. 사용목적에 관한 자료
해당 제품의 검사대상, 검체종류, 검사항목, 측정원리 및 결과판정방법(정성, 정량 등)에 관한 자료

4. 저장방법과 사용기간 또는 유효기간에 관한 자료
완제품 및 개봉 후 시약의 안정성에 관한 자료로서 식약처장이 정한 기준에 따라 설정된 안정성에 관한 시험성적서

5. 성능시험에 관한 자료
   가. 성능시험에 관한 자료는 다음의 자료를 포함한다.
      1) 분석적 성능 시험자료
      분석적 성능시험자료에는 다음의 평가항목을 포함한다.
         가) 분석적민감도(판정기준치(cut-off value), 최소검출한계, 측정범위 등)
         나) 분석적특이도(교차반응 등)
         다) 정밀도(반복, 재현성 등)
         라) 정확도
      2) 임상적 성능 시험자료
      체외진단용 의료기기의 성능 및 유효성을 입증하기 위하여 사람에서 유래된 검체를 대상으로 시험한 자료로서 다음의 평가항목을 포함한다. 다만, 민족적 요인의 차이가 있어 외국 임상적 성능 시험을 그대로 적용하기가 어렵다고 판단되는 경우, 식약처장은 국내에 거주하는 한국인으로부터 유래한 검체를 대상으로 한 자료를 추가 제출할 것을 요구 할 수 있다.
         가) 임상적민감도
         나) 임상적특이도
      3) 완제품의 품질관리 시험성적서(3배치 1회 이상 또는 1배치 3회 이상)
      4) 분석적 성능시험에 사용된 표준물질에 관한 자료
      5) 검체 보관 및 취급상(온도, 습도 등)의 조건 설정 근거 자료
   나. 가목의 1), 2)에 해당하는 자료는 국내외 허가·인증받은 체외진단용 의료기기와의 상관성을 확인할 수 있는 비교시험성적서를 포함하여야 한다. 다만, 측정원리 및 측정항목이 새로운 경우에는 동일목적으로 사용되는 제품과 비교할 수 있다.

다. 다음 어느 하나에 해당하는 시험의 경우에는 법 제10조에 따라 실시한 가목의 2.에 해당하는 자료를 제출하여야 한다.
  1) 4등급 체외진단용 의료기기의 시험
  2) 인체로부터 검체를 채취하는 방법의 위해도가 큰 시험(검체의 채취방법이 인체의 피부, 점막, 안구, 요도를 침투 또는 관통하거나, 외이도, 외비공, 인두, 직장 또는 자궁경부를 넘어서 귀, 코, 입, 항문관 또는 질에 들어가는 침습적인 시험. 다만, 정맥채혈 등 피험자에게 중대한 위험을 미치지 않는 시험 및 잔여검체로 실시하는 시험은 제외)
  3) 이미 확립된 의학적 진단방법 또는 허가·인증받은 체외진단용 의료기기로 임상적 성능시험의 결과를 확인할 수 없는 시험
  4) 의약품 등과 함께 동반하여 진단하는 시험(다만, 이미 허가·인증받은 의료기기와 사용목적, 작용원리 등이 동등하지 아니한 체외진단용 의료기기의 시험에 한함)

6. 체외진단용 의료기기의 취급자 안전에 관한 자료
  가. 인간혈액 유래물질이 포함되었을 경우 사람면역결핍바이러스(HIV), C형간염바이러스(HCV), B형간염바이러스(HBV)가 음성 또는 불활성화하여 감염력이 없음을 입증하는 자료
  나. 유해물질(독성, 가연성 등) 등 취급자 안전 및 적합성을 확인한 자료

7. 이미 허가·인증받은 제품과 비교한 자료
이미 허가·인증받은 제품과 명칭(제품명, 품목명, 모델명), 제조(수입)업소명, 제조원 및 소재지, 허가(인증)번호, 사용목적, 작용원리, 원재료, 성능 등을 비교한 별지 제5호서식의 비교표

③ 제2항의 자료는 다음 각 호에 해당하는 자료여야 한다.

1. 제2항제4호 및 제5호가목 1)·3)·5)의 자료는 다음의 어느 하나에 해당하는 자료
  가. 식약처장이 지정한 시험·검사기관에서 발급한 시험성적서
  나. 해당 의료기기에 대하여 경제협력개발기구(OECD) 회원국에 허가 당시 제출되어 평가된 시험성적서로서 해당 정부 또는 정부가 허가 업무를 위임한 등록기관이 제출받아 승인하였음을 확인한 자료 또는 이를 공증한 자료

다. 「의료기기 제조 및 품질관리기준」(식품의약품안전처 고시) 또는 이와 동등 이상의 규격에 따른 제조사의 품질관리시스템 하에서 실시된 시험성적서

라. 대학 또는 연구기관 등 국내·외의 전문기관에서 시험한 것으로서 해당 전문기관의 장이 발급하고 그 내용(전문기관의 시험시설 개요, 주요설비, 연구인력 구성, 시험자의 연구경력 등을 포함한다)을 검토하여 타당하다고 인정할 수 있는 시험성적서

2. 제2항제5호가목 2) 중 제2항제5호다목에 해당하는 시험의 자료는 다음의 어느 하나에 해당하는 자료

   가. 식약처장이 지정한 임상시험기관에서 시험한 자료

   나. 외국자료로서 그 내용을 검토하여 실시기관의 신뢰성이 인정되고 시행규칙 별표 3 의료기기 임상시험 관리기준에 의하여 실시한 시험자료 또는 이에 준하는 것으로 인정되는 시험자료

   다. 해당 의료기기에 대하여 경제협력개발기구(OECD) 회원국에 허가 당시 제출되어 평가된 임상적 성능 시험자료로서 해당 정부 또는 정부가 허가 업무를 위임한 등록기관이 제출 받아 승인하였음을 확인한 자료 또는 이를 공증한 자료

   라. 과학논문인용색인(Science Citation Index)에 등재된 전문학회지에 게재된 자료

3. 제2항제5호가목 2) 중 제2항제5호다목에 해당하는 시험을 제외한 시험의 자료는 다음의 어느 하나에 해당하는 자료

   가. 다음 각 단의 어느 하나에 해당하는 기관에서 별표 14 임상적 성능시험 관리기준에 의하여 실시한 자료

   1) 「감염병의 예방 및 관리에 관한 시행규칙」 제4조제9호에 해당하는 기관
   2) 「혈액관리법」 제6조제3항에 따라 허가받은 공급혈액원
   3) 법 제10조제3항에 따라 식약처장이 지정한 임상시험기관

   나. 외국자료로서 그 내용을 검토하여 실시기관의 신뢰성이 인정되고 별표 14 임상적 성능시험 관리기준에 의하여 실시한 시험자료 또는 이에 준하는 것으로 인정되는 시험자료

   다. 제2호 각 목의 어느 하나에 해당하는 자료

4. 제2호가목 및 나목의 자료는 제29조제12호나목에 관한 사항을 포함하여야 한다.

5.3 체외진단용 의료기기 임상시험계획서 작성 가이드라인 (2017.05.01 개정)

5.3.1 개요

5.3.1.1 배경 및 목적

체외진단용 제품의 관리체계 일원화를 위하여 2014년 5월 「의료기기법 시행규칙」이 일부 개정되었으며 체외진단분석기용 시약 관리의 경우, 잠재적 위해성이 높은 4등급부터 연차적으로 허가 관리가 이뤄졌고 2012년 1월부터는 4등급, 2013년 1월부터는 3등급, 2014년 1월부터는 1등급 및 2등급, 즉 개인에게 낮거나 중등도의 위해성을 가지거나 공중보건에 미치는 잠재적 위해성이 낮은 모든 체외진단분석기용 시약의 허가가 의무화되었다.

또한, 약사법에서 관리되던 체외진단용 의약품이 「의료기기법 시행규칙」의 개정('14.5.9)에 따라 의료기기로 전환('14.11.10)되면서 체외진단용 의료기기로 관리가 일원화되었다.

식품의약품안전처에서는 민원의 편의를 위하여 허가 심사 관련 해설서 및 기술 문서 작성 가이드라인 등을 제공하고 있으나, 여러 분류의 체외진단용 의료기기(시약)의 허가 관련 문서 작성에 민원인들은 어려움을 호소하고 있다. 이런 산업계의 요구를 반영하면서 복잡하고 위해도가 높은 체외진단용 의료기기(시약)가 많이 개발되는 실정에 맞춰 평가자 뿐 아니라 업계에 유용한 임상시험계획서 작성 가이드라인이 필요한 실정이다.

또한, 체외진단용 의료기기(시약)의 경우, 과학 기술의 발달에 따라 신규 종목의 추가나 개정이 빠른 편이다. 2012년의 조사에 따르면 전세계적으로 면역화학(면역 및 임상화학분야) 진단 분야가 체외진단 시장에서 가장 많은 부분을 차지하였으며, 그 다음으로는 현장검사 그리고 분자진단, 혈액, 임상미생물, 혈액응고 순으로 시장이 형성되고 있다. 미국의 FDA에서도 체외진단 제품을 평가하는 Office of In vitro Diagnostics and Radiological Health에 이런 다양한 체외진단 제품의 평가를 위한 분과가 화학 및 독성 기기, 면역 및 혈액 기기, 미생물 기기 등으로 구분되어져 있다. 더불어 분자 진단 분야가 급속도로 성장하고 있어 우리나라도 이러한 다양한 분야에 적합한 체외진단용 의료기기(시약)에 대한 평가가 필요한 실정이다.

현재, 체외진단용 의료기기(시약)의 경우 의료기기법 시행규칙에 따라 제조(수입)허가 및 심사가 이루어지고 있다. 체외진단용 의료기기(시약)의 기술문서 등 심사 제출자료, 임상시험계획의 승인, 제조 및 품질관리 적합성 인정, 등급분류 및 지정에 관한 기준이 「의료기기법 시행규칙」에 포함되어 있다.

식품의약품안전처에서 2014년 의료기기 임상시험계획 승인현황을 조사한 결과, 총 승인 건수는 63건이었으며, 그 중 체외진단용 시약류는 13%를 차지한 8건으로 외국의 연간 임상시험에 비해 낮은 수를 보이고 있지만, 앞으로는 체외진단용 제품의 수입, 수출이 늘어나고 있고 과학기술의 발달로 인한 첨단화, 다양화가 가속되는 상황에서 체외진단용 의료기기(시약)에 대한 임상적 성능 평가의 수요는 날로 증가하고 있어, 이와 관련하여 체외진단용 의료기기(시약)의 허가 심사를 지원하고 원활히 심사를 시행하기 위해 임상적 성능 평가를 위한 체외진단용 의료기기 임상시험계획서 가이드라인의 개발이 절실한 실정이다.

이에, 「의료기기법 시행규칙」제20조(임상시험계획의 승인 등)제2항에 근거하여 체외진단용 의료기기(시약)의 임상시험계획서 작성 가이드라인을 제안하고자 한다.

5.3.1.2 용어의 정리

본 가이드라인에서 제시하는 용어의 정의는 「의료기기법 시행규칙」 별표3 의료기기 임상시험 관리기준, 생명윤리 및 안전에 관한 법률, 의료기기 허가·신고·심사 등에 관한 규정, 의료기기 임상시험계획 승인에 관한 규정, 의료기기 임상시험기관 지정에 관한 규정, 의료기기 임상시험 기본문서 관리에 관한 규정에 포함된 용어 및 용어의 정의 중 일부를 발췌하였으며 의료기기법 또는 생명윤리 및 안전에 관한 법률에 포함되지 않은 용어는 진단검사의학용어집(대한진단검사의학회)을 바탕으로 작성되었다.

1) 체외진단용 의료기기 : 인체에서 유래한 시료를 검체로 하여 검체 중의 물질을 검사하여 질병 진단, 예후 관찰, 혈액 또는 조직 적합성 판단 등의 정보 제공을 목적으로 체외에서 사용되는 시약을 말한다. 다만, 실험실에서 조제하여 사용하는 조제시약은 제외한다.
2) 임상시험(clinical trial) : 임상시험에 사용되는 의료기기의 안전성과 유효성을 증명하기 위하여 사람을 대상으로 시험하거나 연구하는 것을 말한다.
3) 다기관임상시험(multicenter trial) : 하나의 임상시험계획서에 따라 둘 이상의 임상시험기관에서 수행되는 임상시험을 말한다.
4) 비임상시험(nonclinical study) : 사람을 대상으로 하지 않는 생의학적 연구를 말한다.
5) 임상시험계획서(protocol) : 해당 임상시험의 배경이나 근거를 제공하기 위해 임상

시험의 목적, 대상, 시험(연구)방법론, 통계적 고려사항, 관련 조직 등을 기술한 문서를 말한다.

6) 임상시험 변경계획서(protocol amendment, 이하 "변경계획서") : 임상시험계획서의 내용을 변경하거나 임상시험계획서의 불명료한 부분을 명확하게 다시 기술한 문서를 말한다.

7) 증례기록서(case report form, CRF) : 개개 피험자별로 임상시험계획서에서 요구한 정보를 기록하여 임상시험 의뢰자(이하 "의뢰자" 라 한다)에게 전달할 목적으로 인쇄하거나 전자문서화한 문서를 말한다.

8) 임상시험결과보고서(Clinical Trial/Study Report, 이하 "결과보고서") : 임상시험에서 얻은 결과를 임상적·통계적 측면에서 통합하여 기술한 문서를 말한다.

9) 시험자(investigator) : 시험책임자, 시험담당자, 공동연구자, 임상시험조정자 및 통계담당자를 말한다. (*통계담당자는 임상통계, 의학통계 등 통계관련 전공과 통계 관련 교육 등을 이수한 사람 중 의료기기 임상시험에서 통계업무를 실시한 경험을 갖춘 통계전문가임.)

10) 임상시험용 의료기기(investigational device) : 임상시험에 사용되는 시험기기 및 대조기기를 말한다.

   가. 시험기기(test medical device) : 임상시험용 의료기기 중 대조기기를 제외한 의료기기를 말한다.

   나. 대조기기(comparator) : 시험기기와 비교할 목적으로 사용되는 모의품 또는 개발 중 이거나 시판 중인 의료기기를 말한다.

11) 이상사례(adverse event) : 임상시험 중 피험자에서 발생한 모든 의도하지 않은 증후(症候, sign, 실험실 실험 결과의 이상 등을 포함한다), 증상(症狀, symptom) 또는 질병을 말하며, 해당 임상시험용 의료기기와 반드시 인과관계를 가져야 하는 것은 아니다.

12) 의료기기이상반응(adverse device effect, ADE) : 임상시험용 의료기기로 인하여 발생한 모든 유해하고 의도하지 않은 반응으로서 임상시험용 의료기기와의 인과관계를 부정할 수 없는 경우를 말한다.

13) 중대한 이상사례, 의료기기이상반응(serious AE·ADE) : 임상시험에 사용되는 의료기기로 인하여 발생한 이상사례 또는 의료기기이상반응 중에서 다음의 어느 하나에 해당하는 경우를 말한다.

   가. 사망하거나 생명에 대한 위험이 발생한 경우

나. 입원할 필요가 있거나 입원 기간을 연장할 필요가 있는 경우

다. 영구적이거나 중대한 장애 및 기능 저하를 가져온 경우

라. 태아에게 기형 또는 이상이 발생한 경우

14) 예상하지 못한 의료기기이상반응(unexpected adverse device effect) : 임상시험자 자료집 또는 의료기기의 첨부문서 등 이용 가능한 의료기기 관련 정보에 비추어 의료기기이상반응의 양상이나 위해의 정도에서 차이가 나는 것을 말한다.

15) 임상시험피험자(subject/trial subject, 이하 "피험자") : 임상시험용 의료기기의 적용 대상이 되거나 대조군에 포함되어 임상시험에 참여하는 사람을 말한다.

16) 취약한 환경에 있는 피험자(vulnerable subject) : 임상시험 참여와 관련한 이익에 대한 기대 또는 참여를 거부하는 경우 조직 위계상 상급자로부터 받게 될 불이익에 대한 우려가 자발적인 참여 결정에 영향을 줄 가능성이 있는 피험자(의과대학·한의과대학·약학대학·치과대학·간호대학의 학생, 의료기관·연구소의 근무자, 제조업소의 직원, 군인 또는 수감자 등을 말한다), 불치병에 걸린 사람, 제22조에 따른 집단시설에 수용되어 있는 사람, 실업자, 빈곤자, 응급상황에 처한 환자, 소수 인종, 부랑인, 노숙자, 난민, 미성년자 및 자유의지에 따른 동의를 할 수 없는 피험자를 말한다.

17) 인체유래물 : 인체로부터 수집하거나 채취한 조직, 세포, 혈액, 체액 등 인체 구성물 또는 이들로부터 분리된 혈청, 혈장, 염색체, DNA, RNA, 단백질 등을 말한다.

18) 잔여검체 : 의료기관에서 진단 또는 치료 목적으로 사용하고 남아있거나 특정한 연구 목적으로 채취되어 사용하고 남은 인체에서 유래한 검체 중 다른 목적으로 2차적으로 사용할 것에 대하여 검체제공자로부터 포괄적인 동의를 받은 검체를 말한다.

19) 익명화 : 개인식별정보를 영구적으로 삭제하거나, 개인식별 정보의 전부 또는 일부를 해당 기관의 고유식별기호로 대체하는 것을 말한다.

20) 피험자식별코드(subject identification code) : 피험자의 신원을 보호하기 위하여 시험책임자가 각각의 피험자에게 부여한 고유 식별기호로서, 시험책임자가 이상사례 또는 그 밖의 임상시험 관련 자료를 보고할 경우 피험자의 성명 대신 사용하는 것을 말한다.

21) 눈가림(blinding/masking) : 임상시험에 관여하는 사람 또는 부서 등이 배정된 치료법에 대해 알지 못하도록 하는 절차를 말한다.

22) 무작위배정(randomization) : 임상시험 과정에서 발생할 수 있는 삐뚤림(bias)을 줄이

기 위해 확률의 원리에 따라 피험자를 각 치료군에 배정하는 것을 말한다.

23) 근거자료(source data) : 임상시험을 재현 또는 평가하는 데 필요한 관련 임상소견, 관찰 및 그 밖의 행위 등이 기록된 원본 또는 원본의 공식 사본에 담겨있는 모든 정보를 말한다.

24) 근거문서(source document) : 병원기록, 의무기록, 피험자기록, 메모, 병리검사 결과, 피험자일기, 평가점검표, 의료기기 불출 기록, 자동화 검사기기에 기록된 자료, 검사인증서 및 그 공식 사본, 마이크로피쉬(microfiche), 마이크로필름, 방사선학적 검사자료, 자기테이프, 병리검사실 기록자료 등과 같이 근거자료를 담고 있는 모든 문서(전자문서를 포함한다)·자료 및 기록을 말한다.

25) 임상시험 기본문서(essential document, 이하 "기본문서") : 임상시험의 수행과 그로부터 얻은 자료의 품질에 대한 개별적 또는 전체적 평가에 사용되는 모든 문서(전자문서를 포함한다)를 말한다.

26) 임상시험자자료집(Investigator's brochure) : 임상시험용 의료기기와 관련된 임상 정보 및 비임상 정보를 정리하여 시험자에게 제공하는 자료집을 말한다.

27) 임상적 민감도 : 특정 질환을 가지고 있는 사람들 중 검사결과가 양성으로 나오는 비율

    가. 임상적 진양성을 임상적 진양성과 위음성의 합으로 나눈 비율
    나. 질환은 검사와 독립적인 기준에 의해 정의되어야만 한다.
    다. 임상적 민감도(미국)는 진단민감도(유럽)와 동의어이다.

28) 임상적 특이도 : 특정 질환을 가지고 있지 않은 사람들 중 검사결과가 음성으로 나오는 비율로 질병이나 어떤 상태를 가지지 않는 대상군에서 음성결과를 보고 할 수 있는 능력

    가. 임상적 진음성을 임상적 진음성과 위양성의 합으로 나눈 비율
    나. 임상적 특이도(미국)는 진단특이도(유럽)와 동의어다.

29) 정밀도(precision) : 규정된 조건 하에서 얻어진 독립적인 검사결과들 가운데 일치도의 근접성. 정밀도는 전형적으로 숫자값으로 표현되지 않지만 비정밀도(반복 측정값 결과들의 표준편차 또는 변이계수)라는 용어로 정량적으로 표현된다. 규정된 조건하에서 얻는 별개의 검사결과 간의 일치도. 정밀도는 무작위오차의 분포에만 의존하며, 참값 또는 특정값과 관련이 없다.

30) 정확도(accuracy) : "측정치"와 "참" 값 사이의 일치도 평가. 정확도로부터 벗어나는 것에 관해 정량화 가능하며, 계통오차 또는 바이어스로 표현된다.

31) 양성우도비 : 참고표준(절대표준)이 양성일 때 검사가 양성일 확률과 참고표준(절대표준)이 음성일 때 검사가 양성일 확률의 비
    - 양성우도비는 표적 질환을 가진 대상이 양성 결과를 가지는 경우가 표적 질환을 가지지 않는 대상에서 양성 결과를 보이는 경우보다 몇 배나 많은지를 설명한다.
    [절대 표준값이 있을 때의 민감도에 대한 위양성의 비, (민감도 / (1-특이도))]

32) 양성예측도(positive predictive value, PPV) : 표적 질환(참고표준 검사법에 의해 결정되는)을 가지고 있는 환자에서 양성 결과를 보이는 비율. 정량검사가 정해진 기준보다 높은 값일 경우 환자가 의학적 결정을 하는 대상군이거나(검사법이 정량화된 검사와 연관된 질병이 있는 것으로 알려진 환자를 진료하는데 이용 될 경우)질병이나 질병의 특정 상태에 해당할(검사가 진단에 이용될 경우) 확률
    - 양성예측도(PPV)는 반드시 관심대상 조건(참고표준에 의해 결정되는)의 유병률에 맞추어 해석해야 한다. PPV의 추정값은 100xTP / (TP+FP)로 계산된다. 만약 검사가 100% 특이도를 보인다면, PPV는 100%(양성 결과를 보이는 모든 대상은 표적질환을 가진다)이다.
    [PPV = 진양성 결과(TP) / (진양성 결과(TP)+위양성 결과(FN))]

33) 음성우도비 : 참고표준(절대표준)이 양성일 때 검사가 음성일 확률과 참고표준(절대표준)이 음성일 때 검사가 음성일 확률의 비
    - 대상 질환에 이환된 환자에서 음성검사결과를 보일 비율과 대상 질환을 가지지 않은 환자에서 같은 음성검사결과를 보일 비율
    [(1-민감도) / 특이도]

34) 음성예측도(negative predictive value, NPV) : 음성검사 결과를 보이는 환자가 질환이 없거나 검사가 감지하도록 고안된 다른 특징을 가지지 않을 우도. 정량 검사가 정해진 기준보다 낮은 값일 경우 환자가 의학적 결정을 하는 대상군이 아니거나(검사법이 정량화된 검사와 연관된 질병이 있는 것으로 알려진 환자를 진료하는데 이용 될 경우) 질병이 없을(검사가 진단에 이용될 경우) 확률
    [NPV = 진음성결과 / (진음성결과+위음성결과)]

35) 참고표준(reference standard) : 진단하고자 하는 질병이나 특정 상태의 유무를 확인하기 위해 사용되는 최선의 방법(관심 조건이나 특징의 있음 또는 없음을 결정하는 가능한 최고의 검사방법)
    가. 참고표준은 단일 검사방법 또는 다수의 검사방법과 기술을 조합한 것으로 임상

추적조사를 포함한다.

나. 참고표준은 분석 시스템의 진보로 발전할 수 있으며, 주어진 상황에서 규제 기관의 참고표준과 다를 수 있다.

36) 간섭(interference) : 분석 물질의 농도나 강도가 명백함에도 검출시약이나 신호자체에 비특이적으로 반응하는 물질의 존재로 인해 일어나는 인위적인 증가나 감소
   - 검출 시스템의 비특이성에서 기인하기도 하고, 반응지시약 반응의 억제, 분석 대상(효소)의 억제, 또는 검체에 의해 발생하는 바이어스의 다른 원인에 기인하기도 한다.

37) 교차반응(cross-reactivity) : 항원 이외에 공유되거나 유사한 또는 동일한 항원 결정기를 가진 항원과 항체와 특이적으로 반응하는 현상

38) 대조물질(control/control material) : 정도 관리를 위해 이용되는 기기, 액체, 또는 동결건조 물질

39) 바이어스(bias) : 검사결과의 예상치와 허용된 기준치 사이의 차이

40) 분석물질(analyte) : 검사실이 수행하는 검사의 물질 또는 구성요소

41) 역가(titer) : 주어진 시스템에서 정해진 결과를 내는데 필요한 희석율에 상당하는 수치 또는 방사면역측정법에서 주어진 조건하에 방사표지 분석물질의 특정 백분율이 결합하는 항체의 희석(역가는 주로 분석물질 농도에 비례한다)

42) 위양성 결과(false-positive result/false positive, FP) : 질병이나 증상이 없는 상태에서 이를 시사하는 양성검사결과

43) 위음성 결과(False-negative result/False negative, FN) : 질병이나 증상이 없는 상태에서 이를 시사하는 음성검사결과

44) 정성분석(qualitative assay) : 분석물질의 농도가 아니라 단지 분석물질의 있고 없음을 알려주는 검사 시스템
   - 양성검사 결과는 검사신호가 분석역치를 넘는 것만을 의미하고 양성 cut-off 점은 진단 민감도와 특이도의 인위적 조합에 의해 구해진다.

45) 중합효소연쇄반응(polymerase chain reaction, PCR) : DNA 또는 RNA 분절을 다량으로 복제하는 방법
   - 가장 흔히 사용되는 DNA 증폭방법은 올리고뉴클레오티드 프라이머 및 DNA 중합효소를 사용하여 가열, 냉각 과정을 반복하여 DNA를 복제한다.

46) 최소검출한계(limit of detection, LoD) : 검출될 수 있는 분석 물질의 최소량

47) 반응성(reactivity) : 항원 혹은 항체가 다른 물질과 결합하는 것에 대한 정성적 평가

- 검사결과를 보고할 때, 때때로 "양성(positive)"과 동의어로 사용된다.
48) 분석적 특이도(analytical specificity) : 정량검사에서 측정하고자 하는 물질만 측정되고 검체 내 다른 물질은 측정되지 않는 분석법의 능력
49) 비특이도(non-specificity) : 분석하려는 물질 외에 다른 물질과 항원이 반응하는 정도
    - 보통 분석물질이 아닌 물질에 결합하고 반응하는 항체, 효소, ionophore, 시약에 의해 발생한다.
50) 보정물질(calibration material/calibrator) : 측정과정을 보정하기 위해 또는 검체의 반응을 비교하기 위해서 사용되는 알려진 정량적/정성적 특성(예: 농도, 활성도, 강도, 반응성)을 갖는 물질
    가. 보정물질에서 분석물질 양은 제조과정에서 확인된 한계(limit) 내에 있으며, 분석법의 반응과 측정되는 특성과의 관계를 설정하는데 사용될 수 있다.
    나. 보정물질은 국가 또는 국제 표준물질이나 참고물질에 소급성을 가져야 한다.
    다. 분석물질의 다른 양을 갖는 보정물질은 보정 곡선을 설정하는데 사용될 수 있다.
    라. "일차"와 "이차 표준"이란 용어는 보정물질을 지칭하는 용어로 WHO와 ISO에서 사용되고 있다.
51) 직선성(linearity) : 실험 검체에 있는 분석물질의 농도(양)에 정비례하는 결과를 제공할 수 있는 능력
52) 재조합 항원(recombinant-derived antigen) : 유전물질을 다른 속, 종 또는 개체에 넣어서 만들어낸 펩타이드 또는 단백질
53) 재현성(reproducibility) : 다른 측정조건에서 수행된 동일한 측정물의 결과값 사이의 일치도의 근접성
54) 참고물질/참고제작(reference material/reference preparation, RM)
    가. 하나 또는 그 이상의 특성 값이 충분히 균일하고 기구의 보정, 측정방법의 평가 또는 물질에 값을 할당하기 위해서 사용되는 물질
    나. 인증참고물질(CRM) : 기술적으로 입증된 과정에 의해 공인되었고 인증서나 다른 인증기관에 의해 발행된 서류가 있거나 추적 가능한 하나 또는 그 이상의 값을 갖는 참고물질
        a) 인증참고물질(CRM)은 '인증서가 있는 참고물질로서 하나 또는 그 이상의 특성 값이 절차에 따라 공인되며, 그 절차는 특성 값이 표현되는 단위의 정확한 구현에 대한 추적을 할 수 있고, 그것에 대해 각 공인된 값은 신뢰의 명

시된 수준에서의 불확실성과 함께 한다'. 라고 정의한다.

    b) 표준참고물질(SRM)은 인증참고물질(CRM)의 한 이름으로서 과거에 국립표준원(NBS)으로 알려졌던 미국정부기관으로, 국립표준기술연구소(NIST)에 의해 인증되고 배포되는 인증참고물질의 상품명이다.

55) 측정가능범위(analytical measurement range, AMR) : 일상적인 측정 과정의 일부가 아닌 희석, 농축, 또는 기타 전처리 없이 어떤 검사법이 검체에서 직접 측정할 수 있는 분석물질 값의 범위

56) 판정기준치(cut-off value) : 결과가 임상적 또는 분석적 결정점(decision point)의 위 또는 아래에 있는지(양성 또는 음성) 결정하는데 사용되는 측정물질의 정량값

57) 항원(antigen) : 생체에 대한 면역반응을 유도하여 생산된 항체와 특이적으로 반응하는 성질의 물질

58) 항체(antibody) : 면역계 내에서 항원의 자극에 의하여 혈청이나 조직에 만들어지는 물질
   - 면역원 노출에 반응하여 B림프구에서 생산되는 특이 면역글로불린으로 면역원(immunogen)과 결합한다.

59) 혈청전환(seroconversion) : 의문되는 감염원에 대한 환자 혈청 내 항체 검사가 음성에서 양성으로의 전환

60) 확진검사(confirmation test) : 선별검사와는 다르며 특이도가 더 높은 생리 화학적 방법에 기반하여 양성 선별검사 결과를 확인하는데 사용되는 검사
   - 확진검사는 정량검사로 실시하며, 최종적으로 검체가 양성 또는 음성으로 보고될지 결정한다.

5.3.2 가이드라인

5.3.2.1 체외진단용 의료기기 임상시험계획서 항목별 작성 가이드

의료기기법 제10조(임상시험계획의 승인 등) 및 의료기기법 시행규칙 제20조(임상시험계획의 승인 등)제2항 규정에 따르면 임상시험계획서에 포함되어야 할 사항은 다음과 같다.

1. 임상시험의 제목
2. 임상시험기관의 명칭 및 소재지
3. 임상시험의 책임자·담당자 및 공동연구자의 성명 및 직명
4. 임상시험용 의료기기를 관리하는 관리자의 성명 및 직명
5. 임상시험을 하려는 자의 성명 및 주소
6. 임상시험의 목적 및 배경
7. 임상시험용 의료기기의 개요(사용목적, 대상질환 또는 적응증을 포함한다)
8. 임상시험용 의료기기의 적용 대상이 되거나 대조군에 포함되어 임상시험에 참여하는 사람(이하 "피험자"라 한다)의 선정기준·제외기준·인원 및 그 근거
9. 임상시험기간
10. 임상시험방법(사용량·사용방법·사용기간·병용요법 등을 포함한다)
11. 관찰항목·임상검사항목 및 관찰검사방법
12. 예측되는 부작용 및 사용 시 주의사항
13. 중지·탈락 기준
14. 유효성의 평가기준, 평가방법 및 해석방법(통계분석방법에 따른다.)
15. 부작용을 포함한 안전성의 평가기준·평가방법 및 보고방법
16. 피험자동의서 서식
17. 피해자 보상에 대한 규약
18. 임상시험 후 피험자의 진료에 관한 사항
19. 피험자의 안전보호에 관한 대책
20. 그 밖에 임상시험을 안전하고 과학적으로 실시하기 위하여 필요한 사항

1. 임상시험의 제목

임상시험에 사용되는 임상시험용 의료기기(체외진단용 시약)의 성능 및 유효성을 증명하고자 하는 목적을 알 수 있도록 명확히 기재한다.

작성 시 참고사항

불명확하거나 광범위한 용어의 사용을 자제하고 임상시험용 의료기기의 성능 및 유효성을 증명하고자 실시하는 임상시험 목적(임상적 민감도, 임상적 특이도, 상관성 등)을 알 수 있도록 구체적이고 분명하게 기술되어야 한다. 체외진단용 의료기기(시약)의 경우 사용목적은 질병의 진단, 진단보조, 선별, 모니터링, 예후, 치료반응의 예측 등이며 이를 기술하도록 하며 대상이 되는 피험자군이 있는 경우 특정 질환자나, 특정 검사결과의 양성 등으로 명시하도록 한다.

예시
○○질환이 의심되는 환자의 ○○검체에서 ○○마커의 정량분석을 통하여 ○○질환의 진단을 보조하기 위해 ○○○(시험군)와 ○○○(대조군)의 임상적 민감도와 임상적 특이도를 ○○ 평가하는 ○○기관, ○○ 설계, ○○에 관한 후향적(또는 전향적) 확증 임상시험

2. 임상시험기관의 명칭 및 소재기

실시하는 임상시험기관의 기관명, 소재지, 연락처 등 필수 정보사항을 기재한다.

예시			
기관명	소재지	전화	팩스
△△ 대학교병원	서울특별시 △△구 △△대로	02-△△△-△△△△	02-△△△-△△△△
■■ 대학교병원	부산광역시 ■■구 ■■대로	051-■■■-■■■■	051-■■■-■■■■

3. 임상시험의 책임자 담당자 및 공동연구자의 성명 및 직명

시험책임자, 시험담당자 등 해당 임상시험에 참여하는 시험자의 소속, 성명, 전공, 직책, 연락처 등 정보사항을 기술하며, 시험책임자의 경력도 간략히 기술한다. 다기관 임상시험으로 진행되는 경우 임상시험조정자의 정보사항을 추가 기재하며, 통계담당자나 유효성 평가자가 별도로 있는 경우 해당 전문가의 정보사항을 추가 기재한다.

작성 시 참고사항
시험책임자는 임상시험기관에서 임상시험 수행에 대한 책임을 갖고 있는 사람으로서, 전문지식과 윤리적 소양을 갖추고 해당 의료기기의 임상시험을 실시하기에 충분한 경험이 있는 자로 선정하며, 시험담당자는 시험책임자의 업무 위임 및 감독 하에 임상시험과 관련된 업무를 담당하거나 필요한 사항을 결정하는 의사 및 그 밖의 임상시험에 관여하는 사람으로 선정한다. 그 밖의 해당 임상시험에 참여하는 공동연구자(시험담당자), 통계담당자 등이 있는 경우 이들의 자격등을 확인할 수 있는 정보사항을 추가 기재하고, 다기관 임상시험의 경우 각 임상시험기관의 적절한 임상시험 수행을 위해 각 임상시험기관 및 시험자들의 의견을 조정하기 위한 조정위원회를 설치하여 임상시험조정자를 선정할 수 있으므로 임상시험조정자가 선정된 경우 해당 조정자의 정보사항을 추가 기재한다.

3.1. 시험책임자

예시				
성명	소재 기관명	전공	직위	전화
김■■	△△대학교병원	△△학	교수(진단검사의학과 전문의)	02-△△△-▽▽▽▽

3.2. 시험담당자

예시

성명	소재 기관명	전공	직위	전화
이△△	△△대학교병원	△△학	전공의(진단검사의학과)	02-△△△-△△△△
박○○	△△대학교병원	▷▷학	임상의(내과)	02-△△△-○○○○

3.3. 공동연구자(해당 임상시험에 공동연구자로 참여하는 시험담당자를 기재)

예시

성명	소재 기관명	전공	직위	전화
최△△	△△대학교병원	△△학	부교수(진단검사의학과)	02-△△△-△△△△
윤○○	△△대학교병원	▷▷학	부교수(병리과)	02-△△△-○○○○

3.4. 통계담당자(해당 임상시험에서 통계업무를 수행하는 통계전문가를 기재)

예시

성명	소재 기관명	전공	직위	전화
홍△△	△△대학교	△△학	부교수(임상통계학교실)	02-△△△-△△△△

3.5. 임상시험조정자(다기관 임상시험 진행 시 해당 임상시험의 총괄 조정자가 있는 경우)

예시

성명	소재 기관명	전공	직위	전화
권△△	▼▼대학교	△△학	교수(진단검사의학과 전문의)	02-○○○-△△△△

4. 임상시험용 의료기기를 관리하는 관리자의 성명 및 직명

임상시험기관에서 임상시험용 의료기기를 보관, 관리하는 임상의, 의료기사 또는 간호사 등으로서 해당 임상시험기관의 장이 지정한 의료기기관리자를 말하며, 의료기기관리자의 소속, 성명, 전공, 직책, 연락처 등 정보사항을 기술한다.

 다만, 해당 임상시험의 특성으로 인해 시험책임자의 요청이 있는 경우 임상시험심사위원회(IRB)의 의견을 들어 시험책임자 또는 해당 임상시험에 참여하는 시험담당자로 하여금 임상시험용 의료기기를 관리하게 할 수 있으며, 이 경우에는 해당 임상시험에 한해 IRB 승인하에서 별도의 의료기기관리자를 지정해준 확인 근거자료를 제시하여야 한다.

4.1. 의료기기 관리자

예시

성명	소재 기관명	전공	직위	전화
강△△	△△대학교병원	△△학	의공기사(의공학교실)	02-△△△-△△△△

5. 임상시험을 하려는 자의 성명 및 주소

임상시험을 하려는 자는 임상시험의 계획, 관리, 재정 등에 관련된 책임이 있는 자로서 일반적으로 해당 임상시험용 의료기기의 제조업체 또는 수입업체 대표자에 해당하며, 임상시험의뢰자가 된다. 연구자 임상시험인 경우에는 해당 연구의 시험책임자가 대표자로서 임상시험의뢰자 역할과 책임을 갖게 된다. 임상시험의뢰자는 의료기기법 시행규칙 별표3 의료기기 임상시험 관리기준(제8호머목)에서 정하고 있는 임상시험모니터 요원을 지정(선정, 자격기준, 수행임무 등)하고, 해당자의 정보사항을 기술한다.

5.1. 임상시험의뢰자

예시

회사명	대표이사	소재지	전화
㈜△△△	○○○	서울특별시 △△구 △△대로 ○○번지	02-△△△-△△△△

5.2. 모니터요원

예시

회사명	성명	소재지	전화
㈜△△△	○○○	서울특별시 △△구 △△대로 ○○번지	02-△△△-△△△△

6. 임상시험의 목적 및 배경

해당 임상시험용 의료기기(체외진단용 시약)를 이용하여 임상시험을 실시하게 된 배경(해당 제품의 개발경위 및 작용원리, 설계 또는 디자인 특성, 원자재 및 화학적 구성요소 등 제품의 특성 포함)과 대상질환 또는 적응증 등이 포함된 임상시험의 목적과 해당 제품의 사용 범위를 알 수 있도록 과학적 타당성과 근거자료를 바탕으로 구체적이고 명확히 기술한다. 아울러, 임상시험의 목적 및 배경으로 기술한 내용의 근거로서 관련 참고문헌(논문 등)을 하단부에 기재하고, 첨부자료로서 이를 제출한다.

7. 임상시험용 의료기기의 개요(사용목적, 대상질환 또는 적응증을 포함한다)
해당 임상시험용 의료기기(체외진단용 시약)의 안전성과 유효성을 평가하고자 하는 임상시험 목적에 맞게 해당 제품의 측정원리 및 방법 등을 기술하고 이를 이용하여 대상질환 또는 적응증 등 사용목적을 알 수 있도록 구체적이고 명확하게 임상시험용 의료기기 제품의 개요를 기술한다. 아울러, 해당 제품관련 국내외 사용현황, 자사 또는 타사에서 이미 허가된 유사제품에 대한 정보 사항 등을 기술하며, 개요에 기술한 해당 제품의 사용목적, 대상질환 또는 적응증 등 기술내용의 근거로서 관련 참고문헌(논문 등)을 하단부에 기재하고, 첨부자료로서 이를 제출한다.

8. 임상시험용 의료기기의 적용 대상이 되거나 대조군에 포함되어 임상시험에 참여하는 사람(이하 "피험자"라 한다)의 선정기준·제외기준·인원 및 그 근거
해당 임상시험용 의료기기(체외진단용 시약)의 안전성과 유효성을 평가하고자 하는 임상시험 목적에 맞게 피험자(검체)로 선정한 기준과 제외의 기준은 연령, 인종, 성별, 질환 등을 고려하여 윤리적, 의학적 타당성을 바탕으로 제시해야 하며, 시험군과 대조군을 포함한 피험자(검체)수 및 그 근거를 통계학적 방법에 따라 명확히 설정하여 기술한다. 검체를 이용한 임상시험의 경우, 피험자 선정기준 및 제외기준에 해당하는 검체종류(혈청, 혈장, 소변 등)를 명확히 설정하고, 감사목적, 유병율 등을 고려한 목표피험자(검체)수(양성검체 00례, 음성검체 00례)로 산출한 근거 및 통계적용 방법(산출공식 포함) 등을 명확히 기술되도록 추가적인 고려가 필요하며, 선정 및 제외 기준, 시험군 및 대조군 산정 인원수(검체수) 등 관련 통계식 적용방법 등 기술.

9. 임상시험시간
임상시험계획승인일로부터 임상관찰, 시험수행, 결과분석, 통계처리, 결과보고서 작성 등을 고려하여 해당 임상시험에서의 기간을 구체적으로 설정하여 기술한다.

예시

- 임상시험계획승인일로부터 12개월

시험기간(월차)	2개월	4개월	6개월	8개월	10개월	12개월
검체 수집	■	■	■			
임상관찰 및 시험수행	■	■	■			
결과분석 및 통계처리			■	■	■	
결과 보고서 작성						■

* 이상반응 조사를 실시하는 경우, 해당 시험기간(월차) 및 개월표에 추가 기재

10. 임상시험방법(사용량・사용방법・사용기간・병용요법 등을 포함한다)

임상시험의 목적에 맞게 해당 임상시험용 의료기기(체외진단용 시약)의 사용량, 사용방법(검체수집 및 저장보관 등, 검사 전 준비사항(검체준비, 운송 등), 검사과정, 결과판정 및 해석(결과판정 시 주의사항 포함), 정도관리 등) 및 평가 절차, 사용기간 등을 구체적으로 기술한다. 대조군 및 확인군, 병용요법이 있는 경우 임상시험용 의료기기의 사용방법 기술 형태와 마찬가지로 개별 기술하며, 해당제품을 대조군 및 확인군으로 선정한 사유 및 근거를 포함한다. 아울러, 해당 제품을 통해 측정(검출)하고자 하는 지표에 따라 적용된 측정원리 및 측정방법을 기술하고, 잔여검체를 이용한 임상시험의 경우, 잔여검체 고유번호 부여 등 개인정보 익명화 방법을 기술하고, 임상시험의 설계방법(무작위배정, 단일 또는 이중눈가림, 교차설계 또는 병행설계 등)의 특성이 있는 경우 과학적 타당성과 근거자료를 바탕으로 구체적이고 명확히 기술한다. 상기의 기술한 내용의 근거로서 관련 참고문헌(논문 등)을 하단부에 기재하고, 첨부자료로서 이를 제출한다.

작성 시 참고사항

임상시험방법을 기술하기 위해서는 임상시험의 설계가 필요하다. 따라서, 임상시험의 설계는 임상시험을 통해 얻고자 하는 결과를 과학적으로 뒷받침해줄 수 있는 임상시험의 계획단계로써 해당 임상시험의 목적(진단)에 맞도록 설계되어야 하며, 체외진단용 의료기기(시약)의 임상적 성능 평가를 통해 얻고자 하는 목적에 따라 설계 시 다음의 사항을 고려할 필요가 있다.

1) 체외진단용 의료기기(시약)가 측정하는 값 또는 물질
2) 체외진단용 의료기기(시약)의 검사목적, 결과값 보고
3) 검체의 종류, 보관 및 저장, 검체의 유래
4) 체외진단용 의료기기(시약)의 사용자
5) 체외진단용 의료기기(시약)의 사용 적응증 등 사용목적
6) 체외진단용 의료기기(시약)의 대상질환, 대상환자군
7) 임상시험 설계방법(선정된 검체의 무작위 배정 등 배정방법), 설계방법(병행, 교차, 대응짝 등), 가설검증방법(우월성, 비열등성, 동등성 등) 등

11. 관찰항목・임상검사항목 및 관찰검사방법

해당 임상시험용 의료기기(체외진단용 시약)의 성능 및 유효성 평가를 위하여 측정하는 변수를 구체적으로 명확히 기술하며, 관찰항목 및 임상검사항목, 관찰검사방법(선정검체 피험자 식별코드 부여, 임상평가, 이상반응조사, 관찰항목별 평가도구, 평가방법 등) 및 결과판정 방법을 해당 임상시험방법의 진행순서대로 기재하되, 대조군 및 확인군이 있는 경우 해당 임상시험용 의료기기(시험군)의 기술 형태와 마찬가

지로 대조군 및 확인군 해당 항목별로 순서에 따라 개별 기술한다.

12. 예측되는 부작용 및 사용 시 주의사항

해당 임상시험을 실시하는 동안 발생할 수 있는 부작용 및 사용시 주의사항(금기사항, 경고사항, 일반적 주의사항)을 상세하게 기재하되 대조군 및 확인군이 있는 경우 해당 임상시험용 의료기기(시험군)의 기술 형태와 마찬가지로 대조군 및 확인군 해당 항목별로 개별 기술한다. 검체를 이용한 임상시험의 경우 검체 채취 시 발생할 수 있는 피험자에 대한 부작용 및 주의사항을 포함하여 자세히 기술한다.

> **작성 시 참고사항**
>
> 채혈을 통한 혈액검체 채취의 경우 통증, 신경손상, 어지럼증, 메스꺼움, 구토, 혈종, 출혈점(피부표면 아래에 적은 량의 출혈을 의미하는 작고 붉은 반점)과 같은 부작용 증세가 있을 수 있으며, 부작용에 따른 이상반응 조사(측정, 기록, 보고 등)에 대하여 구체적인 제시가 필요하다. 다만, 잔여검체를 이용하여 임상시험을 실시하는 경우 피험자에 대한 직접적인 영향(인체위해도)이 없고, 해당 임상시험을 위해 추가적인 검체 획득이 없으므로 피험자에게 미치는 부작용은 없을 수 있으며, 이 때에는 검체 보관 및 취급에 대한 주의사항을 기재할 수 있다.

13. 중지·탈락 기준

임상시험의 중지 및 탈락의 기준을 각각 제시하고, 해당 사항 및 관련 임상자료의 처리 방법을 명확히 기재해야 한다. 중지의 경우는 부작용, 이상반응 발생 등으로 인하여 임상시험을 진행할 수 없거나 임상시험의 진행이 피험자의 안전보호를 위협하여 그 진행을 멈춰야 하는 경우에 대해 기재하고, 탈락은 임상시험 진행 중 피험자의 요구 또는 중대한 임상시험계획서 위반, 검체손상(오염) 등의 이유로 임상시험이 완료되지 못하고 중도에 탈락되는 경우를 기재한다. 중지 및 탈락기준에 따른 각각의 처리방법을 포함(중지 및 탈락 기준에 대한 유효성 평가 통계처리 시 그 산입여부와 검체 이용에 대한 중지 사유 등 임상시험자료의 처리방법 제시 포함)하여 자세히 기술한다.

14. 유효성의 평가기준, 평가방법 및 해석방법(통계분석방법에 따른다)

성능 평가기준은 해당 체외진단용 의료기기(시약)의 임상시험에 따른 유효성 평가에 사용된 모든 의료기기를 대상으로 실시하며, 일차 및 이차 유효성 평가변수의 근거가 되는 성능 평가기준을 제시한다. 성능 평가방법은 임상시험기간 동안 성능평가 기준(임상적 민감도, 임상적 특이도 제시 및 평가)에 따라 실시되는 구체적인 방법을 근거에 따라 제시해야 하며, 대조군이 설정된 경우 비교(대조)제품과의 상관성 평가방법 및 그에 대한 평가를 포함하여 구체적으로 명확히 기술한다. 성능 평가기준, 평가방법 및 해석방법에 적용된 통계분석 방법은 과학적 타당성과 근거자료를 바탕으로 제시되어야 하며, 통계적 유의성이나 임상시험 목적에 타당하도록 결과해석 방법 등을 명확히 기술해야 한다.

작성 시 참고사항

통계적 설계 및 방법 그리고 분석 절차, 시료 개수, 통계적 유의 수준(level of significance)이나 검정력(power), 예상되는 중도탈락율(drop-out rate), 임상시험 결과에 적용하기 위한 성공과 실패 기준(pass/fail criteria), 가능할 경우 중간분석 방법, 통계적 근거에 의한 임상시험 종료의 기준, 본 통계처리 계획으로부터 편차(deviation)가 발생할 경우 이에 대한 처리방법, 분석을 위한 하위 그룹(subgroup)의 조건, 모든 데이터를 분석에 적용하기 위한 절차, 중도탈락이나 취소한 데이터를 포함하여 오류가 있거나 사용하지 않거나, 과도한 데이터의 처리 방법 등이 본 항에서 확인되도록 기술한다.

14.1. 임상적 성능연구를 위한 통계적 설계 고려사항

작성 시 참고사항

● 임상적 성능평가 및 필수 요소

임상적 성능 연구는 분석적 성능평가 연구, 벤치 테스트 등과 같은 비확증적 연구, 문헌, 선행 경험 등에서 얻지 못한 체외진단 의료기기의 성능에 대한 확증하고, 대상 모집단에서 해당 의료기기의 위험과 이익에 대한 정보를 얻는데 목적을 두고 있다.

일반적으로 이러한 연구들은 임상적 참고 표준과 비교하여 어느 정도 연관성이 높은지를 측정하는 측도들에 따라 평가된다. 임상적 성능평가 연구의 설계를 위해서는 다음과 같은 정보의 설정 또는 확정이 필요하다.

1) 연구의 목적
2) 사용 목적: 검사목적(진단, 선별, 모니터링 등등)
3) 대상 모집단(연령, 성별 등 외에 임상적 상태도 포함) 및 시료의 형태: serum, plasma urine 등
4) 시험 기기의 특성: 기기 작동방법, 측정 시기, 측정 조건
5) 예상 되는 기기 성능(예, 민감도, 특이도)
6) 대조 의료기기

추가적으로 시료 수집 및 처리 방법, 임상연구 기관, 통계적 디자인, 잠재적 위험 및 윤리적 문제에 대한 다양한 고려가 필요하다.

● 임상적 성능평가 연구의 디자인의 종류

임상적 성능평가 연구 디자인은 잠재적인 편의를 최소화하는 가운데, 진단 의료기기의 특성에 대한 정보를 최대한 얻을 수 있도록 계획되어야 하는데, 진단 의료기기의 경우 임상적 성능평가는 관찰 연구과 중재적 연구의 형태 모두를 고려할 수 있다. 중재 연구 디자인은 1) 환자 관리를 위한 의

사결정에 확립된 방법이 없거나, 저장된 시료를 사용할 수 없거나, 저장된 시료로는 성능평가를 할 수 없을 경우 사용할 수 있으며, 2) 의료기기 개발자가 환자 및 임상적 결과에 영향을 확인하는 연구를 고려할 경우, 3) 진단 의료기기가 치료 관련 기기 또는 약품과 동시에 개발되는 과정에서는 적합한 방법이 될 수 있다. 관찰연구의 디자인은 아래와 같이 구분할 수 있다.
1) 단면연구
2) 경시적 연구
3) 후향적 연구
4) 전향적 연구
5) 전향-후향적 연구

저장된 시료의 모집과정에 따라 적절한 디자인을 선정할 수 있어야 한다. 관찰연구는 내재적으로 편의의 발생가능성이 매우 높기 때문에 주의가 필요한데, 특히 전향적 연구에서는 시료 또는 환자의 선정, 모집의 과정에 편의가 발생 가능성을 최소화 하는 절차가 필요하며, 후향적 자료에서는 시료의 선정, 모집 뿐만 아니라 다양한 편의 발생의 위험성을 고려하여야 한다.

● 표준화된 검사 및 Gold Standard

진단 의료기기의 성능평가에 있어 표준화된 검사법의 유무, gold standard의 유무의 성능평가 연구의 디자인을 결정하는 데 있어 필수 요건이 된다. 규제과학 측면에서 임상적 참고 표준은 목표조건과 관련하여 연구대상자의 상태 확증하는데 있어 측정가능한 정확한 방법이라 할 수 있는데, 단일 검사를 통해 또는 여러 검사를 종합하여 확인할 수 있다.

참조 표준과 관련하여서는 아래와 같이 구분할 수 있다.
1) 확립되고, 표준화된 검사
2) 확립되었으나, 표준화 되지 않은 검사
3) 새로운 검사

만약 연구 의료기기의 참소 표준이 확립되어 있지 않거나, 표준화된 검사법이 아닐 경우 임상시험 계획서 평가 및 승인업무 담당 부서와 사전 논의를 통하여 확정하는 것을 권고한다.

임상적 성능평가 연구의 주목적을 달성하기 위해서는 참고표준을 사용하는 비교 연구가 유일한 방법이므로 만약 표준화되거나 인정될 수 있는 참고표준이 없다면 임상적 성능평가는 일치도 평가 연구로 제한된다. 일치도 평가 연구에서는 진단 기기의 정확성을 추정할 수 없게 된다.

● 통계적 디자인에서의 고려사항

임상적 성능평가를 위해 통계적 고려사항이 계획서에 명시되어야 하는데 통계적 계획을 수행할 때 고려해야할 주요한 내용은 다음과 같다.
1) 통계적 유의성 및 검정력
2) 적절한 연구대상자의 크기
3) 적절한 연구대상자의 포함/제외기준
4) 적절한 시료/표본의 포함/제외 기준
5) 편의 최소화 방법(selection, spectrum, verification bias 등등)
6) 재검사 시행 기준
7) 분석자료 제외 기준
8) 분석 방법론

9) 임상적으로 관련있는 성능에 대한 특성

이중 적절한 연구대상자의 크기의 결정은 연구의 디자인 및 성능평가 측도, 비교 대상군 여부, 참고 표준의 존재 여부등에 따라 다양하므로 적절한 연구대상자 크기 추정 방법을 선정하여 추정하여야 한다.

● 맹검의 유지 및 임상자료 취급

진단 의료기기의 성능평가에 있어 맹검의 유지는 일반적인 치료 의료기기의 맹검 유지 과정보다, 복잡하고, 편의 발생의 위험이 매우 높다. 특히 전향적 연구의 경우, 연구대상자의 모집 및 선정, 시료 측정 및 검사과정, 대조 진단 기기의 측정 및 검사 과정에서 중요 정보가 노출될 가능성이 매우 높기 때문에 임상연구 일련의 과정에서 맹검 유지를 위한 절차적 장치를 마련하여야 한다. 만약 후향적 시료를 이용하는 연구의 경우 저장된 시료뿐만 아니라 임상 결과자료, 피험자의 질병관련 정보들을 추출하여 사용되기 때문에 임상 자료의 관리 또한 맹검 유지를 위하여 중요한 관심 대상이 된다.

진단법의 검체수(연구대상자) 산정(크기)의 추정 공식 예시

검사법	측도	가설	검체수(연구대상자) 산정(크기) 공식	비고
단일진단법	민감도 또는 특이도	$H_0 : TPR = TPR_0$ $H_1 : TPR = TPR_1$	$N_D = \dfrac{(Z_{\alpha/2}\sqrt{TPR_0(1-TPR_0)} + Z_\beta\sqrt{TPR_1(1-TPR_1)})^2}{(TPR_1 - TPR_0)^2}$	특이도는 FPR로 변경
단일진단법	민감도 및 특이도	$H_0 : TPR = TPR_0$ or $FPR = FPR_0$ $H_1 : TPR = TPR_1$ and $FPR = FPR_1$	$N_D = \dfrac{(Z_{\alpha/2}\sqrt{TPR_0(1-TPR_0)} + Z_{\sqrt{\beta}}\sqrt{TPR_1(1-TPR_1)})^2}{(TPR_1 - TPR_0)^2}$ $N_{ND} = \dfrac{(Z_{\alpha/2}\sqrt{FPR_0(1-FPR_0)} + Z_{\sqrt{\beta}}\sqrt{FPR_1(1-FPR_1)})^2}{(FPR_1 - FPR_0)^2}$	
단일진단법	AUC	$H_0 : AUC = AUC_0$ $H_1 : AUC = AUC_1$	$N_D = (kvar_D + var_{ND})\left(\dfrac{Z_{\alpha/2} + Z_\beta}{AUC_1 - AUC_0}\right)^2$ $var_D = \int_0^1 (ROC(t))^2 dt - AUC^2$ $var_{ND} = \int_0^1 (ROC^{-1}(t))^2 dt - (1-AUC)^2$	var_D, var_{ND} 는 binormal 모형에서 정규분포의 모의 자료로 추정
짝진 경우	민감도 및 특이도 우월성	$H_0 : TPR_1/TPR_2 = \delta_{T0}$ or $FPR_1/FPR_2 = \delta_{F0}$ $H_1 : TPR_1/TPR_2 = \delta_{T1}$ and $FPR_1/FPR_2 = \delta_{F1}$	$N_D = \left\{\dfrac{(Z_{\alpha/2} + Z_{\sqrt{\beta}})}{\log(\delta_{T1}/\delta_{T0})}\right\}^2 \dfrac{(\delta_T 1 + 1)TPPR_2 - 2TPPR}{\delta_{T1} TPR_2^2}$ $N_{ND} = \left\{\dfrac{(Z_{\alpha/2} + Z_{\sqrt{\beta}})}{\log(\delta_{F1}/\delta_{F0})}\right\}^2 \dfrac{(\delta_F 1 + 1)FPR_2 - 2FPPR}{\delta_{F1} FPR_2^2}$ $TPPR = P(Y_1 = 1 \text{ and } Y_2 = 1 \mid D = Yes)$ $FPPR = P(Y_1 = 1 \text{ and } Y_2 = 1 \mid D = No)$	
독립인 경우	민감도 및 특이도 우월성	$H_0 : TPR_1/TPR_2 = \delta_{T0}$ or $FPR_1/FPR_2 = \delta_{F0}$ $H_1 : TPR_1/TPR_2 = \delta_{T1}$ and $FPR_1/FPR_2 = \delta_{F1}$	$N_D = \left\{\dfrac{(Z_{\alpha/2} + Z_{\sqrt{\beta}})}{\log(\delta_{T1}/\delta_{T0})}\right\}^2 \dfrac{1 + \delta_{T1} - 2\delta_{T1}TPR_2}{\delta_{T1} TPR_2^2}$ $N_{ND} = \left\{\dfrac{(Z_{\alpha/2} + Z_{\sqrt{\beta}})}{\log(\delta_{F1}/\delta_{F0})}\right\}^2 \dfrac{1 + \delta_{F1} - 2\delta_{F1}FPR_2}{\delta_{F1} FPR_2^2}$	

* N_D: 질환 양성의 연구대상자 크기, N_{ND}: 질환 음성의 연구대상자 크기, k: 질환 양성과 음성인 경우의 비
* 위의 예시는 진단법에서 사용되는 주요한 설계에서 사용될 수 있는 연구대상자의 크기를 예시로 제시하고 있음. 이외에 다양한 방법이 제시되어 있으므로, Zhou, Obuchowski, McClish(2011) Statistical Methods in Diagnostic Medicine, 2nd ed, WIliey 또는 Pepe(2003) The Statistical Evaluation of Medical Tests for Classification and Prediction, Oxford Press 등 참고.

14.2. 임상시험계획서 및 결과보고서에서의 통계 오류 사례

1) 임상시험계획서의 통계 오류 사례
   가. 시험군과 대조군으로의 할당 계획을 미기술 또는 명확하고 자세히 기술하지 않은 경우
   나. 1차 및 2차 평가변수를 명확하게 정의하여 기술하지 않은 경우
   다. 눈가림 방법에 관해 자세히 기술하지 않은 경우
   라. 피험자(검체)의 선정 및 제외기준을 명확하게 기술하지 않은 경우
   마. 단일군으로 시험하는 경우 그 근거가 명확하지 않거나 탈락율의 설정 오류인 경우 등

2) 피험자(검체) 산출에서의 오류 사례
   가. 비열등성 디자인인 경우 비열등성 한계치 또는 효과의 크기에 대한 근거가 명확하지 않은 경우
   나. 가설의 설정 및 표현의 오류, 산출 공식의 오류 및 그에 따른 계산의 오류인 경우
   다. 피험자 수를 제시하지 않은 경우 및 피험자 수 변경 등에 관한 오류인 경우 등

3) 통계 분석 방법의 오류
   가. 양측, 단측 유의수준의 미지정, 분석군 지정에 관한 오류인 경우
   나. 잘못된 통계분석 방법의 사용, 결과 측정값 처리에 관한 오류인 경우
   다. 공변량 보정에 관한 오류, 다기관 임상시험인 경우 다기관별 차이 검정 및 보정에 관한 오류인 경우 등

15. 부작용을 포함한 안전성의 평가기준・평가방법 및 보고방법

최소의 위험을 초과하는 모든 연구에서 부작용을 포함한 이상사례 발생 시 보고방법 등 피험자 안전성 및 시험자의 안전성에 대한 평가기준・평가방법, 보고방법을 순

서대로 기술하며, 모니터링 계획을 포함한다(응급하게 보고할 경우, 담당자의 연락처 등 기술을 포함). 다만, 잔여검체를 이용하는 경우피험자에 대한 직접적인 영향(인체 위해도)이 없고, 해당 임상시험을 위해 추가적인 검체 획득이 없다면 피험자가 직접적으로 받는 인체의 위해도는 없으므로 피험자의 안전성 평가 부분은 생략이 가능하다.

다만, 잔여검체 이용이 아닌 피험자에 대해 직접 적용하는 임상시험의 경우 이상사례(의료기기 이상반응, 중대한 이상사례·의료기기이상반응 포함)의 발생 시 안전성 평가는 부작용, 이상의료 기기반응, 임상시험용 의료기기와의 연관성이 있는 이상사례의 발현 빈도 등에 대한 시험군과 대조군의 비교평가를 위한 통계분석방법과 평가기준을 제시해야 하며, 의료기기법 시행규칙 별표3 의료기기 임상시험 관리기준에서 정한 보고기간 내 신속한 보고가 되도록 평가기준, 평가방법, 보고방법 및 보고체계를 해당 임상시험의 특성에 맞게 구체적으로 기술한다.

아울러, 이상사례 등에 대한 의학적 소견 정도와 해당 임상시험용 의료기기(체외진단용시약)와의 인과관계 평가 등을 바탕으로 증례기록서에 기록되도록 설정하고 이를 기록한다

16. 피험자동의서 서식

피험자로부터 동의를 얻어 임상시험을 실시하는 경우 동의를 얻는 과정에서 피험자 또는 피험자의 대리인에게 제공되는 정보, 동의서 서식, 피험자설명문 및 그 밖의 문서화 된 정보는 의료기기법 시행규칙 별표3 의료기기 임상시험 관리기준 제7호아목 10)에서 정한 다음의 20가지 정보사항으로 기재한다.

「의료기기법 시행규칙」별표3 의료기기 임상시험 관리기준에서 정한 피험자 또는 피험자 대리인에게 전달하여야 하는 정보 사항

가) 임상시험은 연구 목적으로 수행된다는 사실

나) 임상시험의 목적

다) 임상시험용 의료기기에 관한 정보 및 시험군 또는 대조군에 무작위배정될 확률

라) 침습적 시술(侵襲的 施術, invasive procedure)을 포함하여 임상시험에서 피험자가 받게 될 각종 검사나 절차

마) 피험자가 준수하여 할 사항

바) 검증되지 않은 임상시험이라는 사실

사) 피험자(임부를 대상으로 하는 경우에는 태아를 포함하며, 수유부를 대상으로 하

는 경우에는 영유아를 포함한다)에게 미칠 것으로 예상되는 위험이나 불편
아) 기대되는 이익이 있거나 피험자에게 기대되는 이익이 없을 경우에는 그 사실
자) 피험자가 선택할 수 있는 다른 치료방법이나 종류 및 그 치료방법의 잠재적 위험과 이익
차) 임상시험과 관련한 손상이 발생하였을 경우 피험자에게 주어질 보상이나 치료방법
카) 피험자가 임상시험에 참여함으로써 받게 될 금전적 보상이 있는 경우 예상 금액 및 이 금액이 임상시험 참여의 정도나 기간에 따라 조정될 것이라고 하는 것
타) 임상시험에 참여함으로써 피험자에게 예상되는 비용
파) 피험자의 임상시험 참여 여부 결정은 자발적이어야 하며, 피험자가 원래 받을 수 있는 이익에 대한 손실 없이 임상시험의 참여를 거부하거나 임상시험 도중 언제라도 참여를 포기할 수 있다는 사실
하) 제8호머목에 따른 모니터요원, 제8호버목에 따른 점검을 실시하는 자, 심사위원회 및 식품의약품안전처장이 관계 법령에 따라 임상시험의 실시 절차와 자료의 품질을 검증하기 위하여 피험자의 신상에 관한 비밀이 보호되는 범위에서 피험자의 의무기록을 열람할 수 있다는 사실과 피험자 또는 피험자의 대리인의 동의서 서명이 이러한 자료의 열람을 허용하게 된다는 사실
거) 피험자의 신상을 파악할 수 있는 기록은 비밀로 보호될 것이며, 임상시험의 결과가 출판될 경우 피험자의 신상은 비밀로 보호될 것이라는 사실
너) 피험자의 임상시험 계속 참여 여부에 영향을 줄 수 있는 새로운 정보를 취득하면 적시에 피험자 또는 피험자의 대리인에게 알릴 것이라는 사실
더) 임상시험과 피험자의 권익에 관하여 추가적인 정보를 얻고자 하거나 임상시험과 관련이 있는 손상이 발생한 경우에 연락해야 하는 사람
러) 임상시험 도중 피험자의 임상시험 참여가 중지되는 경우 및 그 사유
머) 피험자의 임상시험 예상 참여 기간
버) 임상시험에 참여하는 대략의 피험자 수

다만, 잔여검체를 이용하여 임상시험을 실시하는 경우 동의면제와 관련한 내용은 가이드라인으로 발간된 「체외진단용 의료기기의 임상적 성능시험 관리기준 가이드라인(2015.07.30)」 중 "검체보관 및 관리에 대한 사항", "검체제공자의 개인정보 보호 업무에 대한 사항", "사용검체의 적합성 및 피험자(검체제공자) 동의에 대한 IRB 심사기준 및 절차", "고위험 감염성 검체를 사용하는 임상적 성능시험 시 시험자 감

염 등에 대한 안전보호대책", "사용 검체의 적합성 등 검토", "잔여검체에 대한 피험자(검체제공자) 동의 심사"를 참고한다. 아울러, 잔여검체 중 포괄적 동의를 얻어 사용하는 경우 동의서 양식은 "인체유래물 연구동의서"(생명윤리 및 안전에 관한 법률 시행규칙, 별지 제34호 서식) 사용도 가능하다.

17. 피해자 보상에 대한 규약

임상시험과 관련하여 발생한 손상에 대한 피험자의 치료비 및 치료방법 등을 제공하는 원칙과 절차를 수립하여 제시한다. 피해자 보상에 대한 규약에는 보상기준, 보상제외 기준, 보상절차, 보상방법, 보상수준 등을 포함하여 기술한다.

다만, 해당 임상시험과 상관없이 내원한 환자의 일상적 검사에서 획득한 잔여검체를 이용하여 체외진단용의료기기(시약)의 유효성(성능)을 평가하는 임상시험으로 피험자에 대한 직접적인 영향(인체 위해도)이 없는 경우라면 해당 임상시험의 피해자 보상에 대한 규약은 상기 내용을 기술하여 '피해자 보상에 대한 규약'은 별도로 규정하지 않음을 기술한다.

작성 시 참고사항

- 피해자 보상 규약에는 적용 대상이 되는 경우와 보상 제외의 기준을 가능한 한 구체화하도록 한다.
- 임상시험을 하려는 자는 임상시험의 참여로 인하여 임상시험 대상자의 신체적인 손상(사망 포함)이 발생한 경우에 대상자에게 보상한다.
- 임상시험과 신체적인 손상과의 인과관계가 인정되지 않는 경우(즉, '임상시험 참여로 인한 손상'이 아닌 경우)는 보상의 대상에서 제외할 수 있다.
- 임상시험의 참여로 인한 대상자의 신체적 손상이 발생할 경우, 금전적 보상에 대하여 확정되기 전이라도 임상시험책임자(위임받은 시험담당자)를 통한 적절한 치료 또는 치료 기회를 우선적으로 제공한다.
- 임상시험용 의료기기에 의해 발생한 이상사례나 이상사례 처치 과정에서 발생된 손상이 있는 경우도 보상 대상으로 고려한다.
- 해당 이상사례로 인한 손상이 예상되었으며 임상시험 대상자(피험자)가 자발적으로 해당 임상시험 참여에 동의하였다 하더라도 보상의 대상으로 고려한다.
- 임신부가 임상시험 대상자(피험자)로 참여하는 임상시험에서 태아에게 '임상시험참여로 인한 손상'이 발생한 경우, 해당 태아를 임상시험 대상자(피험자)로 간주하고, 보상의 대상으로 고려한다.
- 임상시험 중이 아니어도 일어났을 것이라고 예상되거나 판단되는 사고 또는 사건 등에 기인한 것은 보상의 대상에서 제외될 수 있다.
- 임상시험 대상자(피험자) 또는 그 보호자의 시험자의 지시사항 및 임상시험계획서 미준수, 고의 또는 중대한 과실로 발생한 손상은 보상액을 줄이거나 또는 보상의 대상에서 제외될 수 있다.
- 임상시험 책임자가 임상시험 대상자(피험자)에게 발생한 손상에 대하여 적절한 의학적 처치를 수행하여 회복된 경우는 보상의 대상에서 제외할 수 있다.

18. 임상시험 후 피험자의 진료에 관한 사항

임상시험이 종료된 후 피험자에게 발생한 부작용 등에 대하여 해당 임상시험용 의료기기(체외진단용 시약)와의 인과관계에 따라 피험자의 진료가 필요로 하는 상황에 대해 진료 절차 및 방법 등을 기술한다. 다만, 해당 임상시험과 상관없이 내원한 환자의 일상적 검사에서 획득한 잔여검체를 이용하여 체외진단용의료기기(시약)의 유효성(성능)을 평가하는 임상시험으로 임상시험 후 피험자에 대한 별도의 진료가 수반되지 않는다면 상기 내용을 기술하여 '임상시험 후 피험자의 진료에 관한 사항'은 별도로 규정하지 않음을 기술한다.

19. 피험자의 안전보호에 관한 대책

피험자의 안전보호를 위하여 임상시험기관 및 임상시험심사위원회, 시험자(시험책임자, 시험담당자 등), 의뢰자(모니터링, 피험자 정보사항 등 기록의 보존 및 비밀보장 등)의 의무사항을 정하여 기술한다. 다만, 해당 임상시험과 상관없이 내원한 환자의 일상적 검사에서 획득한 잔여검체를 이용하여 체외진단용의료기기(시약)의 유효성(성능)을 평가하기 위한 것으로 피험자에 대한 직접적인 영향(인체 위해도)이 없다면 상기 내용을 기술하여 '피험자 안전보호에 관한 대책'은 별도로 규정하지 않음을 기술하되 대상 잔여검체는 고유번호(AAA-000)로 익명화하여 사용할 것이며 임상시험에 대한 평가 후 병원폐기물 취급 등 관련 법 및 생물학적 관리기준(병원내 규정)에 따라 폐기하도록 설정 후 함께 기술한다.

20. 그 밖에 임상시험을 안전하고 과학적으로 실시하기 위하여 필요한 사항

해당 임상시험에서 사용하는 증례기록서와 같은 기본 문서의 작성, 열람 및 보관, 임상시험계약, 임상시험용 의료기기(체외진단용 시약)의 관리, 모니터링 절차 및 방법, 임상시험 관련 자료의 보관 규정 및 절차 등을 포함하여 필요한 사항을 정하여 기술한다.

작성 시 참고사항

임상시험을 안전하고 과학적으로 실시하기 위해 해당 임상시험의 기록 및 문서보관, 임상시험용 의료기기 및 검체(인체유래물) 관리 사항 기술 시 다음의 일반 원칙을 고려하여 필요사항을 기술해야 한다.

<임상시험의 기록 및 문서보관>

□ 시험책임자는 의뢰자에게 보고하는 증례기록서나 그 밖의 모든 보고서에 포함된 자료가 정확하고, 완결되며, 읽기 쉽고, 시기적절하도록 하여야 한다.

□ 근거문서를 근거로 한 증례기록서 상의 자료는 근거문서와 일치하여야 하며, 일치하지 않는 내용에 대해서는 설명이 첨부되어야 한다.

□ 문서화 또는 전자화된 증례기록서의 내용을 변경하거나 정정하는 자는 의뢰자가 작성한 수정지침에 따라 원래의 내용을 알아볼 수 있도록 수정하고, 수정일 및 수정 이유를 적고 서명하여야 한다.

□ 시험책임자는 기본문서를 보관하는 장소를 따로 준비하고, 이들 문서가 사고 등에 의해 조기에 파손 또는 분실되지 않도록 하여야 한다.

- 기본문서의 구체적인 종류와 임상시험 실시 단계별 기본문서 보관 방법 및 문서별 보관 책임자에 관하여는 '의료기기 임상시험 기본문서 관리에 관한 규정'을 따른다.
- 시험책임자는 기본문서와 의료기기 임상시험 관리기준 및 관계 법령에 따라 작성된 임상시험 관련문서(전자문서 포함)를 관련 법령에 따라 보관하여야 한다.
- 의뢰자가 지정한 모니터요원, 점검을 실시하는 자, IRB 또는 식품의약품안전처장의 임상시험관련 문서(전자 문서 포함)에 대한 열람 요청이 있는 경우에는 시험책임자는 이에 적극 협조하여야 한다.

<임상시험용 의료기기(체외진단용 시약)의 관리>

- 시험책임자는 의료기기 임상시험 관련 법령과 규정 및 해당 임상시험기관의 정책에 따라 해당 임상시험용 의료기기(체외진단용 시약)의 보관, 교부, 추적 그리고 감독의 책임을 지고 있다.
- 임상시험용 의료기기를 사용하기 위해서는 시험책임자는 다음의 요구조건을 충족해야 한다.
  - 해당 임상시험용 의료기기(체외진단용 시약)는 해당 임상시험기관의 시험책임자와 임상시험기관의장이 지정한 의료기기관리자가 관리 책임을 진다.
  - 해당 임상시험용 의료기기(체외진단용)는 임상시험심사위원회와 식품의약품안전처장의 승인을 받은 용도로만 사용되어야 한다.
  - 시험책임자는 해당 임상시험용 의료기기(체외진단용 시약)를 취급 권한이 주어지지 않은 사람에게는 제공할 수 없다.
  - 임상시험심사위원회의 동의 면제 결정을 제외하고는 임상시험 참여 전 연구대상자(피험자) 또는 피험자 대리인으로부터 동의를 취득하여야 한다.
  - 시험책임자는 의료기기 임상시험 관련 법령과 규정 및 해당 임상시험기관 정책에 따라서 의료기기의 수물현황, 보관, 교부, 추적 그리고 감독에 대한 책임이 있다.
- 임상시험용 의료기기의 보관(자동화 기기로 데이터를 기록하는 기기를 포함)시에 시험책임자(또는 의료기기관리자 또는 의료기기관리자 업무를 위임받은 자격을 갖춘 시험담당자)는 다음의 사항을 보장할 책임이 있다.
  - 물리적인 접근을 확인할 수 있는 절차를 마련한다.
  - 잠금 장치가 있고 접근을 통제 할 수 있는 안전한 장소에 의료기기를 보관한다.
  - 연구 장소 내/외부 출입에 대한 통제 시설을 마련한다.
  - 비밀유출 시에 이를 보고하는 보안 절차를 마련한다.
  - 예상되는 비밀유출의 위험을 조사하고 이러한 위험을 예방하기 위한 방법을 마련한다.
  - 자료 백업, 보관 그리고 응급상황 대처 방안을 마련한다.
  - 의료기기가 적정온도에 보관되고 있는지 확인하고, 보관과 온도일지를 작성한다.
- 시험책임자(또는 의료기기관리자 또는 의료기기관리자 업무를 위임받은 자격을 갖춘 시험담당자)는 교부/사용된 각각의 임상시험용 의료기기에 대한 교부/사용 장소, 연구대상자(피험자)별 교부/사용 기록, 교부/사용한 날짜 및 교부자의 서명/이니셜을 기록한 문서를 작성할 책임이 있다.

5.3.2.2 체외진단용 의료기기 분류별 임상시험계획서 작성 예시

1) 분자진단 분야 임상시험계획서 작성의 예

분자진단 분야 임상시험계획서 작성 예시는 해당 분야의 전반적인 내용을 예시에 모두 기재한 것은 아니며, 일부의 내용으로 제한하여 예시를 기술한 것이므로 참고하기 바라며, 신청 시에는 귀 회사의 제품 특성 등에 따라 해당 항목별로 내용을 보강하여 작성해야 한다.

1. 임상시험의 제목

분자진단 분야 해당 임상시험용 의료기기(체외진단용 시약)의 성능 및 유효성을 증명하고자 하는 목적을 알 수 있도록 명확히 기재한다.

예시

호흡기 검체에서 결핵균과 항결핵제 내성 관련 유전자 돌연변이를 검출하기 위한 'XXX사의 OOO'에 대한 안전성과 유효성 평가를 위한 단일기관, 이중 눈가림, 후향적 확증 임상시험

2. 임상시험기관의 명칭 및 소재기

실시하는 임상시험기관의 기관명, 소재지, 연락처 등 필수 정보사항을 기재한다.

예시

기관명	소재지	전화	팩스
△△대학교병원	서울특별시 △△구 △△대로	02-△△△-△△△△	02-△△△-△△△△
■■대학교병원	부산광역시 ■■구 ■■대로	051-■■■-■■■■	051-■■■-■■■■

3. 임상시험의 책임자 담당자 및 공동연구자의 성명 및 직명

시험책임자, 시험담당자 등 해당 임상시험에 참여하는 시험자의 소속, 성명, 전공, 직책, 연락처 등 정보사항을 기술하며, 시험책임자의 경력도 간략히 기술한다. 다기관 임상시험으로 진행되는 경우 임상시험조정자의 정보사항을 추가 기재하며, 통계담당자나 유효성 평가자가 별도로 있는 경우 해당 전문가의 정보사항을 추가 기재한다.

작성 시 참고사항

시험책임자는 임상시험기관에서 임상시험 수행에 대한 책임을 갖고 있는 사람으로서, 전문지식과 윤리적 소양을 갖추고 해당 의료기기의 임상시험을 실시하기에 충분한 경험이 있는 자로 선정하며,

시험 담당자는 시험책임자의 업무 위임 및 감독 하에 임상시험과 관련된 업무를 담당하거나 필요한 사항을 결정하는 의사 및 그 밖의 임상시험에 관여하는 사람으로 선정한다. 그 밖의 해당 임상시험에 참여하는 공동연구자(시험담당자), 통계담당자 등이 있는 경우 이들의 자격등을 확인할 수 있는 정보사항을 추가 기재하고, 다기관 임상시험의 경우 각 임상시험기관의 적절한 임상시험 수행을 위해 각 임상시험기관 및 시험자들의 의견을 조정하기 위한 조정위원회를 설치하여 임상시험조정자를 선정할 수 있으므로 임상시험조정자가 선정된 경우 해당 조정자의 정보사항을 추가 기재한다.

3.1. 시험책임자

예시				
성명	소재 기관명	전공	직위	전화
김■■	△△대학교병원	△△학	교수(진단검사의학과 전문의)	02-△△△-▽▽▽▽

3.2. 시험담당자

예시				
성명	소재 기관명	전공	직위	전화
이△△	△△대학교병원	△△학	전공의(진단검사의학과)	02-△△△-△△△△
박○○	△△대학교병원	▷▷학	임상의(내과)	02-△△△-○○○○

3.3. 공동연구자(해당 임상시험에 공동연구자로 참여하는 시험담당자를 기재)

예시				
성명	소재 기관명	전공	직위	전화
최△△	△△대학교병원	△△학	부교수(진단검사의학과)	02-△△△-△△△△
윤○○	△△대학교병원	▷▷학	부교수(병리과)	02-△△△-○○○○

3.4. 통계담당자(해당 임상시험에서 통계업무를 수행하는 통계전문가를 기재)

예시				
성명	소재 기관명	전공	직위	전화
홍△△	△△대학교	△△학	부교수(임상통계학교실)	02-△△△-△△△△

3.5. 임상시험조정자(다기관 임상시험 진행 시 해당 임상시험의 총괄 조정자가 있는 경우)

예시				
성명	소재 기관명	전공	직위	전화
권△△	▼▼대학교	△△학	교수(진단검사의학과 전문의)	02-○○○-△△△△

4. 임상시험용 의료기기를 관리하는 관리자의 성명 및 직명

임상시험기관에서 임상시험용 의료기기를 보관, 관리하는 임상의, 의료기사 또는 간호사 등으로서 해당 임상시험기관의 장이 지정한 의료기기관리자를 말하며, 의료기기관리자의 소속, 성명, 전공, 직책, 연락처 등 정보사항을 기술한다. 다만, 해당 임상시험의 특성으로 인해 시험책임자의 요청이 있는 경우 임상시험심사위원회의(IRB) 의견을 들어 시험책임자 또는 해당 임상시험에 참여하는 시험담당자로 하여금 임상시험용 의료기기를 관리하게 할 수 있으며, 이 경우에는 해당 임상시험에 한해 별도의 의료기기관리자를 IRB에서 승인하여 지정해 준 확인 근거자료를 제시하여야 한다.

4.1. 의료기기 관리자

			예시	
성명	소재 기관명	전공	직위	전화
강△△	△△대학교병원	△△학	의공기사(의공학교실)	02-△△△-△△△△

5. 임상시험을 하려는 자의 성명 및 주소

임상시험을 하려는 자는 임상시험의 계획, 관리, 재정 등에 관련된 책임이 있는 자로서 일반적으로 해당 임상시험용 의료기기의 제조업체 또는 수입업체 대표자에 해당하며, 임상시험의뢰자가 된다. 연구자 임상시험인 경우에는 해당 연구의 시험책임자가 대표자로서 임상시험의뢰자 역할과 책임을 갖게 된다. 임상시험의뢰자는 의료기기법 시행규칙 별표3 의료기기 임상시험 관리기준(제8호머목)에서 정하고 있는 임상시험모니터 요원을 지정(선정, 자격기준, 수행임무 등)하고, 해당자의 정보사항을 기술한다.

5.1. 임상시험의뢰자

		예시	
회사명	대표이사	소재지	전화
㈜△△△	○○○	서울특별시 △△구 △△대로 ○○번지	02-△△△-△△△△

5.2. 모니터요원

		예시	
회사명	성명	소재지	전화
㈜△△△	○○○	서울특별시 △△구 △△대로 ○○번지	02-△△△-△△△△

6. 임상시험의 목적 및 배경

해당 임상시험용 의료기기(체외진단용 시약)를 이용하여 임상시험을 실시하게 된 배경(해당 제품의 개발경위 및 작용원리, 설계 또는 디자인 특성, 원자재 및 화학적 구성요소 등 제품의 특성 포함)과 대상질환 또는 적응증 등이 포함된 임상시험의 목적과 해당 제품의 사용범위를 알 수 있도록 과학적 타당성과 근거자료를 바탕으로 구체적이고 명확히 기술한다. 아울러, 임상시험의 목적 및 배경으로 기술한 내용의 근거로서 관련 참고문헌(논문 등)을 하단부에 기재하고, 첨부자료로서 이를 제출한다.

6.1. 임상시험의 목적

예시
본 임상시험은 호흡기 검체에서 결핵균 및 항결핵제 내성 관련 유전자 돌연변이를 핵산 기반으로 검출하는 새로운 체외진단용 의료기기의 성능 및 유효성을 입증하기 위한 임상시험을 하는데 그 목적에 맞게 작성하며, 기허가 제품과의 비교 시험인 경우 비교 하고자 하는 시약을 명시한다.

6.2. 임상시험의 배경

예시
이제까지 허가되어 시판되고 있는 결핵균 및 항결핵제 내성 관련 유전자 돌연변이의 핵산 기반 검출 체외진단용 의료기기와 다른 새로운 원자재 및 작용원리 등을 가진 체외진단용 의료기기를 개발하게 된 경우, 이 의료기기에 대한 임상적 성능(임상적민감도, 임상적특이도)을 평가할 필요성이 있어 이에 대한 임상시험을 수행한다. 임상시험 배경 작성 시 인용된 논문, 참고자료 등을 기재하고 자료는 첨부한다.

7. 임상시험용 의료기기의 개요(사용목적, 대상질환 또는 적응증을 포함한다)

해당 임상시험용 의료기기(체외진단용 시약)의 안전성과 유효성을 평가하고자 하는 임상시험 목적에 맞게 해당 제품의 측정원리 및 방법 등을 기술하고 이를 이용하여 대상질환 또는 적응증 등 사용목적을 알 수 있도록 구체적이고 명확하게 임상시험용 의료기기 제품의 개요를 기술한다.

아울러, 해당 제품관련 국내외 사용현황, 자사 또는 타사에서 이미 허가된 유사제품에 대한 정보 사항 등을 기술하며, 개요에 기술한 해당 제품의 사용목적, 대상질환 또는 적응증 등 기술내용의 근거로서 관련 참고문헌(논문 등)을 하단부에 기재하고, 첨부자료로서 이를 제출한다.

8. 임상시험용 의료기기의 적용 대상이 되거나 대조군에 포함되어 임상시험에 참여하는 사람(이하 "피험자"라 한다)의 선정기준·제외기준·인원 및 그 근거

해당 임상시험용 의료기기(체외진단용 시약)의 안전성과 유효성을 평가하고자 하는 임상시험 목적에 맞게 피험자(검체)로 선정한 기준과 제외의 기준은 연령, 인종, 성별, 질환 등을 고려하여 윤리적, 의학적 타당성을 바탕으로 제시해야 하며, 시험군과 대조군을 포함한 피험자(검체)수 및 그 근거를 통계학적 방법에 따라 명확히 설정하여 기술한다. 검체를 이용한 임상시험의 경우, 피험자 선정기준 및 제외기준에 해당하는 검체종류(혈청, 혈장, 소변 등)를 명확히 설정하고, 감사목적, 유병율 등을 고려한 목표피험자(검체)수(양성검체 00례, 음성검체 00례)로 산출한 근거 및 통계적용방법(산출공식 포함) 등을 명확히 기술되도록 추가적인 고려가 필요하며, 선정 및 제외 기준, 시험군 및 대조군 산정 인원수(검체수) 등 관련 통계식 적용방법 등 기술.

8.1. 피험자의 선정 기중

예시
□ 20-80세 사이의 성인 남녀
□ 호흡기 검체의 항산균 배양에서 양성, 음성이 확인된 경우
□ 기허가 방법으로 분리된 균이 결핵균임이 동정된 경우
□ 기허가 방법으로 항결핵제 내성 표현형 검사결과가 있는 경우
□ 본 의료기기와는 다른 시발체를 사용하는 기허가 방법으로 항결핵제 내성 관련 돌연변이 유무가 검사되고 그 결과가 양방향 염기서열분석으로 최종 확인된 환자
□ 검체의 종류는 호흡기 검체 중에서 객담, 기관지흡인액만을 대상으로 함. 등

8.2. 제외기준

예시
□ 임상시험 전 6개월 내에 항결핵제를 1주일 이상 복용한 경우
□ 검체의 양이 검사를 하기에 부족한 경우
□ 검체가 부적절하게 채취된 경우
□ 검체가 부적절하게 보관된 경우
□ 해당 임상시험에 참여하기에 부적절한 OOO약물 등을 복용하거나 복용 중인 경우

8.3. 피험자 수

피험자 수는 시험군과 대조군을 포함하여 해당 임상시험에 적용한 통계학적 방법에 따라 명확하게 산출되어야 하며, 피험자 수 산출 근거는 통계학적으로 해석이 가능

한 충분한 피험자(검체)수를 산정하여 평가해야 하며, 검사의 목적, 유병율과 제품의 분석능에 따라 통계적으로 의미 있는 검체수를 산정하고 근거를 제시하여야 한다.

유병율은 국내에서 발표되는 유병율에 대한 자료나 국내 유병율 사이트(www.kostat.go.kr) 등을 참고할 수 있으며, 동 가이드라인의 <14.1 임상적 성능 연구를 위한 통계적 설계 고려사항> 및 "진단법의 검체수(연구대상자) 산정(크기)의 추정 공식"을 참고하면 해당 신청제품에 적용되는 진단검사법에 따른 임상적 민감도 및 임상적 특이도의 통계 공식을 활용하여 검체수(연구대상자) 산정(크기)이 가능하다. 다만, 상기의 추정 공식 이 외 다양한 방법이 제시될 수 있으므로 검체수(연구대상자) 산정(크기) 근거는 반드시 제시할 수 있어야 한다.

예시

□ 정성검사의 경우 일반적인 권장 피험자 수는 OOO인 이상, 양성 피험자 또는 음성 피험자 중 적은 쪽의 수가 OOO인 이상이어야 함.
□ 임상적 민감도는 전체 피험자와 검체의 항산균염색 양성인 피험자와 음성인 피험자로 나누어 제시한다. 항산균염색 음성인 피험자를 약 30%, 양성인 피험자를 약 70% 정도 포함시킬 것을 권장한다.
□ 정량검사의 경우 일반적인 권장 피험자 수 이상으로 선정한다.
□ 임상적 민감도를 위한 양성검체
  - 임상적 민감도란 질환이 있는 환자군에서 양성 결과를 보이는 환자의 비율로서 다양한 농도를 포함한 양성 임상검체를 이용하여 평가한다. 임상검체가 양성 또는 음성임을 확인한 방법을 기술한 자료를 제출한다. 양성 또는 음성결과의 확인방법에 따라 결과의 통계적인 분석이 달라질 수 있으므로 가능하면 표준방법을 선택하여 수행한다. 이미 허가된 진단제품 또는 확진검사방법 등으로 확인하였음을 기술한 자료와 양성임을 증명하는 임상자료 등으로 평가 대상 제품의 결과와는 관계없는 기준이어야 하며, 양성 검체는 각 질환의 다양한 임상단계가 포함되도록 한다.
□ 임상적 특이도를 위한 음성검체
  - 임상적 특이도란 질환이 없는 환자군에서 음성결과를 보이는 환자의 비율로서 진단의 목표가 되는 질환이 없음이 확인된 임상검체를 이용하여 평가한다. 검체는 적용하고자 하는 대상 인구집단을 반영하여야 한다.(예: 가슴통증으로 응급실 내원한 환자, 입원환자 등)

9. 임상시험시간

임상시험계획승인일로부터 임상관찰, 시험수행, 결과분석, 통계처리, 결과보고서 작성 등을 고려하여 해당 임상시험에서의 기간을 구체적으로 설정하여 기술한다.

예시
임상시험계획승인일로부터 12개월 □ 검체 수집기간: 6개월('00.00.00.~ '00.00.00) □ 시험수행 기간: 6개월 □ 시험결과 분석 및 통계처리 기간(이상반응 조사 등 포함): 6개월 □ 보고서 작성: 2개월 □ 보고서 IRB 통과: 2주

10. 임상시험방법(사용량·사용방법·사용기간·병용요법 등을 포함한다)

임상시험의 목적에 맞게 해당 임상시험용 의료기기(체외진단용 시약)의 사용량, 사용방법(검체수집 및 저장보관 등, 검사 전 준비사항(검체준비, 운송 등), 검사과정, 결과판정 및 해석(결과판정 시 주의사항 포함), 정도관리 등) 및 평가 절차, 사용기간 등을 구체적으로 기술한다. 대조군 및 확인군, 병용요법이 있는 경우 임상시험용 의료기기의 사용방법 기술 형태와 마찬가지로 개별 기술하며, 해당제품을 대조군 및 확인군으로 선정한 사유 및 근거를 포함한다.

아울러, 해당 제품을 통해 측정(검출)하고자 하는 지표에 따라 적용된 측정원리 및 측정방법을 기술하고, 잔여검체를 이용한 임상시험의 경우, 잔여검체 고유번호 부여 등 개인정보 익명화 방법을 기술하고, 임상시험의 설계방법(무작위배정, 단일 또는 이중눈가림, 교차설계 또는 병행설계 등)의 특성이 있는 경우 과학적 타당성과 근거자료를 바탕으로 구체적이고 명확히 기술한다. 상기의 기술한 내용의 근거로서 관련 참고문헌(논문 등)을 하단부에 기재하고, 첨부자료로서 이를 제출한다.

작성 시 참고사항
임상시험 설계는 임상시험의 계획 단계로 연구자가 임상시험을 통해 얻고자 하는 임상시험의 결과를 과학적으로 뒷받침해줄 수 있는 부분으로 임상시험의 목적에 맞도록 적절한 디자인을 사용하여 임상시험을 수행하여야 한다.

10.1. 임상시험용 의료기기

예시
□ 품목허가번호: 해당될 경우 기재 □ 품목명: "의료기기품목 및 품목별등급에 관한 규정"을 참고하여 기재 □ 형명(모델명): 해당 형명 기재 □ 제조회사: 해당 제조회사 기재 □ 원자재: 임상시험용 의료기기 원자재에 대한 특성 기술

다음의 표를 사용하여 구성품의 명칭, 배합목적, 성분명, 분량, 규격 등을 포함하여 작성한다.
○ 별도판매구성품이 있을 경우, 모양 및 구조(외형)와 같이 별도의 표를 사용하여 원재료를 기재
○ 다중 성분이 포함된 구성품은 구성품별 성분을 제시

일련번호	명칭	배합목적	원재료명 또는 성분명	분량	규격	비고

- 명칭(제품명, 품목명, 모델명)
  해당 구성시약별로 일반명칭을 기재한다. 두 세트 이상이 함께 사용되어 하나의 사용목적을 달성하는 경우에는 세트별로 구분하여 기재한다.
- 배합목적
  체외진단용 의료기기(시약)의 특성에 맞게 각 성분의 배합목적을 기재한다.
- 원재료명 및 성분명
  각 구성 시약의 원재료명 또는 성분명을 기재한다.
- 분량
  분량란에는 각 성분의 분량(역가, 소요량 등) 및 단위(mL, mg, v/v, w/v, w/w 등) 기재하고 범위를 설정할 수 있다. 주성분(중합효소, 역전사효소, 프라이머 및 프로브 등)의 분량은 농도와 편차로 표시하되, 주성분 이외의 성분의 경우 "적량"으로 표시 가능하다. 특히, 중합효소의 경우, 활성도(u/λ 등)를 기재하고 단위의 정의도 제시한다.
- 규격
  규격란에는 원재료에 대한 규격이 있는 경우 당해 규격(KP, USP 등)을 기재하고, 규격이 없는 경우 지시규격 등을 기재한다.
  ※ PCR 프리믹스, 프라이머, 프로브 등은 "별도규격"으로 작성한다.
- 비고
  비고란에는 각 구성 시약의 총량 및 수량 등을 기재한다.

<원자재 작성의 예>

일련번호	명칭	배합목적	원재료	분량	규격	비고
1	AB primer mix	주성분	A primer	2 pmol/ul	별도규격	500ul/vial, 1개
			B primer	5 pmol/ul		
		보조성분	TE buffer (1M Tris-HCl (pH8.0), 0.1M EDTA)	적량/500u	자사규격	

<주성분의 별도규격 작성의 예>

구성성분명	염기조성	분량
프라이머A	23mer, 분자량 ○○	○○ ug/mL 혹은 2 pmol/ul
프라이머B	22mer, 분자량 ○○	○○ ug/mL 혹은 5 pmol/ul

□ 모양, 구조 및 치수: 임상시험용 의료기기의 모양, 구조 및 치수 기술
제품의 용도 및 배경을 포함하여, 해당 제품을 개발하기 위하여 적용한 측정원리 및 제품의 구성 등을 포함하여 기재한다. 적용되는 전용 체외진단의료기기가 있을 경우 함께 기술한다.

○ 개요: 해당 시약의 적용 장비(해당 장비의 제조사, 모델명) 제품의 용도 및 배경 등을 기재한다.
 - 본 제품은 일반적인 검체 준비과정을 거쳐, ○○○ 분석기((주)오송)를 이용한 핵산 증폭 및 검출 과정을 통해 호흡기 검체에서 결핵균 DNA와 항결핵제 내성 관련 유전자 돌연변이를 검사하는 시약이다. 본 검사는 내부대조물질 을 이용하여 각각의 검체에 대한 검사 효율을 감시할 수 있으며, △△△ 효소를 이용하여 증폭 산물에 의한 오염 가능성을 줄일 수 있다.

○ 측정원리: 해당 진단의 측정원리를 아래의 예와 같이 작성한다.
 - 본 제품의 측정은 아래와 같은 다섯 가지 주요 과정으로 이루어진다.
  ① 검체 전처리
  ② 결핵균 특이적 primer와 항결핵제 내성 관련 유전자의 돌연변이에 특이적인 primer를 이용한 PCR 증폭 과정
  ③ Oligonucleotide probe와 증폭산물의 교잡(hybridization) 반응
  ④ 형광표지자를 이용한 probe에 결합한 증폭 산물 검출

○ 구성: 당해 제품의 구성을 제조원 포장 구성에 따라 구분하여 기재한다. 즉, 주반응시약이 포함된 체외진단분석기용 시약과 보조 시약으로만 포함된 별도 판매 구성품으로 포장이 나누어진 경우 이를 구분하여 작성한다.
 - 본 제품은 체외진단분석기용 시약(MTB MMX, Anti-mycobacteria resistance-associated mutation MMX)과 별도 판매 구성품인 ○○ MultiPrep Specimen Preparation and Control Kit (MP(-)C, MP(+)C, MP LYS) 및 ○○ Wash Buffer(WB)로 구성된다.

□ 포장 및 라벨링: 임상시험용 의료기기의 포장 및 라벨링에 대해 기술

10.2. 시험방법

작성 시 참고사항

임상시험을 위한 검체준비 및 저장방법, 검사 전 준비사항, 검사 및 결과판정 절차 등을 상세히 기술하며, 대조시약과 비교 시험을 하는 경우 대조시약의 사용방법 또한 상세히 기술한다.

예시

□ 임상시험방법
 ○ 표준검사방법으로 a) 항산균 배양과 동정 그리고 b) 기허가 핵산 증폭 기반 진단 장비를 사용한 직접 검체 검사로 한다.
 ○ 표준검사방법과 해당 의료기기를 이용한 검사방법으로 임상 균주를 대상으로 검사를 진행한다.
 ○ 표준검사 시행한 사람과 해당 의료기기로 검사한 사람이 서로의 결과에 대해서 알 수 없도록 눈가림 상태로 검사를 수행한다.

○ 양성검체는 a) 혹은 b)에서 양성인 검체로 한다. 음성검체는 a)와 b)에서 모두 음성인 검체로 한다.
○ 임상적 민감도, 임상적 특이도를 산정한다.
○ 기존 비교방법과의 일치도를 평가한다.

□ 검체준비 및 저장방법
검체 대상 및 채취방법, 검체의 종류별 필요 분량, 검체 보관조건, 방법 및 사용기한, 냉동, 해동된 검체의 사용 가능성 및 제한, 검체 전처리 과정(원심분리 조건 등)에 대하여 기재한다.

□ 검사 전 준비사항
시험 전 시약 조제가 필요한 경우 조제 방법 및 조건, 검사에 필요한 기구 및 조건 등을 기재한다.
○ 적용되는 체외진단용 의료기기(시약)의 조제사 및 모델명을 기재한다.
○ 검사 키트의 사용조건(온도 또는 습도 등)을 기재한다.
○ 필요한 경우, 시약의 성능과 판정에 영향을 줄 수 있는 기기 및 소프트웨어의 회사명, 모델명 등을 기재한다
○ 필요한 경우, 보정물질에 대한 설명 및 방법에 대하여 기재한다.

□ 검사과정
시험방법이 구분되어 있는 경우는 각각을 구분하여 검사과정(반응시간, 온도조건, 세척과정 및 건조조건 등) 및 결과판독과정(파장, 판독시간, 방법 등)을 상세하게 기재한다.

□ 결과판정
양성, 음성, 경계값(equivocal), 미확정(indeterminate), 무효(invalid) 등의 예측되는 모든 경우의 시험 결과를 판정하는 기준과 해석을 제시한다. 경계값(equivocal), 미확정(indeterminate) 또는 무효(invalid) 결과를 어떻게 처리해야 하는지에 대한 지침을 제시한다.
○ 그대로 보고하는지 재검사가 필요한지 여부
○ 재검사는 동일검체로 하는지, 동일 원검체를 다시 처리하는지, 재채취하는지 여부
○ 처음의 결과와 재검 결과를 조합하여 결과를 판독하는 경우의 알고리즘을 제시
 - 환자 검체의 검사결과를 판독하기 전에 확인해야 할 대조물질 및 보정결과 확인 절차에 대해 제시한다.
 - 검사의 검출한계 또는 정량한계 등에 따른 보고가능범위에 대하여 제시하고, 정량검사인 경우, 정량값 판정 등의 기준을 제시한다.

□ 정도관리
정도관리하는 방법을 제시한다. 제공하는 정도관리물질과 그 물질의 목표값이 있을 경우, 제시된 기준값에 적합함을 확인하는 과정을 제공하고, 정도관리 결과가 적합하지 않을 때 제시할 수 있는 대책을 기술하다.
○ 외부 양성대조물질을 포함해서 검사한다. 해당 의료기기에 의해 검출되는 하나 이상의 항결핵제 내성 관련 염기서열을 포함하는 결핵균 균주로 한다.
○ 내부대조물질을 포함해서 검사한다. 적절한 물질은 항결핵제 내성 관련 염기서열을 포함한 결핵균과 함께 추출한 사람 핵산과 사람 housekeeping genes(RNaseP, beta-actin)을 증폭하는 시발체를 포함한다.

11. 관찰항목 · 임상검사항목 및 관찰검사방법

해당 임상시험용 의료기기(체외진단용 시약)의 성능 및 유효성 평가를 위하여 측정하는 변수를 구체적으로 명확히 기술하며, 관찰항목 및 임상검사항목, 관찰검사방법(선정검체 피험자 식별코드 부여, 임상평가, 이상반응조사, 관찰항목별 평가도구, 평가방법 등) 및 결과판정 방법을 해당 임상시험방법의 진행순서대로 기재하되, 대조군 및 확인군이 있는 경우 해당 임상시험용 의료기기(시험군)의 기술 형태와 마찬가지로 대조군 및 확인군 해당 항목별로 순서에 따라 개별 기술한다.

11.1. 임상적 민감도

예시
□ 실제로 질병이 있는 대상에서 검사를 통해 "질병이 있다고" 진단하는 확률을 의미 　○ TP(진양성), TN(진음성), FP(위양성), FN(위음성) 　○ 민감도(%) = 100×TP/(TP+FN) □ 양성으로 규명된 검체를 양성으로 판정한 비율을 산정한다. □ 질환이 있음과 없음("임상적 참값")을 규명하기 위해서 필요한 병력, 증상, 검사 항목을 구체적으로 제시한다. □ 질환단계를 판단하기 위해 필요한 병력, 증상, 검사 항목을 구체적으로 제시한다. □ 임상적 참값을 판정하는 기준을 제시한다. □ 불일치한 검체에 대해 원인을 분석한 자료를 제출하고 해석을 제시한다. □ 계산된 민감도 및 95% 신뢰구간을 제시한다.

11.2. 임상적 특이도

예시
□ 특정질환을 가지고 있지 않은 사람들 중 검사결과가 음성으로 나오는 비율 　○ TP(진양성), TN(진음성), FP(위양성), FN(위음성) 　○ 임상 특이도(%) = 100×TN/(TN+FP) □ 음성으로 규명된 검체를 음성으로 판정한 비율을 산정한다. □ 양성 결과를 보인 경우에는 임상소견 확인 및 확진검사를 시행하여 진양성 유무를 확인하도록 한다. 진양성인 검체는 특이도 분석에서 제외한다. □ 불일치한 검체에 대해 원인을 분석한 자료를 제출하고, 해석을 제시한다. □ 계산된 특이도 및 95% 신뢰구간을 제시한다.

12. 예측되는 부작용 및 사용 시 주의사항

해당 임상시험을 실시하는 동안 발생할 수 있는 부작용 및 사용시 주의사항(금기사항, 경고사항, 일반적 주의사항)을 상세하게 기재하되 대조군 및 확인군이 있는 경우 해당 임상시험용 의료기기(시험군)의 기술 형태와 마찬가지로 대조군 및 확인군 해당 항목별로 개별 기술한다. 검체를 이용한 임상시험의 경우 검체 채취 시 발생할 수 있는 피험자에 대한 부작용 및 주의사항을 포함하여 자세히 기술한다.

작성 시 참고사항

예측되는 부작용에 따른 이상반응 조사(측정, 기록, 보고 등)에 대하여 구체적인 제시가 필요하다. 다만, 잔여검체를 이용하여 임상시험을 실시하는 경우 피험자에 대한 직접적인 영향(인체 위해도)이 없고, 해당 임상시험을 위해 추가적인 검체 획득이 없으므로 피험자에게 미치는 부작용은 없을 수 있으며, 이때에는 검체 보관 및 취급에 대한 주의사항을 기재할 수 있다.

---

13. 중지·탈락 기준

임상시험의 중지 및 탈락의 기준을 각각 제시하고, 해당 사항 및 관련 임상자료의 처리 방법을 명확히 기재해야 한다. 중지의 경우는 부작용, 이상반응 발생 등으로 인하여 임상시험을 진행할 수 없거나 임상시험의 진행이 피험자의 안전보호를 위협하여 그 진행을 멈춰야 하는 경우에 대해 기재하고, 탈락은 임상시험 진행 중 피험자의 요구 또는 중대한 임상시험계획서 위반, 검체손상(오염) 등의 이유로 임상시험이 완료되지 못하고 중도에 탈락되는 경우를 기재한다. 중지 및 탈락기준에 따른 각각의 처리방법을 포함(중지 및 탈락 기준에 대한 유효성 평가 통계처리 시 그 산입여부와 검체 이용에 대한 중지 사유 등 임상시험자료의 처리방법 제시 포함)하여 자세히 기술한다.

14. 유효성의 평가기준, 평가방법 및 해석방법(통계분석방법에 따른다)

성능 평가기준은 해당 체외진단용 의료기기(시약)의 임상시험에 따른 유효성 평가에 사용된 모든 의료기기를 대상으로 실시하며, 일차 및 이차 유효성 평가변수의 근거가 되는 성능 평가기준을 제시한다. 성능 평가방법은 임상시험기간 동안 성능평가 기준(임상적 민감도, 임상적 특이도 제시 및 평가)에 따라 실시되는 구체적인 방법을 근거에 따라 제시해야 하며, 대조군이 설정된 경우 비교(대조)제품과의 상관성 평가방법 및 그에 대한 평가를 포함하여 구체적으로 명확히 기술한다. 성능 평가기준, 평가방법 및 해석방법에 적용된 통계분석 방법은 과학적 타당성과 근거자료를 바탕으로 제시되어야 하며, 통계적 유의성이나 임상시험 목적에 타당하도록 결과해석 방법 등을 명확히 기술해야 한다.

14.1. 유효성 평가기준, 평가방법 및 해석방법

예시
□ 임상 민감도와 임상 특이도가 기허가 제품과 비교하여 동등 이상을 보여야 한다. □ 임상 민감도는 항산균염색 양성 검체에서는 약 99%, 음성 검체에서는 72% 이상일 때 적절하다고 판단한다. □ 임상 특이도의 95% 신뢰구간의 낮은 값이 약 96% 정도 되어야 하고 기허가 제품과 비교시험 하는 경우 동등성 검정 혹은 비열등성 검정 등을 시행하여 해당 성능을 증명해야 한다.

15. 부작용을 포함한 안전성의 평가기준·평가방법 및 보고방법

최소의 위험을 초과하는 모든 연구에서 부작용을 포함한 이상사례 발생 시 보고방법 등 피험자 안전성 및 시험자의 안전성에 대한 평가기준·평가방법, 보고방법을 순서대로 기술하며, 모니터링 계획을 포함한다(응급하게 보고할 경우, 담당자의 연락처 등 기술을 포함). 다만, 잔여검체를 이용하는 경우 피험자에 대한 직접적인 영향(인체 위해도)이 없고, 해당 임상시험을 위해 추가적인 검체 획득이 없다면 피험자가 직접적으로 받는 인체의 위해도는 없으므로 피험자의 안전성 평가 부분은 생략이 가능하다.

다만, 잔여검체 이용이 아닌 피험자에 대해 직접 적용하는 임상시험의 경우 이상사례(의료기기 이상반응, 중대한 이상사례·의료기기이상반응 포함)의 발생 시 안전성 평가는 부작용, 이상의료 기기반응, 임상시험용 의료기기와의 연관성이 있는 이상사례의 발현 빈도 등에 대한 시험군과 대조군의 비교평가를 위한 통계분석방법과 평가기준을 제시해야 하며, 의료기기법 시행규칙 별표3 의료기기 임상시험 관리기준에서 정한 보고기간 내 신속한 보고가 되도록 평가기준, 평가방법, 보고방법 및 보고체계를 해당 임상시험의 특성에 맞게 구체적으로 기술한다.

아울러, 이상사례 등에 대한 의학적 소견 정도와 해당 임상시험용 의료기기(체외진단용시약)와의 인과관계 평가 등을 바탕으로 증례기록서에 기록되도록 설정하고 이를 기록한다.

16. 피험자동의서 서식

피험자로부터 동의를 얻어 임상시험을 실시하는 경우 동의를 얻는 과정에서 피험자 또는 피험자의 대리인에게 제공되는 정보, 동의서 서식, 피험자설명문 및 그 밖의 문서화 된 정보는 의료기기법 시행규칙 별표3 의료기기 임상시험 관리기준 제7호아목 10)에서 정한 다음의 20가지 정보사항으로 기재한다.

다만, 잔여검체를 이용하여 임상시험을 실시하는 경우 동의면제와 관련한 내용은 가이드라인으로 발간된 「체외진단용 의료기기의 임상적 성능시험 관리기준 가이드라인(2015.07.30)」 중 "검체보관 및 관리에 대한 사항", "검체제공자의 개인정보 보호 업무에 대한 사항", "사용검체의 적합성 및 피험자(검체제공자) 동의에 대한 IRB 심사기준 및 절차", "고위험 감염성 검체를 사용하는 임상적 성능시험 시 시험자 감염 등에 대한 안전보호대책", "사용 검체의 적합성 등 검토", "잔여검체에 대한 피험자(검체제공자) 동의 심사"를 참고한다. 아울러, 잔여검체 중 포괄적 동의를 얻어 사용하는 경우 동의서 양식은 "인체유래물 연구동의서"(생명윤리 및 안전에 관한 법률 시행규칙, 별지 제34호 서식) 사용도 가능하다.

17. 피해자 보상에 대한 규약

임상시험과 관련하여 발생한 손상에 대한 피험자의 치료비 및 치료방법 등을 제공하는 원칙과 절차를 수립하여 제시한다. 피해자 보상에 대한 규약에는 보상기준, 보상제외 기준, 보상절차, 보상방법, 보상수준 등을 포함하여 기술한다.

다만, 해당 임상시험과 상관없이 내원한 환자의 일상적 검사에서 획득한 잔여검체를 이용하여 체외진단용의료기기(시약)의 유효성(성능)을 평가하는 임상시험으로 피험자에 대한 직접적인 영향(인체 위해도)이 없는 경우라면 해당 임상시험의 피해자 보상에 대한 규약은 상기 내용을 기술하여 '피해자 보상에 대한 규약'은 별도로 규정하지 않음을 기술한다.

18. 임상시험 후 피험자의 진료에 관한 사항

임상시험이 종료된 후 피험자에게 발생한 부작용 등에 대하여 해당 임상시험용 의료기기(체외진단용 시약)와의 인과관계에 따라 피험자의 진료가 필요로 하는 상황에 대해 진료 절차 및 방법 등을 기술한다.

다만, 해당 임상시험과 상관없이 내원한 환자의 일상적 검사에서 획득한 잔여검체를 이용하여 체외진단용 의료기기(시약)의 유효성(성능)을 평가하는 임상시험으로 임상시험 후 피험자에 대한 별도의 진료가 수반되지 않는다면 상기 내용을 기술하여 '임상시험 후 피험자의 진료에 관한 사항'은 별도로 규정하지 않음을 기술한다.

19. 피험자의 안전보호에 관한 대책

피험자의 안전보호를 위하여 임상시험기관 및 임상시험심사위원회, 시험자(시험책임자, 시험담당자 등), 의뢰자(모니터링, 피험자 정보사항 등 기록의 보존 및 비밀보장 등)의 의무사항을 정하여 기술한다.

다만, 해당 임상시험과 상관없이 내원한 환자의 일상적 검사에서 획득한 잔여검체를 이용하여 체외진단용의료기기(시약)의 유효성(성능)을 평가하기 위한 것으로 피험자에 대한 직접적인 영향(인체 위해도)이 없다면 상기 내용을 기술하여 '피험자 안전보호에 관한 대책'은 별도로 규정하지 않음을 기술하되 대상 잔여검체는 고유번호(AAA-000)로 익명화하여 사용할 것이며 임상시험에 대한 평가 후 병원폐기물 취급 등 관련 법 및 생물학적 관리기준(병원내 규정)에 따라 폐기하도록 설정 후 함께 기술한다.

20. 그 밖에 임상시험을 안전하고 과학적으로 실시하기 위하여 필요한 사항
해당 임상시험에서 사용하는 증례기록서와 같은 기본 문서의 작성, 열람 및 보관, 임상시험계약, 임상시험용 의료기기(체외진단용 시약)의 관리, 모니터링 절차 및 방법, 임상시험 관련 자료의 보관 규정 및 절차 등을 포함하여 필요한 사항을 정하여 기술한다.

2) 미생물 분야 임상시험계획서 작성의 예

1. 임상시험의 제목
임상시험에 사용되는 임상시험용 의료기기(체외진단용 시약)의 성능 및 유효성을 증명하고자 하는 목적을 알 수 있도록 명확히 기재한다.

예시
새로운 메티실린 내성 황색포도알균 배양 및 동정장비인 'XXX사 OOO기기'에 대한 안전성과 유효성 평가를 위한 단일기관, 눈가림, 후향적 확증 임상시험

2. 임상시험기관의 명칭 및 소재기
실시하는 임상시험기관의 기관명, 소재지, 연락처 등 필수 정보사항을 기재한다.

예시			
기관명	소재지	전화	팩스
△△ 대학교병원	서울특별시 △△구 △△대로	02-△△△-△△△△	02-△△△-△△△△
■■ 대학교병원	부산광역시 ■■구 ■■대로	051-■■■-■■■■	051-■■■-■■■■

3. 임상시험의 책임자 담당자 및 공동연구자의 성명 및 직명

시험책임자, 시험담당자 등 해당 임상시험에 참여하는 시험자의 소속, 성명, 전공, 직책, 연락처 등 정보사항을 기술하며, 시험책임자의 경력도 간략히 기술한다. 다기관 임상시험으로 진행되는 경우 임상시험조정자의 정보사항을 추가 기재하며, 통계담당자나 유효성 평가자가 별도로 있는 경우 해당 전문가의 정보사항을 추가 기재한다.

3.1. 시험책임자

예시				
성명	소재 기관명	전공	직위	전화
김■■	△△대학교병원	△△학	교수(진단검사의학과 전문의)	02-△△△-▽▽▽▽

3.2. 시험담당자

예시				
성명	소재 기관명	전공	직위	전화
이△△	△△대학교병원	△△학	전공의(진단검사의학과)	02-△△△-△△△△
박○○	△△대학교병원	▷▷학	임상의(내과)	02-△△△-○○○○

3.3. 공동연구자(해당 임상시험에 공동연구자로 참여하는 시험담당자를 기재)

예시				
성명	소재 기관명	전공	직위	전화
최△△	△△대학교병원	△△학	부교수(진단검사의학과)	02-△△△-△△△△
윤○○	△△대학교병원	▷▷학	부교수(병리과)	02-△△△-○○○○

3.4. 통계담당자(해당 임상시험에서 통계업무를 수행하는 통계전문가를 기재)

예시				
성명	소재 기관명	전공	직위	전화
홍△△	△△대학교	△△학	부교수(임상통계학교실)	02-△△△-△△△△

3.5. 임상시험조정자(다기관 임상시험 진행 시 해당 임상시험의 총괄 조정자가 있는 경우)

예시				
성명	소재 기관명	전공	직위	전화
권△△	▼▼대학교	△△학	교수(진단검사의학과 전문의)	02-○○○-△△△△

4. 임상시험용 의료기기를 관리하는 관리자의 성명 및 직명

임상시험기관에서 임상시험용 의료기기를 보관, 관리하는 임상의, 의료기사 또는 간호사 등으로서 해당 임상시험기관의 장이 지정한 의료기기관리자를 말하며, 의료기기관리자의 소속, 성명, 전공, 직책, 연락처 등 정보사항을 기술한다.

다만, 해당 임상시험의 특성으로 인해 시험책임자의 요청이 있는 경우 임상시험심사위원회의(IRB) 의견을 들어 시험책임자 또는 해당 임상시험에 참여하는 시험담당자로 하여금 임상시험용 의료기기를 관리하게 할 수 있으며, 이 경우에는 해당 임상시험에 한해 별도의 의료기기관리자를 IRB에서 승인하여 지정해 준 확인 근거자료를 제시하여야 한다.

4.1. 의료기기 관리자

예시				
성명	소재 기관명	전공	직위	전화
강△△	△△대학교병원	△△학	의공기사(의공학교실)	02-△△△-△△△△

5. 임상시험을 하려는 자의 성명 및 주소

임상시험을 하려는 자는 임상시험의 계획, 관리, 재정 등에 관련된 책임이 있는 자로서 일반적으로 해당 임상시험용 의료기기의 제조업체 또는 수입업체 대표자에 해당하며, 임상시험의뢰자가 된다. 연구자 임상시험인 경우에는 해당 연구의 시험책임자가 대표자로서 임상시험의뢰자 역할과 책임을 갖게 된다. 임상시험의뢰자는 의료기기법 시행규칙 별표3 의료기기 임상시험 관리기준(제8호머목)에서 정하고 있는 임상시험모니터 요원을 지정(선정, 자격기준, 수행임무 등)하고, 해당자의 정보사항을 기술한다.

5.1. 임상시험의뢰자

예시			
회사명	대표이사	소재지	전화
㈜△△△	○○○	서울특별시 △△구 △△대로 ○○번지	02-△△△-△△△△

5.2. 모니터요원

예시			
회사명	성명	소재지	전화
㈜△△△	○○○	서울특별시 △△구 △△대로 ○○번지	02-△△△-△△△△

* 임상시험수탁기관(CRO: Contact Research Organization)에서 모니터 업무 등을 계약에 따라 실시하는 경우, 해당 수탁기관의 정보사항(회사명, 대표자, 소재지, 전화번호 등)을 기재한다.

6. 임상시험의 목적 및 배경

해당 임상시험용 의료기기(체외진단용 시약)를 이용하여 임상시험을 실시하게 된 배경(해당 제품의 개발경위 및 작용원리, 설계 또는 디자인 특성, 원자재 및 화학적 구성요소 등 제품의 특성 포함)과 대상질환 또는 적응증 등이 포함된 임상시험의 목적과 해당 제품의 사용범위를 알 수 있도록 과학적 타당성과 근거자료를 바탕으로 구체적이고 명확히 기술한다. 아울러, 임상시험의 목적 및 배경으로 기술한 내용의 근거로서 관련 참고문헌(논문 등)을 하단부에 기재하고, 첨부자료로서 이를 제출한다.

6.1. 임상시험의 목적

예시
본 임상시험은 메티실린 내성 황색포도알균(Methicillin-resistant Staphylococcus aureus, MRSA)의 진단, 스크리닝 및 모니터링에 있어 새로운 배양 및 동정 장비의 분석능 및 임상적 유효성을 평가하기 위한 임상시험을 하는데 그 목적이 있다.

6.2. 임상시험의 배경

예시
메디실린 내성 황색포도알균은 의료 환경에서 쉽게 접할 수 있는 병원균이며 일반적인 항생제에 내성을 발현하는 대표적인 의료관련 감염병의 원인균 중 하나로 알려져 있다. 해당 균주에 의한 감염증은 흔히 침습적인 시술을 받은 환자나 면역저하자 등에 호발하는 경향이 있으며, 병원 내에서는 주로 균혈증, 수술부위 감염, 폐렴 등을 유발하여 환자의 생명에 위협을 주고 있으며, 건강한 사람에 있어서도 피부 질환 등을 유발할 수 있다. 내성을 감수성으로 판정한 경우, 초기 치료의 실패로 인해 환자에게 위해를 미칠 가능성이 있으며, 반대로 감수성을 내성으로 판정할 경우 불필요한 감염관리 활동을 통해 비용 및 인력의 낭비를 초래할 수 있다. 이에 메티실린 내성 황색포도알균으로 인한 병원내 감염의 예방 및 감염증의 치료를 위해 새로운 메티실린 내성 황색포도알균 배양 및 동정법에 대한 임상적 유용성을 평가하기 위해 의료기기 임상시험을 수행하고자 한다.

7. 임상시험용 의료기기의 개요(사용목적, 대상질환 또는 적응증을 포함한다)

해당 임상시험용 의료기기(체외진단용 시약)의 안전성과 유효성을 평가하고자 하는 임상시험 목적에 맞게 해당 제품의 측정원리 및 방법 등을 기술하고 이를 이용하여 대상질환 또는 적응증 등 사용목적을 알 수 있도록 구체적이고 명확하게 임상시험용 의료기기 제품의 개요를 기술한다. 아울러, 해당 제품관련 국내외 사용현황, 자사 또는 타사에서 이미 허가된 유사제품에 대한 정보 사항 등을 기술하며, 개요에 기술한 해당 제품의 사용목적, 대상질환 또는 적응증 등 기술내용의 근거로서 관련 참고문헌(논문 등)을 하단부에 기재하고, 첨부자료로서 이를 제출한다.

예시

임상시험을 실시하고자 하는 해당 체외진단용 의료기기는 검체 또는 지속감시 혈액배양 시스템에서 분리되는 황색포도알균에 대해 메티실린 내성 여부를 검출하는 의료기기로서, 선택 배지나 발색 배지를 포함하는 배양 배지, 또는 mecA 유전자로 인해 발현되는 PBP2 또는 PBP2 단백질의 검출 기법을 이용한다. 메티실린 내성 황색포도알균에 대한 항체를 측정하는 혈청학적 검사나 다중 핵산 기반 검출기법은 해당되지 않는다.

---

8. 임상시험용 의료기기의 적용 대상이 되거나 대조군에 포함되어 임상시험에 참여하는 사람(이하 "피험자"라 한다)의 선정기준·제외기준·인원 및 그 근거

해당 임상시험용 의료기기(체외진단용 시약)의 안전성과 유효성을 평가하고자 하는 임상시험 목적에 맞게 피험자(검체)로 선정한 기준과 제외의 기준은 연령, 인종, 성별, 질환 등을 고려하여 윤리적, 의학적 타당성을 바탕으로 제시해야 하며, 시험군과 대조군을 포함한 피험자(검체)수 및 그 근거를 통계학적 방법에 따라 명확히 설정하여 기술한다. 검체를 이용한 임상시험의 경우, 피험자 선정기준 및 제외기준에 해당하는 검체종류(혈청, 혈장, 소변 등)를 명확히 설정하고, 감사 목적, 유병율 등을 고려한 목표피험자(검체) 수(양성검체 00례, 음성검체 00례)로 산출한 근거 및 통계적용 방법(산출공식 포함) 등 명확히 기술되도록 추가적인 고려가 필요하며, 선정 및 제외 기준, 시험군 및 대조군 산정 인원수(검체수) 등 관련 통계식 적용방법 등을 기술한다.

8.1. 시험대상 균주 선정 기준

작성 시 참고사항

조직 또는 지속감시 혈액배양 시스템에서 분리되어 보관 중인 균주나 표준균주를 사용한다. 포괄적인 동의를 받은 잔여검체인 경우 체외진단용 의료기기의 임상적 성능시험 관리기준 가이드라인(2015.07.30)」 중 "검체보관 및 관리에 대한 사항", "검체제공자의 개인정보 보호 업무에 대한 사항", "사용검체의 적합성 및 피험자(검체제공자) 동의에 대한 IRB 심사기준 및 절차", "고위험 감염성 검체를 사용하는 임상적 성능시험 시 시험자 감염 등에 대한 안전보호대책", "사용 검체의 적합성 등 검토", "잔여검체에 대한 피험자(검체제공자) 동의 심사"를 참고한다.

8.3. 시험대상 균주 수

작성 시 참고사항

시험대상 균주 수는 해당 임상시험에 포함되어야 할 균종 별 최소 균주수 등에 대해 근거를 바탕으로 제시해야 하며, 총 검체 수는 통계적 가설검정에 따라 제시되고 기술되어야 한다. 일반적으로 최소 50종류의 메티실린 내성 황색포도알균 균주로서, ATCC, NARSA 등의 균주 은행에서 균주를 확보하고, 일부는 검사가 시행되어 보관된 균주를 사용하되, 보관균주가 절반을 넘지 않도록 한다. Borderline oxacillin resistant Staphylococcus aureus (BORSA) 균주는 최소 5건을 포함한다. 서로 다른 종류의 혈액 배양병을 사용하는 경우, 혈액 배양병의 종류 당 20검체 이상이 임상시험에 포함되도록 한다. 혈액 배양병의 종류에 따라 유의한 차이를 보이는 경우, 분리해서 분석하도록 하며, 이런 현상을 완화시키기 위해 처음부터 2가지 이상의 혈액 배양장비에 대해 평가를 진행하는 것이 권장된다.

Heteroresistance 현상을 고려하여 내성 균주와 감수성 균주를 일정 비율 혼합하여 검사할 필요가 있으며, 이를 위해 배양 시간 및 배양 온도를 준수하도록 한다. 표준 균주의 경우, 균주의 특성(분리된 지리적 위치, MIC 수준 등의 생화학적 성상, 유전학적 정보)를 파악하고 있어야 한다. 또한 보관 균주를 사용하는 경우, 한 환자 당 1균주로 제한하며, 환자의 항생제 사용에 대한 정보가 포함되어 있어야 한다.

또한, 동 가이드라인(22p~25p)의 <14.1 임상적 성능연구를 위한 통계적 설계 고려사항> 및 "진단법의 검체수(연구대상자) 산정(크기)의 추정 공식"을 참고하면 해당 신청제품에 적용되는 진단검사법에 따른 임상적 민감도 및 임상적 특이도의 통계 공식을 활용하여 검체수(연구대상자) 산정(크기)이 가능하다. 다만, 상기의 추정 공식이 외 다양한 방법이 제시될 수 있으므로 검체수(연구대상자) 산정(크기) 근거는 반드시 제시할 수 있어야 한다.

9. 임상시험시간

임상시험계획승인일로부터 임상관찰, 시험수행, 결과분석, 통계처리, 결과보고서 작성 등을 고려하여 해당 임상시험에서의 기간을 구체적으로 설정하여 기술한다.

예시

임상시험계획승인일로부터 12개월
- 보고서 IRB 통과: 1개월
- 균주 수집기간: 4개월('00.00.00 ~ '00.00.00)
- 시험기기 및 대조기기를 통한 결과 산출기간: 3개월
- 결과 분석 및 보고서 작성: 1개월

10. 임상시험방법(사용량 · 사용방법 · 사용기간 · 병용요법 등을 포함한다)

임상시험의 목적에 맞게 해당 임상시험용 의료기기(체외진단용 시약)의 사용량, 사용방법(검체수집 및 저장보관 등), 검사 전 준비사항(검체준비, 운송 등), 검사과정,

결과판정 및 해석(결과판정 시 주의사항 포함), 정도관리 등) 및 평가 절차, 사용기간 등을 구체적으로 기술한다. 대조군 및 확인군, 병용요법이 있는 경우 임상시험용 의료기기의 사용방법 기술 형태와 마찬가지로 개별 기술하며, 해당제품을 대조군 및 확인군으로 선정한 사유 및 근거를 포함한다.

아울러, 해당 제품을 통해 측정(검출)하고자 하는 지표에 따라 적용된 측정원리 및 측정방법을 기술하고, 잔여검체를 이용한 임상시험의 경우, 잔여검체 고유번호 부여 등 개인정보 익명화 방법을 기술하고, 임상시험의 설계방법(무작위배정, 단일 또는 이중눈가림, 교차설계 또는 병행설계 등)의 특성이 있는 경우 과학적 타당성과 근거자료를 바탕으로 구체적이고 명확히 기술한다. 상기의 기술한 내용의 근거로서 관련 참고문헌(논문 등)을 하단부에 기재하고, 첨부자료로서 이를 제출한다.

10.1. 임상시험용 의료기기

예시
임상시험으로 성능을 평가하고자 하는 체외진단용 의료기기의 적용 검체, 작동 원리 등을 기술한다. □ 품목허가번호: 해당될 경우 기재 □ 품목명: "의료기기품목 및 품목별등급에 관한 규정"을 참고하여 기재 □ 형명(모델명): 해당 형명 기재 □ 제조회사: 해당 제조회사 기재 □ 원자재: 임상시험용 의료기기 원자재에 대한 특성 기술

10.2. 대조시험용 의료기기

예시
대조하고자 하는 체외진단용 의료기기의 적용 검체, 작동 원리 등을 기술한다. □ 품목허가번호: 해당될 경우 기재 □ 품목명: "의료기기품목 및 품목별 등급에 관한 규정"을 참고하여 해당될 경우 기재 □ 형명(모델명): 해당될 경우 형명 기재 □ 제조회사: 해당될 경우 해당 제조회사 기재 □ 원자재: 대조기기 원자재에 대한 특성 기술 □ 검체: 배양 양성 혈액 배양병에서 분리한 균액 □ 작동 원리: 표준 방법(reference method)으로서 종균 배지(예: 6.5% NaCl이 포함된 Trypticase Soy Broth)를 이용하여 24~48시간 배양한다. 탁도가 증가하면 혈액한천배지에 접종하여 배양하도록 하며 황색포도알균으로 의심되는 집락이 있을 경우, 그람염색 후 catalase, coagulase, 라텍스 응집법 등의 검사를 시행한다. 집락은 추가로 체외진단용으로 허가된 생화학적 분석기를 이용하여 동정하여야 하며, 메티실린 내성 여부는 cefoxitin을 이용하여 평가하도록 한다. Cefoxitin을 이용하는 방법 외에 PBP2a에 대한 라텍스 응집법 등을 수행할 수도 있다.

10.3. 시험방법

10.3.1. 혼합감염 시험

예시

분석 대상이 아닌 미생물과 혼재되어 있는 경우, MRSA를 검출하는 능력을 평가하기 위해 혼합감염 시험을 시행한다. 각기 다른 비율로 타 미생물과 혼합하여 측정하며 표를 이용하여 정리한다.

10.3.2. 분리능력 평가

예시

최소 2개 이상의 표준 균주를 이용하여 체외진단용 의료기기를 통해 어느 정도까지 검출이 가능한지를 확인한다. 각 균주에 대해 계단 희석을 통해 최소 6농도 이상의 균액을 제조하고 이를 최소 2회 반복 측정한다. 결과는 2명의 작업자에 의해 판독하며, 만약 MRSA와 S.aureus(비 내성 Staphylococcus. aureus)를 각각 검출하는 의료기기라면 각각에 대해 평가한다.

10.3.3. 분석 특이성 평가

예시

① 교차반응
황색포도알균과 계통적으로 가까운 균주나 병원내 환경에서 흔히 같이 동정되는 균주를 대상으로 평가한다. 집락 형태와 색상을 관찰하여 비교하여 추가로 10^6 CFU/mL 이상의 농도로 검사를 진행한다.

② 간섭
검체 유형에 따라 검사결과에 영향을 주는 간섭물질에 대해 평가한다. BAP 배지를 대조기기로 평가할 수 있다. 다양한 혈액 배양병, 도찰물, 운송배지 등에 대해 평가할 것을 권장한다. 평가가 이루어지지 않은 경우에는 제조사 지침에 기재할 수 있다.

③ 배양 시험
시험 배지 성능을 평가하기 위해 다양한 배양시간에 대한 효과를 비교, 평가한다. 추가로 제조사에서 설정한 배양 시간이 95% 이상을 만족하는지 확인한다.

④ 추가 검사
추가로, 발색 배지를 이용하여 비교 평가를 시행할 수 있다. 이런 경우, 최소 catalase, coagulase 및 라텍스 응집법은 평가항목에 포함되어야 한다.

10.3.4. 임상성능 평가

예시

① 재현성
바코드 등을 사용하여 눈가림된 균주를 사용한다. 서로 다른 3곳의 검사실(외부 2곳, 내부 시험실 1곳에서 임상시험용 의료기기의 재현성을 평가한다. 각 검사실마다 최소 2명의 검사자가 판

독하여야 한다. 최소 10균주에 대해 시행하되 양성과 음성 대조균주가 포함되어야 하며 5일간 시험을 진행하도록 한다. 허용 가능한 재현성 수준은 최소 95%이다.

10.4. 정도관리

예시
대조시험용 의료기기 및 임상시험용 의료기기에 대해 질관리 균주로 다양한 검체(임상시험용 의료기기에서 측정 가능한 범위에 준함)에 대해 매일 검사하도록 한다. 질관리에 이용할 미생물은 CLSI 가이드라인 등을 참고할 수 잇다. 제조사 지침에 언급된 접종 방법에 대해 검사실별로 최소 20회의 테스트를 수행할 것 권장하며, 범위를 벗어나는 경우에 대해서는 충분한 조치를 취해야 한다. 임상시험용 의료기기에 대한 정도관리도 95% 이내의 값을 만족해야 하며 해당 정도관리 균주는 제조사 지침에서 권장하는 것으로 채택한다.

11. 관찰항목·임상검사항목 및 관찰검사방법

해당 임상시험용 의료기기(체외진단용 시약)의 성능 및 유효성 평가를 위하여 측정하는 변수를 구체적으로 명확히 기술하며, 관찰항목 및 임상검사항목, 관찰검사방법(선정검체 피험자 식별코드 부여, 임상평가, 이상반응조사, 관찰항목별 평가도구, 평가방법 등) 및 결과판정 방법을 해당 임상시험방법의 진행순서대로 기재하되, 대조군 및 확인군이 있는 경우 해당 임상시험용 의료기기(시험군)의 기술 형태와 마찬가지로 대조군 및 확인군 해당 항목별로 순서에 따라 개별 기술한다.

☐ 혼합 감염

예시		
MRSA (* 분리능력 평가에서 얻은 일정한 농도)	MSSA or MR Coagulase negative staphylococci or E. coli	MRSA result
10* CFU/mL	108 CFU/mL	
10* CFU/mL	109 CFU/mL	

☐ 분리능력 평가

		예시					
		10^6 CFU/mL	10^5 CFU/mL	10^4 CFU/mL	10^3 CFU/mL	10^2 CFU/mL	10 CFU/mL
MRSA (ATCC 43300)	Plate 1	>300	>300	121	11	4	0
	Plate 2	>300	>300	122	12	1	0
	Average	>300	>300	121	11	2	0
Control(Non-selective media)							

□ 분석적 특이도(간섭, 교차반응)

비강 도말검체에 대한 간섭 물질

예시	
물질	활성 화합물
비강 스프레이	phenulephrine, oxymetazoline, sodium chloride withperservatives, benzakonium chloride, sodium phosphate, phenylcarbinol, propylene glycol, sorbitol, benzyl alcohol, disodium edetate, hypromellose, phophoric acid
비강 코티코스테로이드	beclomethasone, dexamethasone, flunisolide, triamcinolone, budesonide, mometasone, fluticasone
비강용 젤	luffa opperculata, sulfur
항바이러스제	zanamivir
항생제 연고	mupirocin

□ 배양시험

예시											
	18	19	20	21	22	23	24	25	26	27	28
양성	0	1	7	14	22	15	43	32	16	2	0
음성	1	6	20	100	150	170	250	160	82	40	0
진체	1	7	27	114	172	185	293	192	96	42	0

12. 예측되는 부작용 및 사용 시 주의사항

해당 임상시험을 실시하는 동안 발생할 수 있는 부작용 및 사용시 주의사항(금기사항, 경고사항, 일반적 주의사항)을 상세하게 기재하되 대조군 및 확인군이 있는 경우 해당 임상시험용 의료기기(시험군)의 기술 형태와 마찬가지로 대조군 및 확인군 해당 항목별로 개별 기술한다. 검체를 이용한 임상시험의 경우 검체 채취 시 발생할 수 있는 피험자에 대한 부작용 및 주의사항을 포함하여 자세히 기술한다.

작성 시 참고사항
예측되는 부작용에 따른 이상반응 조사(측정, 기록, 보고 등)에 대하여 구체적인 제시가 필요하다. 다만, 잔여검체를 이용하여 임상시험을 실시하는 경우 피험자에 대한 직접적인 영향(인체 위해도)이 없고, 해당 임상시험을 위해 추가적인 검체 획득이 없으므로 피험자에게 미치는 부작용은 없을 수 있으며, 이때에는 검체 보관 및 취급에 대한 주의사항을 기재할 수 있다.

13. 중지·탈락 기준

임상시험의 중지 및 탈락의 기준을 각각 제시하고, 해당 사항 및 관련 임상자료의 처리 방법을 명확히 기재해야 한다. 중지의 경우는 부작용, 이상반응 발생 등으로 인하여 임상시험을 진행할 수 없거나 임상시험의 진행이 피험자의 안전보호를 위협하여 그 진행을 멈춰야 하는 경우에 대해 기재하고, 탈락은 임상시험 진행 중 피험자의 요구 또는 중대한 임상시험계획서 위반, 검체손상(오염) 등의 이유로 임상시험이 완료되지 못하고 중도에 탈락되는 경우를 기재한다.

중지 및 탈락기준에 따른 각각의 처리방법을 포함(중지 및 탈락 기준에 대한 유효성 평가 통계처리 시 그 산입여부와 검체 이용에 대한 중지 사유 등 임상시험자료의 처리방법 제시 포함)하여 자세히 기술한다.

예시

검체의 제외기준에 해당되는 경우
- □ 보관 상태가 온전하지 않은 균주
- □ 보관 위치와 내용(분리일, 동정명 등)이 일치하지 균주. 등
---

14. 유효성의 평가기준, 평가방법 및 해석방법(통계분석방법에 따른다)

성능 평가기준은 해당 체외진단용 의료기기(시약)의 임상시험에 따른 유효성 평가에 사용된 모든 의료기기를 대상으로 실시하며, 일차 및 이차 유효성 평가변수의 근거가 되는 성능 평가기준을 제시한다. 성능 평가방법은 임상시험기간 동안 성능평가 기준(임상적 민감도, 임상적 특이도 제시 및 평가)에 따라 실시되는 구체적인 방법을 근거에 따라 제시해야 하며, 대조군이 설정된 경우 비교(대조)제품과의 상관성 평가방법 및 그에 대한 평가를 포함하여 구체적으로 명확히 기술한다. 성능 평가기준, 평가방법 및 해석방법에 적용된 통계분석 방법은 과학적 타당성과 근거자료를 바탕으로 제시되어야 하며, 통계적 유의성이나 임상시험 목적에 타당하도록 결과해석 방법 등을 명확히 기술해야 한다.

15. 부작용을 포함한 안전성의 평가기준·평가방법 및 보고방법

최소의 위험을 초과하는 모든 연구에서 부작용을 포함한 이상사례 발생 시 보고방법 등 피험자 안전성 및 시험자의 안전성에 대한 평가기준·평가방법, 보고방법을 순서대로 기술하며, 모니터링 계획을 포함한다(응급하게 보고할 경우, 담당자의 연락

처 등 기술을 포함). 다만, 잔여검체를 이용하는 경우 피험자에 대한 직접적인 영향(인체 위해도)이 없고, 해당 임상시험을 위해 추가적인 검체 획득이 없다면 피험자가 직접적으로 받는 인체의 위해도는 없으므로 피험자의 안전성 평가 부분은 생략이 가능하다.

다만, 잔여검체 이용이 아닌 피험자에 대해 직접 적용하는 임상시험의 경우 이상사례(의료기기 이상반응, 중대한 이상사례·의료기기이상반응 포함)의 발생 시 안전성 평가는 부작용, 이상의료 기기반응, 임상시험용 의료기기와의 연관성이 있는 이상사례의 발현 빈도 등에 대한 시험군과 대조군의 비교평가를 위한 통계분석방법과 평가기준을 제시해야 하며, 의료기기법 시행규칙 별표3 의료기기 임상시험 관리기준에서 정한 보고기간 내 신속한 보고가 되도록 평가기준, 평가방법, 보고방법 및 보고체계를 해당 임상시험의 특성에 맞게 구체적으로 기술한다.

아울러, 이상사례 등에 대한 의학적 소견 정도와 해당 임상시험용 의료기기(체외진단용시약)와의 인과관계 평가 등을 바탕으로 증례기록서에 기록되도록 설정하고 이를 기록한다.

16. 피험자동의서 서식

피험자로부터 동의를 얻어 임상시험을 실시하는 경우 동의를 얻는 과정에서 피험자 또는 피험자의 대리인에게 제공되는 정보, 동의서 서식, 피험자설명문 및 그 밖의 문서화 된 정보는 의료기기법 시행규칙 별표3 의료기기 임상시험 관리기준 제7호아목 10)에서 정한 다음의 20가지 정보사항으로 기재한다.

다만, 잔여검체를 이용하여 임상시험을 실시하는 경우 동의면제와 관련한 내용은 「가이드라인으로 발간된 「체외진단용 의료기기의 임상적 성능시험 관리기준 가이드라인(2015.07.30)」중 "검체보관 및 관리에 대한 사항", "검체제공자의 개인정보 보호 업무에 대한 사항", "사용검체의 적합성 및 피험자(검체제공자) 동의에 대한 IRB 심사기준 및 절차", "고위험 감염성 검체를 사용하는 임상적 성능시험 시 시험자 감염 등에 대한 안전보호대책", "사용 검체의 적합성 등 검토", "잔여검체에 대한 피험자(검체제공자) 동의 심사"를 참고한다.

아울러, 잔여검체 중 포괄적 동의를 얻어 사용하는 경우 동의서 양식은 "인체유래물 연구동의서"(생명윤리 및 안전에 관한 법률 시행규칙, 별지 제34호 서식) 사용도 가능하다.

17. 피해자 보상에 대한 규약

임상시험과 관련하여 발생한 손상에 대한 피험자의 치료비 및 치료방법 등을 제공하는 원칙과 절차를 수립하여 제시한다. 피해자 보상에 대한 규약에는 보상기준, 보상제외 기준, 보상절차, 보상방법, 보상수준 등을 포함하여 기술한다.

다만, 해당 임상시험과 상관없이 내원한 환자의 일상적 검사에서 획득한 잔여검체를 이용하여 체외진단용의료기기(시약)의 유효성(성능)을 평가하는 임상시험으로 피험자에 대한 직접적인 영향(인체 위해도)이 없는 경우라면 해당 임상시험의 피해자 보상에 대한 규약은 상기 내용을 기술하여 '피해자 보상에 대한 규약'은 별도로 규정하지 않음을 기술한다.

18. 임상시험 후 피험자의 진료에 관한 사항

임상시험이 종료된 후 피험자에게 발생한 부작용 등에 대하여 해당 임상시험용 의료기기(체외진단용 시약)와의 인과관계에 따라 피험자의 진료가 필요로 하는 상황에 대해 진료 절차 및 방법 등을 기술한다.

다만, 해당 임상시험과 상관없이 내원한 환자의 일상적 검사에서 획득한 잔여검체를 이용하여 체외진단용의료기기(시약)의 유효성(성능)을 평가하는 임상시험으로 임상시험 후 피험자에 대한 별도의 진료가 수반되지 않는다면 상기 내용을 기술하여 '임상시험 후 피험자의 진료에 관한 사항'은 별도로 규정하지 않음을 기술한다.

19. 피험자의 안전보호에 관한 대책

피험자의 안전보호를 위하여 임상시험기관 및 임상시험심사위원회, 시험자(시험책임자, 시험담당자 등), 의뢰자(모니터링, 피험자 정보사항 등 기록의 보존 및 비밀보장 등)의 의무사항을 정하여 기술한다.

다만, 해당 임상시험과 상관없이 내원한 환자의 일상적 검사에서 획득한 잔여검체를 이용하여 체외진단용의료기기(시약)의 유효성(성능)을 평가하기 위한 것으로 피험자에 대한 직접적인 영향(인체 위해도)이 없다면 상기 내용을 기술하여 '피험자 안전보호에 관한 대책'은 별도로 규정하지 않음을 기술하되 대상 잔여검체는 고유번호(AAA-000)로 익명화하여 사용할 것이며 임상시험에 대한 평가 후 병원폐기물 취급 등 관련 법 및 생물학적 관리기준(병원내 규정)에 따라 폐기하도록 설정 후 함께 기술한다.

20. 그 밖에 임상시험을 안전하고 과학적으로 실시하기 위하여 필요한 사항
해당 임상시험에서 사용하는 증례기록서와 같은 기본 문서의 작성, 열람 및 보관, 임상시험계약, 임상시험용 의료기기(체외진단용 시약)의 관리, 모니터링 절차 및 방법, 임상시험 관련 자료의 보관 규정 및 절차 등을 포함하여 필요한 사항을 정하여 기술한다.

3) 면역화학 분야 임사시험계획서 작성의 예

면역화학 분야 임상시험계획서 작성 예시는 해당 분야의 전반적인 내용을 예시에 모두 기재한 것은 아니며, 일부의 내용으로 제한하여 예시를 기술한 것이므로 참고하기 바라며, 신청 시에는 귀 회사의 제품 특성 등에 따라 해당 항목별로 내용을 보강하여 작성하여야 한다.

1. 임상시험의 제목
임상시험에 사용되는 임상시험용 의료기기(체외진단용 시약)의 성능 및 유효성을 증명하고자 하는 목적을 알 수 있도록 명확히 기재한다.

예시
HSV 1 또는 2에 대한 항체를 검출하기 위한 'XXX사의 OOO'에 대한 안전성과 유효성 평가를 위한 단일기관, 눈가림, 후향적 확증 임상시험

2. 임상시험기관의 명칭 및 소재기
실시하는 임상시험기관의 기관명, 소재지, 연락처 등 필수 정보사항을 기재한다.

예시			
기관명	소재지	전화	팩스
△△ 대학교병원	서울특별시 △△구 △△대로	02-△△△-△△△△	02-△△△-△△△△
■■ 대학교병원	부산광역시 ■■구 ■■대로	051-■■■-■■■■	051-■■■-■■■■

3. 임상시험의 책임자 담당자 및 공동연구자의 성명 및 직명
시험책임자, 시험담당자 등 해당 임상시험에 참여하는 시험자의 소속, 성명, 전공, 직책, 연락처 등 정보사항을 기술하며, 시험책임자의 경력도 간략히 기술한다. 다기관

임상시험으로 진행되는 경우 임상시험조정자의 정보사항을 추가 기재하며, 통계담당자나 유효성 평가자가 별도로 있는 경우 해당 전문가의 정보사항을 추가 기재한다.

3.1. 시험책임

			예시	
성명	소재 기관명	전공	직위	전화
김■■	△△대학교병원	△△학	교수(진단검사의학과 전문의)	02-△△△-▽▽▽▽

3.2. 시험담당자

			예시	
성명	소재 기관명	전공	직위	전화
이△△	△△대학교병원	△△학	전공의(진단검사의학과)	02-△△△-△△△△
박○○	△△대학교병원	▷▷학	임상의(내과)	02-△△△-○○○○

3.3. 공동연구자(해당 임상시험에 공동연구자로 참여하는 시험담당자를 기재)

			예시	
성명	소재 기관명	전공	직위	전화
최△△	△△대학교병원	△△학	부교수(진단검사의학과)	02-△△△-△△△△
윤○○	△△대학교병원	▷▷학	부교수(병리과)	02-△△△-○○○○

3.4. 통계담당자(해당 임상시험에서 통계업무를 수행하는 통계전문가를 기재)

			예시	
성명	소재 기관명	전공	직위	전화
홍△△	△△대학교	△△학	부교수(임상통계학교실)	02-△△△-△△△△

3.5. 임상시험조정자(다기관 임상시험 진행 시 해당 임상시험의 총괄 조정자가 있는 경우)

			예시	
성명	소재 기관명	전공	직위	전화
권△△	▼▼대학교	△△학	교수(진단검사의학과 전문의)	02-○○○-△△△△

4. 임상시험용 의료기기를 관리하는 관리자의 성명 및 직명

임상시험기관에서 임상시험용 의료기기를 보관, 관리하는 임상의, 의료기사 또는 간호사 등으로서 해당 임상시험기관의 장이 지정한 의료기기관리자를 말하며, 의료기기관리자의 소속, 성명, 전공, 직책, 연락처 등 정보사항을 기술한다.

다만, 해당 임상시험의 특성으로 인해 시험책임자의 요청이 있는 경우 임상시험 심사위원회의(IRB) 의견을 들어 시험책임자 또는 해당 임상시험에 참여하는 시험담당자로 하여금 임상시험용 의료기기를 관리하게 할 수 있으며, 이 경우에는 해당 임상시험에 한해 별도의 의료기기관리자를 IRB에서 승인하여 지정해 준 확인 근거자료를 제시하여야 한다.

4.1. 의료기기 관리자

예시				
성명	소재 기관명	전공	직위	전화
강△△	△△대학교병원	△△학	의공기사(의공학교실)	02-△△△-△△△△

5. 임상시험을 하려는 자의 성명 및 주소

임상시험을 하려는 자는 임상시험의 계획, 관리, 재정 등에 관련된 책임이 있는 자로서 일반적으로 해당 임상시험용 의료기기의 제조업체 또는 수입업체 대표자에 해당하며, 임상시험의뢰자가 된다. 연구자 임상시험인 경우에는 해당 연구의 시험책임자가 대표자로서 임상시험의뢰자 역할과 책임을 갖게 된다. 임상시험의뢰자는 의료기기법 시행규칙 별표3 의료기기 임상시험 관리기준(제8호머목)에서 정하고 있는 임상시험모니터 요원을 지정(선정, 자격기준, 수행임무 등)하고, 해당자의 정보사항을 기술한다.

5.1. 임상시험의뢰자

예시			
회사명	대표이사	소재지	전화
㈜△△△	○○○	서울특별시 △△구 △△대로 ○○번지	02-△△△-△△△△

5.2. 모니터요원

예시				
회사명	성명	소재지		전화
㈜△△△	○○○	서울특별시 △△구 △△대로 ○○번지		02-△△△-△△△△

* 임상시험수탁기관(CRO: Contact Research Organization)에서 모니터 업무 등을 계약에 따라 실시하는 경우, 해당 수탁기관의 정보사항(회사명, 대표자, 소재지, 전화번호 등)을 기재한다.

6. 임상시험의 목적 및 배경

해당 임상시험용 의료기기(체외진단용 시약)를 이용하여 임상시험을 실시하게 된 배경(해당 제품의 개발경위 및 작용원리, 설계 또는 디자인 특성, 원자재 및 화학적 구성요소 등 제품의 특성 포함)과 대상질환 또는 적응증 등이 포함된 임상시험의 목적과 해당 제품의 사용범위를 알 수 있도록 과학적 타당성과 근거자료를 바탕으로 구체적이고 명확히 기술한다. 아울러, 임상시험의 목적 및 배경으로 기술한 내용의 근거로서 관련 참고문헌(논문 등)을 하단부에 기재하고, 첨부자료로서 이를 제출한다.

6.1. 임상시험의 목적

예시
본 임상시험은 새로운 HSV 1 또는 2에 대한 항체를 검출하기 위한 xxx시약의 유효성 및 안전성을 평가하기 위한 xxx임상시험을 하는데 그 목적이 있다.

6.2. 임상시험의 배경

예시
이제까지 허가되어 시판되고 있는 시약과는 다른 조성으로 HSV 1 또는 2에 대한 항체를 검출하기 위한 xxx시약을 개발하여 이에 대한 임상적 유효성과 안전성을 평가할 필요가 있어 임상시험을 수행한다.

7. 임상시험용 의료기기의 개요(사용목적, 대상질환 또는 적응증을 포함한다)

해당 임상시험용 의료기기(체외진단용 시약)의 안전성과 유효성을 평가하고자 하는 임상시험 목적에 맞게 해당 제품의 측정원리 및 방법 등을 기술하고 이를 이용하여 대상질환 또는 적응증 등 사용목적을 알 수 있도록 구체적이고 명확하게 임상시험용 의료기기 제품의 개요를 기술한다. 아울러, 해당 제품관련 국내외 사용현황, 자사 또는 타사에서 이미 허가된 유사제품에 대한 정보 사항 등을 기술하며, 개요에 기술한 해당 제품의 사용목적, 대상질환 또는 적응증 등 기술내용의 근거로서 관련 참고문헌(논문 등)을 하단부에 기재하고, 첨부자료로서 이를 제출한다.

예시
HSV 혈청학적 검사는 항원-항체반응을 이용하여 HSV 감염을 진단하는 목적으로 상기의 임상시험 목적 및 배경 등의 내용을 포함하여 제시한다.

8. 임상시험용 의료기기의 적용 대상이 되거나 대조군에 포함되어 임상시험에 참여하는 사람(이하 "피험자"라 한다)의 선정기준·제외기준·인원 및 그 근거

해당 임상시험용 의료기기(체외진단용 시약)의 안전성과 유효성을 평가하고자 하는 임상시험 목적에 맞게 피험자(검체)로 선정한 기준과 제외의 기준은 연령, 인종, 성별, 질환 등을 고려하여 윤리적, 의학적 타당성을 바탕으로 제시해야 하며, 시험군과 대조군을 포함한 피험자(검체)수 및 그 근거를 통계학적 방법에 따라 명확히 설정하여 기술한다. 검체를 이용한 임상시험의 경우, 피험자 선정기준 및 제외기준에 해당하는 검체종류(혈청, 혈장, 소변 등)를 명확히 설정하고, 감사목적, 유병율 등을 고려한 목표피험자(검체)수(양성검체 00례, 음성검체 00례)로 산출한 근거 및 통계적용 방법(산출공식 포함) 등을 명확히 기술되도록 추가적인 고려가 필요하며, 선정 및 제외 기준, 시험군 및 대조군 산정 인원수(검체수) 등 관련 통계식 적용방법 등 기술.

8.1. HSV 혈청학적 검사의 피험자(검체) 선정 기준

예시

□ HSV 1 또는 HSV 2 감염이 의심되는 사람의 혈청 검체
  - 임산부의 검체
  - 주 00회 이상 성생활이 활발한 성인의 검체 등

8.2. 제외기준

예시
□ 검세의 양이 검사를 하기에 부족한 경우 □ 검체가 부적절하게 채취된 경우 □ 검체가 부적절하게 보관된 경우 □ 해당 임상시험에 참여하기에 부적절한 000약물 등을 복용하거나 복용 중인 경우 등

8.3. 검체의 수

작성 시 참고사항

대상 집단의 다양성, 정밀도(반복, 재현성), 간섭물질, 결과의 표 준편차와 그 외 검사 성능의 특징에 따라 다르다. 임상시험에 필요한 검체 수는 대상 집단의 유병률과 검사법의 성능에 따라 다를 수 있으므로 적절한 검체 수 및 검체수 산정에 대한 통계학적 근거를 제시하여 기재한다. 동 가이드라인(22p~25p)의 <14.1 임상적 성능연구를 위한 통계적 설계 고려사항> 및 "진단법의 검체수(연구대상자) 산정(크기)의 추정 공식"을 참고하면 해당 신청제품에 적용되는 진단검사법에 따른 임상적 민감도 및 임상적 특이도의 통계 공식을 활용하여 검체수(연구대상자) 산정(크기)이 가능하다. 다만, 상기의 추정 공식 이 외 다양한 방법이 제시될 수 있으므로 검체수(연구대상자) 산정 (크기) 근거는 반드시 제시할 수 있어야 한다.

9. 임상시험시간

임상시험계획승인일로부터 임상관찰, 시험수행, 결과분석, 통계처리, 결과보고서 작성 등을 고려하여 해당 임상시험에서의 기간을 구체적으로 설정하여 기술한다.

예시
임상시험계획승인일로부터 6개월 ☐ 인체유래물 모집기간: 3개월('00.00.00.~ '00.00.00) ☐ 전체 인체유래물의 임상기간: 2개월 ☐ 결과 분석 및 보고서 작성: 2주 ☐ 보고서 IRB 통과: 2주

10. 임상시험방법(사용량 · 사용방법 · 사용기간 · 병용요법 등을 포함한다)

임상시험의 목적에 맞게 해당 임상시험용 의료기기(체외진단용 시약)의 사용량, 사용방법(검체수집 및 저장보관 등, 검사 전 준비사항(검체준비, 운송 등), 검사과정, 결과판정 및 해석(결과판정 시 주의사항 포함), 정도관리 등) 및 평가 절차, 사용기간 등을 구체적으로 기술한다. 대조군 및 확인군, 병용요법이 있는 경우 임상시험용 의료기기의 사용방법 기술 형태와 마찬가지로 개별 기술하며, 해당제품을 대조군 및 확인군으로 선정한 사유 및 근거를 포함한다. 아울러, 해당 제품을 통해 측정(검출)하고자 하는 지표에 따라 적용된 측정원리 및 측정방법을 기술하고, 잔여검체를 이용한 임상시험의 경우, 잔여검체 고유번호 부여 등 개인정보 익명화 방법을 기술하고, 임상시험의 설계방법(무작위배정, 단일 또는 이중눈가림, 교차설계 또는 병행설계 등)의 특성이 있는 경우 과학적 타당성과 근거자료를 바탕으로 구체적이고 명확히 기술한다. 상기의 기술한 내용의 근거로서 관련 참고문헌(논문 등)을 하단부에 기재하고, 첨부자료로서 이를 제출한다.

10.1. 임상시험 디자인

작성 시 참고사항
전체적인 임상시험 디자인은 임상시험방법(사용량 · 사용방법 · 사용기간 · 병용 요법 등)을 포함하여야 한다. 다만, 검체의 보관과 운반방법, 검체 보관기간, 보관 온도(냉동/해동 포함) 등 검체 수집 경로에 대한 적절한 설명이 뒷받침되어야 하며, HSV 감염 진단과 같은 경우에는 HSV 감염증상이나 증후가 있는 환자들로부터 검체를 채취하여 새로운 시약으로 검사한다. 하지만, 한 기관에서 연속적으로 검체를 모아 저장한 경우에도 잘 고안된 방법으로 검체를 수집하였다면 이를 이용할 수도 있다.

10.2. 임상시험용 의료기기

예시
임상시험으로 성능을 평가하고자 하는 체외진단용 의료기기의 적용 검체, 작동 원리 등을 기술한다. □ 품목허가번호: 해당될 경우 기재 □ 품목명: "의료기기 품목 및 품목별 등급에 관한 규정"을 참고하여 기재 □ 형명(모델명): 해당 형명 기재 □ 제조회사: 해당 제조회사 기재 □ 원자재: 임상시험용 의료기기 원자재에 대한 특성 기술

10.3. 대조시험용 의료기기

예시
□ 품목허가번호: 해당될 경우 기재 □ 품목명: "의료기기 품목 및 품목별 등급에 관한 규정"을 참고하여 기재 □ 형명(모델명): 해당 형명 기재 □ 제조회사: 해당 제조회사 기재 □ 원자재: 대조시험용 의료기기 원자재에 대한 특성 기술

10.4. 시험방법

예시
□ 검체 선정기준에 맞는 조직을 선정한다. □ 인체유래물 사용에 대한 동의서 작성 여부를 확인하여 없는 경우 유선 또는 직접 연락하여 인체유래물 사용에 대한 동의서를 작성한다. □ 선정된 검체를 각각의 기기 제조회사에서 제시하고 있는 사용방법에 따라서 숙련된 검사자가 검사한다. □ 결과에 대해 각각의 숙련된 독립적 판독자가 판독을 하며, 각각의 판독 결과지를 비교 분석한다.

11. 관찰항목·임상검사항목 및 관찰검사방법

해당 임상시험용 의료기기(체외진단용 시약)의 성능 및 유효성 평가를 위하여 측정하는 변수를 구체적으로 명확히 기술하며, 관찰항목 및 임상검사항목, 관찰검사방법(선정검체 피험자 식별코드 부여, 임상평가, 이상반응조사, 관찰항목별 평가도구, 평가방법 등) 및 결과판정 방법을 해당 임상시험방법의 진행순서대로 기재하되, 대조군 및 확인군이 있는 경우 해당 임상시험용 의료기기(시험군)의 기술 형태와 마찬가지로 대조군 및 확인군 해당 항목별로 순서에 따라 개별 기술한다.

예시

☐ HSV 혈청학적 검사의 검체 수집과 보관 및 취급

　허용 가능한 분석능에 대해 평가하여 검체의 보관과 운반방법 등에 대해 기술하며, 검체의 보관시간, 보관온도, 냉동/해동의 횟수 등에 대한 권고안을 제시한다.

☐ HSV 혈청학적 검사의 정밀도

　○ CLSI, EP 5-A 2에 따라 내부 정밀도 검사를 수행한다. 이에 따르면, 정밀도는 외부 세 기관에서 수행하는 것이 추천된다.
　○ CLSI, EP 12-A에 따라 검사내 정밀도, 검사간 정밀도를 명시한다.
　○ 직접 제공하거나 의료기기에 적합한 환자의 검체, 보정물질, 정도관리물질을 이용한다.
　○ 판정기준치와 보고범위의 상한/하한치를 포함하여 측정한다.
　○ 체외진단용 시약의 임상시험계획서에 다음 사항을 포함할 것을 추천한다.
　　- 항-HSV 1 또는 2 항체의 농도
　　- 정밀도를 측정한 장소
　　- 검사를 시행할 날짜, 검사 시행 횟수
　　- 검사 수행자
　　- 신뢰구간 95%에서 검사내/검사간 정밀도의 표준편차

☐ HSV 혈청학적 검사의 간섭물질

　○ 검사 수행에 있어서 간섭물질의 영향을 기술한다. 환자의 검체에서 정상적으로 간섭을 일으킬 수 있는 물질은 트리글리세라이드, 혈색소, 빌리루빈, 혈청 알부민이 있다.
　○ 다음 항목을 포함하여 기술한다.
　　- 검사를 시행한 간섭물질의 종류와 양
　　- 검체 내 항체의 양
　　- 검사 수행 횟수
　　- 간섭물질의 영향을 계산한 방법
　○ 간섭물질 존재 하에 관찰 결과의 범위와 바이어스에 대해 기술한다. 이는 관찰 결과의 범위만 제시하는 것보다 더 많은 정보를 제공한다.
　○ 간섭을 일으키지 않는 농도에 대해 기술한다.

☐ HSV 혈청학적 검사의 교차반응

　○ 다른 연관 미생물의 항원 또는 항체애 대한 교차반응을 측정하여 검사의 특이도를 기술한다. 특히, 임상적으로 herpes simplex와 혼동할 수 있는 미생물에 대해서 연구가 시행되어야 한다. 예를 들면, Cytomegalovirus (CMV), Epstein-Barr virus (EBV), Varicella-zoster Virus (VZV), Chlamydia trachomatis, Treponema pallidum, human papilloma virus (HPV), rubella virus, Toxoplasma gondii, Candida albicans, Neisseria gonorrhea나 세균성 질염을 일으키는 Bacteroides species, Gardnerella vaginalis, Mobiluncus species 등이 이에 해당된다. 만약 재조합된 항원 또는 항체 시약을 이용한다면 재조합 벡터를 대상으로 한 교차반응 결과를 제시한다.
　○ HSV 1 또는 2의 IgM 검사의 경우 류마티스인자, 항핵항체, 항마우스항체 존재하에서의 교차반응의 결과를 포함하여야 한다.

□ HSV 혈청학적 검사의 판정기준치
임상적으로 유효한 판정기준치를 설정한 방법에 대해 기술한다. 판정기준치는 양성 환자와 음성 대조군을 감별할 수 있어야 한다. 경계값(equivocal)에 대한 정보를 제공해야 하고, 경계값이 적합하지 않은 경우에는 이에 대해 추가적인 설명을 하여야 한다.

13. 예측되는 부작용 및 사용 시 주의사항

해당 임상시험을 실시하는 동안 발생할 수 있는 부작용 및 사용시 주의사항(금기사항, 경고사항, 일반적 주의사항)을 상세하게 기재하되 대조군 및 확인군이 있는 경우 해당 임상시험용 의료기기(시험군)의 기술 형태와 마찬가지로 대조군 및 확인군 해당 항목별로 개별 기술한다. 검체를 이용한 임상시험의 경우 검체 채취 시 발생할 수 있는 피험자에 대한 부작용 및 주의사항을 포함하여 자세히 기술한다.

작성 시 참고사항

이미 채취되어 보관 중인 검체를 이용하기 때문에 추가적인 피험자에 대한 부작용은 없지만 전향적으로 검체를 모집할 경우 예를 들어 뇌척수액을 얻기 위한 경우에는 요추 천자 시행으로 인한 부작용이 있을 수 있다. 요추천자의 일반적인 위험성인 출혈 및 척수압박, 감염, 어지러움, 구토, 요통, 뇌탈출증, 복시, 신경근 증상 등이 있을 수 있다.

14 중지·탈락 기준

임상시험의 중지 및 탈락의 기준을 각각 제시하고, 해당 사항 및 관련 임상자료의 처리 방법을 명확히 기재해야 한다. 중지의 경우는 부작용, 이상반응 발생 등으로 인하여 임상시험을 진행할 수 없거나 임상시험의 진행이 피험자의 안전보호를 위협하여 그 진행을 멈춰야 하는 경우에 대해 기재하고, 탈락은 임상시험 진행 중 피험자의 요구 또는 중대한 임상시험계획서 위반, 검체손상(오염) 등의 이유로 임상시험이 완료되지 못하고 중도에 탈락되는 경우를 기재한다. 중지 및 탈락기준에 따른 각각의 처리방법을 포함(중지 및 탈락 기준에 대한 유효성 평가 통계처리 시 그 산입여부와 검체 이용에 대한 중지 사유 등 임상시험자료의 처리방법 제시 포함)하여 자세히 기술한다.

15. 유효성의 평가기준, 평가방법 및 해석방법(통계분석방법에 따른다)

성능 평가기준은 해당 체외진단용 의료기기(시약)의 임상시험에 따른 유효성 평가에 사용된 모든 의료기기를 대상으로 실시하며, 일차 및 이차 유효성 평가변수의 근거가 되는 성능 평가기준을 제시한다. 성능 평가방법은 임상시험기간 동안 성능평가 기준(임상적 민감도, 임상적 특이도 제시 및 평가)에 따라 실시되는 구체적인 방법을 근거에 따라 제시해야 하며, 대조군이 설정된 경우 비교(대조)제품과의 상관성 평가방법 및 그에 대한 평가를 포함하여 구체적으로 명확히 기술한다. 성능 평가기준, 평가방법 및 해석방법에 적용된 통계분석 방법은 과학적 타당성과 근거자료를 바탕으로 제시되어야 하며, 통계적 유의성이나 임상시험 목적에 타당하도록 결과해석 방법 등을 명확히 기술해야 한다.

예시

□ HSV 혈청학적 검사의 검출능과 비교성능평가
  ○ 임상적 민감도와 임상적 특이도 HSV 급성감염과 과거감염을 진단하는 적절한 알고리즘을 이용하거나 기시판중인 의료기기를 이용하여 비교성능평가를 시행한다. 혈청전환을 확인하기 위해서 급성감염기와 회복기의 혈청을 각각 급성기와 10-14일 이후에 2번에 걸쳐 수집하여야 한다. 이를 통하여 임상적 민감도와 임상적 특이도를 산정한다.

  TP(진양성), TN(진음성), FP(위양성), FN(위음성)
  [임상 민감도(%) = 100×TP / (TP+FN)]
  [임상 특이도(%) = 100×TN / (TN+FP)]
  [양성 예측도(%) = 100×TP / (TP+FP)]
  [음성 예측도(%) = 100×TN / (TN+FN)]

  ○ 항-HSV 1 또는 2의 IgG 검사에서 형특이적 성능평가를 시행하기 위해서 임상시험을 통해 그 성능을 입증한 웨스턴블롯이나 면역블롯 또는 이미 허가를 받은 면역블롯과 비교할 수 있다. 이 검사들은 형특이적 HSV 혈청학적 검사에 있어 기준검사(reference method)로 간주되기 때문에 임상시험 대상 시약의 민감도와 특이도를 이 검사법과 비교하여 산정할 수 있다.

---

16. 부작용을 포함한 안전성의 평가기준·평가방법 및 보고방법

최소의 위험을 초과하는 모든 연구에서 부작용을 포함한 이상사례 발생 시 보고방법 등 피험자 안전성 및 시험자의 안전성에 대한 평가기준·평가방법, 보고방법을 순서대로 기술하며, 모니터링 계획을 포함한다(응급하게 보고할 경우, 담당자의 연락처 등 기술을 포함). 다만, 잔여검체를 이용하는 경우 피험자에 대한 직접적인 영향(인체 위해도)이 없고, 해당 임상시험을 위해 추가적인 검체 획득이 없다면 피험자가 직접적으로 받는 인체의 위해도는 없으므로 피험자의 안전성 평가 부분은 생략이 가능하다.

다만, 잔여검체 이용이 아닌 피험자에 대해 직접 적용하는 임상시험의 경우 이상사례(의료기기 이상반응, 중대한 이상사례·의료기기이상반응 포함)의 발생 시 안전성 평가는 부작용, 이상의료 기기반응, 임상시험용 의료기기와의 연관성이 있는 이상사례의 발현 빈도 등에 대한 시험군과 대조군의 비교평가를 위한 통계분석방법과 평가기준을 제시해야 하며, 의료기기법 시행규칙 별표3 의료기기 임상시험 관리기준에서 정한 보고기간 내 신속한 보고가 되도록 평가기준, 평가방법, 보고방법 및 보고체계를 해당 임상시험의 특성에 맞게 구체적으로 기술한다.

아울러, 이상사례 등에 대한 의학적 소견 정도와 해당 임상시험용 의료기기(체외진단용시약)와의 인과관계 평가 등을 바탕으로 증례기록서에 기록되도록 설정하고 이를 기록한다.

17. 피험자동의서 서식

피험자로부터 동의를 얻어 임상시험을 실시하는 경우 동의를 얻는 과정에서 피험자 또는 피험자의 대리인에게 제공되는 정보, 동의서 서식, 피험자설명문 및 그 밖의 문서화 된 정보는 의료기기법 시행규칙 별표3 의료기기 임상시험 관리기준 제7호아목 10)에서 정한 다음의 20가지 정보사항으로 기재한다.

다만, 잔여검체를 이용하여 임상시험을 실시하는 경우 동의면제와 관련한 내용은 가이드라인으로 발간된 「체외진단용 의료기기의 임상적 성능시험 관리기준 가이드라인(2015.07.30)」중 "검체보관 및 관리에 대한 사항", "검체제공자의 개인정보 보호 업무에 대한 사항", "사용검체의 적합성 및 피험자(검체제공자) 동의에 대한 IRB 심사기준 및 절차", "고위험 감염성 검체를 사용하는 임상적 성능시험 시 시험자 감염 등에 대한 안전보호대책", "사용 검체의 적합성 등 검토", "잔여검체에 대한 피험자(검체제공자) 동의 심사"를 참고한다.

아울러, 잔여검체 중 포괄적 동의를 얻어 사용하는 경우 동의서 양식은 "인체유래물 연구동의서"(생명윤리 및 안전에 관한 법률 시행규칙, 별지 제34호 서식) 사용도 가능하다.

18. 피해자 보상에 대한 규약

임상시험과 관련하여 발생한 손상에 대한 피험자의 치료비 및 치료방법 등을 제공하는 원칙과 절차를 수립하여 제시한다. 피해자 보상에 대한 규약에는 보상기준, 보상제외 기준, 보상절차, 보상방법, 보상수준 등을 포함하여 기술한다.

다만, 해당 임상시험과 상관없이 내원한 환자의 일상적 검사에서 획득한 잔여검체를 이용하여 체외진단용의료기기(시약)의 유효성(성능)을 평가하는 임상시험으로 피험자에 대한 직접적인 영향(인체 위해도)이 없는 경우라면 해당 임상시험의 피해자 보상에 대한 규약은 상기 내용을 기술하여 '피해자 보상에 대한 규약'은 별도로 규정하지 않음을 기술한다.

19. 임상시험 후 피험자의 진료에 관한 사항
임상시험이 종료된 후 피험자에게 발생한 부작용 등에 대하여 해당 임상시험용 의료기기(체외진단용 시약)와의 인과관계에 따라 피험자의 진료가 필요로 하는 상황에 대해 진료 절차 및 방법 등을 기술한다.

다만, 해당 임상시험과 상관없이 내원한 환자의 일상적 검사에서 획득한 잔여검체를 이용하여 체외진단용의료기기(시약)의 유효성(성능)을 평가하는 임상시험으로 임상시험 후 피험자에 대한 별도의 진료가 수반되지 않는다면 상기 내용을 기술하여 '임상시험 후 피험자의 진료에 관한 사항'은 별도로 규정하지 않음을 기술한다.

20. 피험자의 안전보호에 관한 대책
피험자의 안전보호를 위하여 임상시험기관 및 임상시험심사위원회, 시험자(시험책임자, 시험담당자 등), 의뢰자(모니터링, 피험자 정보사항 등 기록의 보존 및 비밀보장 등)의 의무사항을 정하여 기술한다.

다만, 해당 임상시험과 상관없이 내원한 환자의 일상적 검사에서 획득한 잔여검체를 이용하여 체외진단용의료기기(시약)의 유효성(성능)을 평가하기 위한 것으로 피험자에 대한 직접적인 영향(인체 위해도)이 없다면 상기 내용을 기술하여 '피험자 안전보호에 관한 대책'은 별도로 규정하지 않음을 기술하되 대상 잔여검체는 고유번호(AAA-000)로 익명화하여 사용할 것이며 임상시험에 대한 평가 후 병원폐기물 취급 등 관련 법 및 생물학적 관리기준(병원내 규정)에 따라 폐기하도록 설정 후 함께 기술한다.

21. 그 밖에 임상시험을 안전하고 과학적으로 실시하기 위하여 필요한 사항
해당 임상시험에서 사용하는 증례기록서와 같은 기본 문서의 작성, 열람 및 보관, 임상시험계약, 임상시험용 의료기기(체외진단용 시약)의 관리, 모니터링 절차 및 방법, 임상시험 관련 자료의 보관 규정 및 절차 등을 포함하여 필요한 사항을 정하여 기술한다.

4) 면역조직화학 분야 임상시험계획서 작성의 예

면역조직화학 분야 임상시험계획서 작성 예시는 해당 분야의 전반적인 내용을 예시에 모두 기재한 것은 아니며, 일부의 내용으로 제한하여 예시를 기술한 것으로 참고하기 바라며, 신청 시에는 귀 회사의 제품 특성 등에 따라 해당 항목별로 내용을 보강하여 작성하여야 한다.

1. 임상시험의 제목

임상시험에 사용되는 임상시험용 의료기기(체외진단용 시약)의 성능 및 유효성을 증명하고자 하는 목적을 알 수 있도록 명확히 기재한다.

예시
새로운 면역화학염색장비(또는 면역화학염색시약)인 'XXX사 OOO기기'에 대한 안전성과 유효성 평가를 위한 단일기관, 이중 눈가림, 후향적 확증 임상시험

2. 임상시험기관의 명칭 및 소재기

실시하는 임상시험기관의 기관명, 소재지, 연락처 등 필수 정보사항을 기재한다.

예시			
기관명	소재지	전화	팩스
△△ 대학교병원	서울특별시 △△구 △△대로	02-△△△-△△△△	02-△△△-△△△△
■■ 대학교병원	부산광역시 ■■구 ■■대로	051-■■■-■■■■	051-■■■-■■■■

3. 임상시험의 책임자 담당자 및 공동연구자의 성명 및 직명

시험책임자, 시험담당자 등 해당 임상시험에 참여하는 시험자의 소속, 성명, 전공, 직책, 연락처 등 정보사항을 기술하며, 시험책임자의 경력도 간략히 기술한다. 다기관 임상시험으로 진행되는 경우 임상시험조정자의 정보사항을 추가 기재하며, 통계담당자나 유효성 평가자가 별도로 있는 경우 해당 전문가의 정보사항을 추가 기재한다.

3.1. 시험책임자

예시				
성명	소재 기관명	전공	직위	전화
김■■	△△대학교병원	△△학	교수(진단검사의학과 전문의)	02-△△△-▽▽▽▽

3.2. 시험담당자

예시				
성명	소재 기관명	전공	직위	전화
이△△	△△대학교병원	△△학	전공의(진단검사의학과)	02-△△△-△△△△
박○○	△△대학교병원	▷▷학	임상의(내과)	02-△△△-○○○○

3.3. 공동연구자(해당 임상시험에 공동연구자로 참여하는 시험담당자를 기재)

예시				
성명	소재 기관명	전공	직위	전화
최△△	△△대학교병원	△△학	부교수(진단검사의학과)	02-△△△-△△△△
윤○○	△△대학교병원	▷▷학	부교수(병리과)	02-△△△-○○○○

3.4. 통계담당자(해당 임상시험에서 통계업무를 수행하는 통계전문가를 기재)

예시				
성명	소재 기관명	전공	직위	전화
홍△△	△△대학교	△△학	부교수(임상통계학교실)	02-△△△-△△△△

3.5. 임상시험조정자(다기관 임상시험 진행 시 해당 임상시험의 총괄 조정자가 있는 경우)

예시				
성명	소재 기관명	전공	직위	전화
권△△	▼▼대학교	△△학	교수(진단검사의학과 전문의)	02-○○○-△△△△

4. 임상시험용 의료기기를 관리하는 관리자의 성명 및 직명

임상시험기관에서 임상시험용 의료기기를 보관, 관리하는 임상의, 의료기사 또는 간호사 등으로서 해당 임상시험기관의 장이 지정한 의료기기관리자를 말하며, 의료기기관리자의 소속, 성명, 전공, 직책, 연락처 등 정보사항을 기술한다. 다만, 해당 임상시험의 특성으로 인해 시험책임자의 요청이 있는 경우 임상시험심사위원회의(IRB) 의견을 들어 시험책임자 또는 해당 임상시험에 참여하는 시험담당자로 하여금 임상시험용 의료기기를 관리하게 할 수 있으며, 이 경우에는 해당 임상시험에 한해 별도의 의료기기관리자를 IRB에서 승인하여 지정해 준 확인 근거자료를 제시하여야 한다.

4.1. 의료기기 관리자

예시				
성명	소재 기관명	전공	직위	전화
강△△	△△대학교병원	△△학	의공기사(의공학교실)	02-△△△-△△△△

5. 임상시험을 하려는 자의 성명 및 주소

임상시험을 하려는 자는 임상시험의 계획, 관리, 재정 등에 관련된 책임이 있는 자로서 일반적으로 해당 임상시험용 의료기기의 제조업체 또는 수입업체 대표자에 해당하며, 임상시험의뢰자가 된다. 연구자 임상시험인 경우에는 해당 연구의 시험책임자가 대표자로서 임상시험의뢰자 역할과 책임을 갖게 된다. 임상시험의뢰자는 의료기기법 시행규칙 별표3 의료기기 임상시험 관리기준(제8호머목)에서 정하고 있는 임상시험모니터 요원을 지정(선정, 자격기준, 수행임무 등)하고, 해당자의 정보사항을 기술한다.

5.1. 임상시험의뢰자

예시			
회사명	대표이사	소재지	전화
㈜△△△	○○○	서울특별시 △△구 △△대로 ○○번지	02-△△△-△△△△

5.2. 모니터요원

예시			
회사명	성명	소재지	전화
㈜△△△	○○○	서울특별시 △△구 △△대로 ○○번지	02-△△△-△△△△

* 임상시험수탁기관(CRO: Contact Research Organization)에서 모니터 업무 등을 계약에 따라 실시하는 경우, 해당 수탁기관의 정보사항(회사명, 대표자, 소재지, 전화번호 등)을 기재한다.

6. 임상시험의 목적 및 배경

해당 임상시험용 의료기기(체외진단용 시약)를 이용하여 임상시험을 실시하게 된 배경(해당 제품의 개발경위 및 작용원리, 설계 또는 디자인 특성, 원자재 및 화학적 구성요소 등 제품의 특성 포함)과 대상질환 또는 적응증 등이 포함된 임상시험의 목적과 해당 제품의 사용범위를 알 수 있도록 과학적 타당성과 근거자료를 바탕으로 구체적이고 명확히 기술한다. 아울러, 임상시험의 목적 및 배경으로 기술한 내용의 근거로서 관련 참고문헌(논문 등)을 하단부에 기재하고, 첨부자료로서 이를 제출한다.

작성 시 참고사항
임상시험의 목적을 포함하여 효능, 적응증, 및 임상시험의 과학적 타당성을 제시할 수 있는 배경 등 근거 참고자료 및 학술 논문 등을 기술한다.

6.1. 임상시험의 목적

예시
본 임상시험은 새로운 면역화학자동염색기기의 유효성과 안정성을 평가하기 위한 임상시험을 하는데 그 목적이 있다.

6.2. 임상시험의 배경

예시
이제까지 허가되어 시판되고 있는 시약과는 다른 조성으로 HSV 1 또는 2에 대한 항체를 검출하기 위한 xxx시약을 개발하여 이에 대한 임상적 유효성과 안전성을 평가할 필요가 있어 임상시험을 수행한다.

7. 임상시험용 의료기기의 개요(사용목적, 대상질환 또는 적응증을 포함한다)

해당 임상시험용 의료기기(체외진단용 시약)의 안전성과 유효성을 평가하고자 하는 임상시험 목적에 맞게 해당 제품의 측정원리 및 방법 등을 기술하고 이를 이용하여 대상질환 또는 적응증 등 사용목적을 알 수 있도록 구체적이고 명확하게 임상시험용 의료기기 제품의 개요를 기술한다. 아울러, 해당 제품관련 국내외 사용현황, 자사 또는 타사에서 이미 허가된 유사제품에 대한 정보 사항 등을 기술하며, 개요에 기술한 해당 제품의 사용목적, 대상질환 또는 적응증 등 기술내용의 근거로서 관련 참고문헌(논문 등)을 하단부에 기재하고, 첨부자료로서 이를 제출한다.

예시
면역화학자동염색기기(또는 면역화학염색시약)는 면역화학염색을 이용하여 특정 질병의 진단 및 스크리닝, 모니터링, 예후 추정, 치료반응 등을 목적으로 한다.

8. 임상시험용 의료기기의 적용 대상이 되거나 대조군에 포함되어 임상시험에 참여하는 사람(이하 "피험자"라 한다)의 선정기준·제외기준·인원 및 그 근거

해당 임상시험용 의료기기(체외진단용 시약)의 안전성과 유효성을 평가하고자 하는 임상시험 목적에 맞게 피험자(검체)로 선정한 기준과 제외의 기준은 연령, 인종, 성별, 질환 등을 고려하여 윤리적, 의학적 타당성을 바탕으로 제시해야 하며, 시험군과 대조군을 포함한 피험자(검체)수 및 그 근거를 통계학적 방법에 따라 명확히 설정하여 기술한다. 검체를 이용한 임상시험의 경우, 피험자 선정기준 및 제외기준에 해당하는 검체종류(혈청, 혈장, 소변 등)를 명확히 설정하고, 검사목적, 유병율 등을 고려한 목표피험자(검체) 수(양성검체 00례, 음성검체 00례)로 산출한 근거 및 통계적용 방법(산출공식 포함) 등을 명확히 기술되도록 추가적인 고려가 필요하며, 선정 및 제외 기준, 시험군 및 대조군 산정 인원수(검체수) 등 관련 통계식 적용방법 등 기술.

8.1. 검체 선정 기준

예시
□ 정상인 또는 상부 위장관 내시경 생검을 통하여 위암, 위궤양 등 위에 관련된 진단을 받은 환자의 조직 □ 상부 위장관 내시경 생검한 조직을 10% 중성 포르말린에 고정한 후 파라핀으로 포매된 조직 □ 포매된 조직의 길이가 1cm 이상 등

8.2. 제외기준

예시
□ 위장 질환 외 다른 장기에 관련된 질환으로 진단을 받았거나 치료 중인 환자의 조직 □ 포매된 조직의 길이가 1cm 이하이 미만 □ 보존 상태가 온전하지 않은 조직 등

8.3. 검체의 수
○ 면역화학염색이 양성인 검체 최소한 00개 이상
○ 면역화학염색이 음성인 검체 최소한 00개 이상
○ 목표 피험자 수: 000례
 - 산출근거, 산출공식에 따른 양성 및 음성검체수, 민감도 및 특이도 예측 결과, 참고문헌을 기재 동 가이드라인(22p~25p)의 <14.1 임상적 성능연구를 위한 통계적 설계 고려사항> 및 "진단법의 검체수(연구대상자) 산정(크기)의 추정 공식"을 참고하면 해당 신청 제품에 적용되는 진단검사법에 따른 임상적 민감도 및 임상적 특이도의 통계 공식을 활용하여 검체수(연구대상자) 산정(크기)이 가능하다. 다만, 상기의 추정 공식 이 외 다양한 방법이 제시될 수 있으므로 검체수(연구대상자) 산정(크기) 근거는 반드시 제시할 수 있어야 한다.

9. 임상시험시간

임상시험계획승인일로부터 임상관찰, 시험수행, 결과분석, 통계처리, 결과보고서 작성 등을 고려하여 해당 임상시험에서의 기간을 구체적으로 설정하여 기술한다.

예시
임상시험계획승인일로부터 6개월 □ 보고서 IRB 통과: 1개월 □ 인체유래물 모집기간: 3개월('00.00.00.~ '00.00.00) □ 면역화학염색기간: 1개월 □ 염색결과 분석 및 보고서 작성: 1개월

10. 임상시험방법(사용량·사용방법·사용기간·병용요법 등을 포함한다)

임상시험의 목적에 맞게 해당 임상시험용 의료기기(체외진단용 시약)의 사용량, 사용방법(검체수집 및 저장보관 등, 검사 전 준비사항(검체준비, 운송 등), 검사과정, 결과판정 및 해석(결과판정 시 주의사항 포함), 정도관리 등) 및 평가 절차, 사용기간 등을 구체적으로 기술한다. 대조군 및 확인군, 병용요법이 있는 경우 임상시험용 의료기기의 사용방법 기술 형태와 마찬가지로 개별 기술하며, 해당제품을 대조군 및 확인군으로 선정한 사유 및 근거를 포함한다.

아울러, 해당 제품을 통해 측정(검출)하고자 하는 지표에 따라 적용된 측정원리 및 측정방법을 기술하고, 잔여검체를 이용한 임상시험의 경우, 잔여검체 고유번호 부여 등 개인정보 익명화 방법을 기술하고, 임상시험의 설계방법(무작위배정, 단일 또는 이중눈가림, 교차설계 또는 병행설계 등)의 특성이 있는 경우 과학적 타당성과 근거자료를 바탕으로 구체적이고 명확히 기술한다. 상기의 기술한 내용의 근거로서 관련 참고문헌(논문 등)을 하단부에 기재하고, 첨부자료로서 이를 제출한다.

작성 시 참고사항
전체적인 임상시험 디자인은 임상시험방법(사용량·사용방법·사용기간·병용요법 등)을 포함하여야 한다. 다만, 검체의 보관과 운반방법, 검체 보관기간, 보관온도(냉동/해동 포함) 등 검체 수집 경로에 대한 적절한 설명이 뒷받침되어야 한다.

10.1. 임상시험 디자인

예시
□ 품목허가번호: 해당될 경우 기재 □ 품목명: "의료기기품목 및 품목별 등급에 관한 규정"을 참고하여 기재

- □ 형명(모델명): 해당 형명 기재
- □ 제조회사: 해당 제조회사 기재
- □ 원자재: 대조 시험용 의료기기 원자재에 대한 특성 기술

10.3. 대조시험용 의료기기

예시

- □ 품목허가번호: 해당될 경우 기재
- □ 품목명: "의료기기품목 및 품목별 등급에 관한 규정"을 참고하여 기재
- □ 형명(모델명): 해당 형명 기재
- □ 제조회사: 해당 제조회사 기재
- □ 원자재: 대조 시험용 의료기기 원자재에 대한 특성 기술

10.4. 시험방법

예시

- □ 검체 선정기준에 맞는 조직을 선정한다.
- □ 인체유래물 사용에 대한 동의서 작성 여부를 확인하여 없는 경우 유선 또는 직접 연락하여 인체유래물 사용에 대한 동의서를 작성한다.
- □ 파라핀 포매 조직을 각각의 기기 제조회사에서 제시하고 있는 사용방법에 따라서 양성 및 음성 검체를 포함하여 면역화학조직염색을 시행한다.
- □ 무작위로 번호를 부여한 슬라이드를 각각의 판독자가 판독을 하며, 각각의 판독 결과지를 비교 분석한다.

10.5. 시험방법

예시

- □ 검체 선정기준에 맞는 조직을 선정한다.
- □ 인체유래물 사용에 대한 동의서 작성 여부를 확인하여 없는 경우 유선 또는 직접 연락하여 인체유래물 사용에 대한 동의서를 작성한다.
- □ 선정된 검체를 각각의 기기 제조회사에서 제시하고 있는 사용방법에 따라서 숙련된 검사자가 검사한다.
- □ 결과에 대해 각각의 숙련된 독립적 판독자가 판독을 하며, 각각의 판독 결과지를 비교 분석한다.

10.6. 고려사항

예시

- □ 각각의 조직에 따른 환자 정보는 연구책임자가 검사자 또는 판독자는 알 수 없도록 무작위로 번호를 부여하여 관리한다.

□ 검사를 하는 공간과 판독을 하는 공간은 서로 분리되어 있어서 검사자와 판독자간의 교류가 없도록 한다.

11. 관찰항목·임상검사항목 및 관찰검사방법

해당 임상시험용 의료기기(체외진단용 시약)의 성능 및 유효성 평가를 위하여 측정하는 변수를 구체적으로 명확히 기술하며, 관찰항목 및 임상검사항목, 관찰검사방법(선정검체 피험자 식별코드 부여, 임상평가, 이상반응조사, 관찰항목별 평가도구, 평가방법 등) 및 결과판정 방법을 해당 임상시험방법의 진행순서대로 기재하되, 대조군 및 확인군이 있는 경우 해당 임상시험용 의료기기(시험군)의 기술 형태와 마찬가지로 대조군 및 확인군 해당 항목별로 순서에 따라 개별 기술한다.

11.1. 관찰항목 및 임상검사 항목

예시
□ 진단 정확도는 임상적으로 진단을 받은 것을 기준으로 하여 염색결과와 비교하여 임상적 민감도와 특이도를 계산 □ 다른 검사법과의 비교

예시

기존의 다른 기기를 이용한 면역화학염색법 또는 검사자가 직접하는 수 기법이나 유세포분석, FISH 검사 결과와 비교하여 총일치율, 양성 일치율, 음성 일치율 등을 계산

임상시험용 의료기기	대조시험용 의료기기	
	양성	음성
양성	a	b
음성	c	d

[총 일치율(Overall percent agreement): $(a+d)/n * 100$]
[양성 일치율(Positive percent agreement, PPA): $a/(a+c) * 100$]
[음성 일치율(Negative percent agreement, NPA): $d/(b+d) * 100$]

11.2. 관찰검사방법

예시

□ 피험자 동의서 서명 또는 인체유래물 기증 동의서 서명
  본 임상시험에 실시하기에 앞서, 시험자는 '피험자를 위한 설명서'에 관한 내용을 피험자 본인 및 대리인에게 설명하고, 피험자 및 대리인이 내용을 잘 이해한 것을 확인한 다음, 자유의사에 따른 임상시험 참가의 동의를 문서로 받는다.

□ 인구학적 조사 및 병력 조사

예시
□ 임상시험에 들어가기 전에 피험자의 인구학적 조사 및 병력 등에 대하여 면담, 차트 확인 및 질문 등을 통하여 다음 사항 등을 점검하고 증례기록서에 기록한다. 　○ 인구학적 조사: 성명, 생년월일, 성별 　○ 병력: 당뇨, 고혈압 등 　○ 사회력: 담배, 술 기왕력 등 　○ 검사: 임상적 검사 등 　○ 기타: 약물 복용 유무 □ 피험자 적합성 평가 　피험자 선정 및 제외기준에 적합한지 평가한다.

11.3. 피험자 식별코드 부여

예시
□ 임상시험 참여에 동의학, 인구학적 조사, 병력 조사 문진 등을 통하여 피험자 선정 및 제외기준에 적합한 피험자에 한하여 피험자 식별 코드를 부여한다. □ 피험자 식별코드는 아래의 방법에 따라 기입한다. 　○ 실시기관 코드: A병원(AH), B병원(BH), C병원(CH) 　○ 피험자 식별코드: 실시기관 코드-실시년도-시험일련번호 [예: 2014년도 A병원에서 시행한 첫 번째 등록된 피험자. AH-2014-001]

11.4. 시험군 및 대조군으로의 무작위 배정 방법

예시
피험자가 최종 선정되면 시험군 또는 대조군에 피험자를 무작위 배정하고 배정표에 피험자 식별코드를 부여한다.

11.5. 이상염색 조사

예시
검사자는 각 조직을 염색할 때 양성검체와 음성검체를 동시에 염색하여 염색의 질을 확인하고 이상염색 슬라이드가 발생할 시에는 기록하여 피험자의 병력 등과의 인관관계를 조사한다.

12. 예측되는 부작용 및 사용 시 주의사항

해당 임상시험을 실시하는 동안 발생할 수 있는 부작용 및 사용시 주의사항(금기사항, 경고사항, 일반적 주의사항)을 상세하게 기재하되 대조군 및 확인군이 있는 경우 해당 임상시험용 의료기기(시험군)의 기술 형태와 마찬가지로 대조군 및 확인군 해당 항목별로 개별 기술한다. 검체를 이용한 임상시험의 경우 검체 채취 시 발생할 수 있는 피험자에 대한 부작용 및 주의사항을 포함하여 자세히 기술한다.

작성 시 참고사항
이미 채취되어 보관 중인 검체를 이용하기 때문에 추가적인 피험자에 대한 부작용은 없지만 전향적으로 조직을 모집하게 될 때 시행해야 하는 상부위장관 내시경에 대한 드물지만 합병증이 발생할 수도 있다. 내시경 검사를 위하여 사용하는 여러 가지 약물에 의하여 두드러기, 천식 등의 과민반응, 부정맥이나 심근경색증과 같은 심장계통의 합병증, 저산소증이나 흡인, 폐렴과 같은 호흡기계통의 합병증, 발열과 폐혈증과 같은 감염증, 출혈, 천공, 복통 등이 발생할 수 있다.

13. 중지·탈락 기준

임상시험의 중지 및 탈락의 기준을 각각 제시하고, 해당 사항 및 관련 임상자료의 처리 방법을 명확히 기재해야 한다. 중지의 경우는 부작용, 이상반응 발생 등으로 인하여 임상시험을 진행할 수 없거나 임상시험의 진행이 피험자의 안전보호를 위협하여 그 진행을 멈춰야 하는 경우에 대해 기재하고, 탈락은 임상시험 진행 중 피험자의 요구 또는 중대한 임상시험계획서 위반, 검체손상(오염) 등의 이유로 임상시험이 완료되지 못하고 중도에 탈락되는 경우를 기재한다. 중지 및 탈락기준에 따른 각각의 처리방법을 포함(중지 및 탈락 기준에 대한 유효성 평가 통계처리 시 그 산입여부와 검체 이용에 대한 중지 사유 등 임상시험자료의 처리방법 제시 포함)하여 자세히 기술한다.

13.1. 검체의 제외기준에 해당되는 경우

예시
□ 위와 관련 있는 질환 외 다른 장기에 관련된 질환으로 진단을 받았거나 치료중인 환자의 조직 □ 포매된 조직의 길이가 1cm 이하인 미만 □ 보존 상태가 온전하지 않은 조직 등

13.2. 환자의 정보와 검체가 일치하지 않는 경우

예시
□ 슬라이드의 식별번호가 손상되어 구별할 수 없는 경우 □ 환자의 정보의 신뢰성이 낮은 경우

14. 유효성의 평가기준, 평가방법 및 해석방법(통계분석방법에 따른다)

성능 평가기준은 해당 체외진단용 의료기기(시약)의 임상시험에 따른 유효성 평가에 사용된 모든 의료기기를 대상으로 실시하며, 일차 및 이차 유효성 평가변수의 근거가 되는 성능 평가기준을 제시한다. 성능 평가방법은 임상시험기간 동안 성능평가 기준(임상적 민감도, 임상적 특이도 제시 및 평가)에 따라 실시되는 구체적인 방법을 근거에 따라 제시해야 하며, 대조군이 설정된 경우 비교(대조)제품과의 상관성 평가방법 및 그에 대한 평가를 포함하여 구체적으로 명확히 기술한다. 성능 평가기준, 평가방법 및 해석방법에 적용된 통계분석 방법은 과학적 타당성과 근거자료를 바탕으로 제시되어야 하며, 통계적 유의성이나 임상시험 목적에 타당하도록 결과해석 방법 등을 명확히 기술해야 한다.

14.1. 진단 정확도

예시
임상적으로 진단을 받은 것을 기준으로 하여 염색결과와 비교하여 임상적 민감도와 특이도를 계산하여 임상적 민감도가 xx.x% 이상, 특이도가 xx.x% 이상일 때 특정 질환의 진단에 면역화학염색기기가 임상적으로 사용할 수 있다고 평가한다.

14.2. 다른 검사법과의 비교

예시
기존의 다른 기기를 이용한 면역화학염색법 또는 검사자가 직접하는 수기법이나 유세포분석, FISH 검사 결과와 비교하여 총일치율, 양성 일치율, 음성 일치율 등을 계산하여 총 일치율이 xx.x% 이상일때만 기존의 방법과 동일하다고 평가한다.

15. 부작용을 포함한 안전성의 평가기준·평가방법 및 보고방법

최소의 위험을 초과하는 모든 연구에서 부작용을 포함한 이상사례 발생 시 보고방법 등 피험자 안전성 및 시험자의 안전성에 대한 평가기준·평가방법, 보고방법을 순서대로 기술하며, 모니터링 계획을 포함한다(응급하게 보고할 경우, 담당자의 연락처 등 기술을 포함). 다만, 잔여검체를 이용하는 경우피험자에 대한 직접적인 영향(인체 위해도)이 없고, 해당 임상시험을 위해 추가적인 검체 획득이 없다면 피험자가 직접적으로 받는 인체의 위해도는 없으므로 피험자의 안전성 평가 부분은 생략이 가능하다.

다만, 잔여검체 이용이 아닌 피험자에 대해 직접 적용하는 임상시험의 경우 이상사례(의료기기 이상반응, 중대한 이상사례·의료기기이상반응 포함)의 발생 시 안전성 평가는 부작용, 이상의료 기기반응, 임상시험용 의료기기와의 연관성이 있는 이상사례의 발현 빈도 등에 대한 시험군과 대조군의 비교평가를 위한 통계분석방법과 평가기준을 제시해야 하며, 의료기기법 시행규칙 별표3 의료기기 임상시험 관리기준에서 정한 보고기간 내 신속한 보고가 되도록 평가기준, 평가방법, 보고방법 및 보고체계를 해당 임상시험의 특성에 맞게 구체적으로 기술한다.

아울러, 이상사례 등에 대한 의학적 소견 정도와 해당 임상시험용 의료기기(체외진단용시약)와의 인과관계 평가 등을 바탕으로 증례기록서에 기록되도록 설정하고 이를 기록한다.

15.1. 이상 염색의 정의

예시
검사자가 같은 조직을 각각의 방법에 따라서 두 개씩 면역화학염색을 하여 동시에 검사한 양성검체와 음성검체가 정상적인 반응을 보였으나 같은 두 개의 슬라이드가 서로 다른 반응을 보이는 경우를 말한다.

15.2. 이상 염색과 피험자의 병력과 인과관계 평가

예시
☐ 이상염색 반응이 피험자의 특정한 병력과 시간적 순서가 타당한 경우 ☐ 다른 원인보다 피험자의 병력과 이상염색 반응과 개연성 있게 설명이 되는 경우 ☐ 특정한 피험자의 병력이 없는 경우 이상염색 반응이 나타나지 않는 경우

16. 피험자동의서 서식

피험자로부터 동의를 얻어 임상시험을 실시하는 경우 동의를 얻는 과정에서 피험자 또는 피험자의 대리인에게 제공되는 정보, 동의서 서식, 피험자설명문 및 그 밖의 문서화 된 정보는 의료기기법 시행규칙 별표3 의료기기 임상시험 관리기준 제7호아목 10)에서 정한 다음의 20가지 정보사항으로 기재한다.

다만, 잔여검체를 이용하여 임상시험을 실시하는 경우 동의면제와 관련한 내용은 가이드라인으로 발간된 「체외진단용 의료기기의 임상적 성능시험 관리기준 가이드라인(2015.07.30)」 중 "검체보관 및 관리에 대한 사항", "검체제공자의 개인정보 보호 업무에 대한 사항", "사용검체의 적합성 및 피험자(검체제공자) 동의에 대한 IRB

심사기준 및 절차", "고위험 감염성 검체를 사용하는 임상적 성능시험 시 시험자 감염 등에 대한 안전보호대책", "사용 검체의 적합성 등 검토", "잔여검체에 대한 피험자(검체제공자) 동의 심사"를 참고한다.

아울러, 잔여검체 중 포괄적 동의를 얻어 사용하는 경우 동의서 양식은 "인체유래물 연구동의서"(생명윤리 및 안전에 관한 법률 시행규칙, 별지 제34호 서식) 사용도 가능하다.

17. 피해자 보상에 대한 규약

임상시험과 관련하여 발생한 손상에 대한 피험자의 치료비 및 치료방법 등을 제공하는 원칙과 절차를 수립하여 제시한다. 피해자 보상에 대한 규약에는 보상기준, 보상제외 기준, 보상절차, 보상방법, 보상수준 등을 포함하여 기술한다.

다만, 해당 임상시험과 상관없이 내원한 환자의 일상적 검사에서 획득한 잔여검체를 이용하여 체외진단용의료기기(시약)의 유효성(성능)을 평가하는 임상시험으로 피험자에 대한 직접적인 영향(인체 위해도)이 없는 경우라면 해당 임상시험의 피해자 보상에 대한 규약은 상기 내용을 기술하여 '피해자 보상에 대한 규약'은 별도로 규정하지 않음을 기술한다.

18. 임상시험 후 피험자의 진료에 관한 사항

임상시험이 종료된 후 피험자에게 발생한 부작용 등에 대하여 해당 임상시험용 의료기기(체외진단용 시약)와의 인과관계에 따라 피험자의 진료가 필요로 하는 상황에 대해 진료 절차 및 방법 등을 기술한다.

다만, 해당 임상시험과 상관없이 내원한 환자의 일상적 검사에서 획득한 잔여검체를 이용하여 체외진단용의료기기(시약)의 유효성(성능)을 평가하는 임상시험으로 임상시험 후 피험자에 대한 별도의 진료가 수반되지 않는다면 상기 내용을 기술하여 '임상시험 후 피험자의 진료에 관한 사항'은 별도로 규정하지 않음을 기술한다.

19. 피험자의 안전보호에 관한 대책

피험자의 안전보호를 위하여 임상시험기관 및 임상시험심사위원회, 시험자(시험책임자, 시험담당자 등), 의뢰자(모니터링, 피험자 정보사항 등 기록의 보존 및 비밀보장 등)의 의무사항을 정하여 기술한다.

다만, 해당 임상시험과 상관없이 내원한 환자의 일상적 검사에서 획득한 잔여검체를 이용하여 체외진단용의료기기(시약)의 유효성(성능)을 평가하기 위한 것으로 피험자에 대한 직접적인 영향(인체 위해도)이 없다면 상기 내용을 기술하여 '피험자 안전보호에 관한 대책'은 별도로 규정하지 않음을 기술하되 대상 잔여검체는 고유번호(AAA-000)로 익명화하여 사용할 것이며 임상시험에 대한 평가 후 병원폐기물 취급 등 관련 법 및 생물학적 관리기준(병원내 규정)에 따라 폐기하도록 설정 후 함께 기술한다.

20. 그 밖에 임상시험을 안전하고 과학적으로 실시하기 위하여 필요한 사항
해당 임상시험에서 사용하는 증례기록서와 같은 기본 문서의 작성, 열람 및 보관, 임상시험계약, 임상시험용 의료기기(체외진단용 시약)의 관리, 모니터링 절차 및 방법, 임상시험 관련 자료의 보관 규정 및 절차 등을 포함하여 필요한 사항을 정하여 기술한다.

참고문헌

1. 의료기기법 법률 제13116호(2015. 1), 의료기기법 시행령 대통령령 제26375호(2015. 6), 의료기기법 시행규칙 총리령 제1181호(2015. 7)
2. 식품의약품안전처, 식품의약품안전처 의료기기 품목 및 품목별 등급에 관한 규정(고시 제2015-18호, 2015. 4), 의료기기 허가·신고·심사 등에 관한 규정(고시 제2015-46호, 2015. 7), 의료기기 임상시험계획 승인에 관한 규정(고시 제2014-178호, 2014. 10), 의료기기 임상시험기관 지정에 관한 규정(고시 제2014-85호, 2014. 2), 의료기기 임상시험 기본문서 관리에 관한 규정(고시 제2013-211호, 2013. 8)
3. 생명윤리 및 안전에 관한 법률 제12447호(2014. 6), 생명윤리 및 안전에 관한 법률 시행령 대통령령 제25050호(2013. 12), 생명윤리 및 안전에 관한 법률 시행규칙 보건복지부령 제228호(2013. 12)
4. 식품의약품안전처, 임상시험 피해자 보상에 대한 규약 및 절차 마련을 위한 가이드라인 (2013)
5. 보건복지부, 한국보건산업진흥원, 의료기기 임상시험 의뢰자과정 표준교육교재 (2013)
7. 체외진단용 의료기기의 임상적 성능 허가·심사 가이드라인 (2014. 11)
8. 체외진단용 의료기기의 임상적 성능시험 관리기준 가이드라인 (2015. 7)
9. IMDRF 홈페이지(International Medical Device Regulators Form) GHTF archive(www.imdrf.org/ghtf/ghtf-archives.asp)
10. SG 5/N 1 R 8: Clinical Evidence-Key Definitions and Concepts (2007)
11. SG 5/N 2 R 8: Clinical Evaluation (2007)
12. SG 5/N 3: Clinical Investigations (2010)

13. SG 5/N 6:Clinical Evidence for IVD medical devices-Key Definitions and Concepts, GHTF (2012)
14. SG 5/N 8:Clinical Evidence for IVD medical devices-Clinical studies for In Vitro Diagnostic Medical Devices, GHTF (2012)
15. Directive 98/79/EC of the European Parliament and of the Council of 27 October 1998 on in vitro diagnostic medical devices (IVDD)
16. Proposal for a Regulation of the European Parliament and of the Council on in vitro diagnostic medical devices 2014/2067 (COD) COM (2012) 541 final
17. In Vitro Diagnostic (IVD) Device Studies-Frequently Asked Questions, Guidance for Industry and FDA Staff, U.S FDA (2010)
18. Statistical Guidance on Reporting Results from Studies Evaluating Diagnostic Tests, Guidance for Industry and FDA Staff, U.S. FDA (2007)
19. Statistical Methods in Diagnostic Medicine, 2nd ed, WIliey (2003)
20. 진단검사의학용어집, 대한진단검사의학회 (2010)

5.4 체외진단용 의료기기의 임상적 성능시험 관리기준 가이드 라인 (2017.05.01 개정)

5.4.1 목적

의료기기 법령 및 "의료기기 임상시험 관리기준"에 따라 체외진단용 의료기기의 임상적 성능시험을 실시함에 있어 잔여검체에 대한 "임상시험심사위원회"(이하 IRB)승인 등 체외진단용 의료기기의 임상적 성능시험을 실시함에 있어 추가적으로 고려하여야하는 사항을 제시하여 임상적 성능시험 실시에 적정을 기하고자 함.

5.4.2 근거법령

가. 「의료기기법 제10조(임상시험계획의 승인 등)
나. 「의료기기법 시행규칙」제20조(임상시험계획의 승인 등)
다. 「의료기기법 시행규칙」제24조(임상시험 실시기준 등)
라. 「의료기기법 시행규칙」별표3(의료기기 임상시험 관리기준)
마. 「의료기기 허가·신고·심사 등에 관한 규정」제33조(체외진단용 의료기기의 심사자료의 종류 및 요건)

5.4.3 용어의 정의

가. "체외진단용 의료기기" 란 인체에서 유래한 시료를 검체로 검사하여 질병의 진단, 예후 관찰, 혈액 또는 조직의 적합성 판단 등의 정보 제공을 목적으로 체외에서 사용하는 시약을 말한다.

나. "체외진단용 의료기기의 임상적 성능시험"이란 체외진단용 의료기기의 성능 및 유효성을 입증하기 위해 사람에서 유래된 검체(혈액, 체액 등)를 대상으로 시험한 자료로서 임상적 민감도 및 임상적 특이도 평가항목을 포함한다.

다. "임상시험피험자"(이하 피험자)란 임상시험용 의료기기의 적용 대상이 되거나 대조군에 포함되어 임상시험에 참여하는 사람을 말한다.

라. "검체제공자" 란 체외진단용 의료기기의 임상적 성능시험을 실시하는데 필요한 검체(혈액, 체액 등)를 제공한 사람을 말한다.

마. "피험자식별코드"란 피험자의 신원을 보호하기 위하여 시험책 임자가 각각의 피험자에게 부여한 고유 식별기호로서, 시험책 임자가 이상반응 또는 그 밖의 임상시험 관련 자료를 보고할 경우 피험자 성명 대신 사용하는 것을 말한다.

바. "시험자"란 시험책임자, 시험담당자 및 임상시험조정자를 말한다.

사. "표준작업지침서" 란 특정 업무를 표준화된 방법에 따라 일관되게 실시할 목적으로 해당 절차 및 수행 방법 등을 상세하게 적은 문서를 말한다.

아. "잔여검체" 란 의료기관에서 진단 또는 치료 목적으로 사용하고 남아 있거나 특정한 연구 목적으로 채취되어 사용하고 남은 인체에서 유래한 검체 중 다른 목적으로 2차적으로 사용할 것에 대하여 검체제공자로부터 포괄적인 동의를 받은 검체를 말한다.

자. "개인식별정보" 란 검체제공자의 성명, 주민등록번호 등 개인을 식별할 수 있는 정보를 말한다.

차. "익명화"란 개인식별정보를 영구적으로 삭제하거나, 개인식별정보의 전부 또는 일부를 해당 기관의 고유식별기호로 대체하는 것을 말한다.

5.4.4 적용범위

이 가이드라인은 「의료기기법」제10조에 따라 의료기기 임상시험 기관에서 실시하는 체외진단용 의료기기 임상적 성능시험에 적용한다. 동 가이드라인에서 기술하지 않은 사항은 「의료기기법」제10조, 「의료기기법 시행규칙」제20조, 제24조 및 별표3 '의료기기 임상시험 관리기준'에 따른다.

5.4.5 임상시험기관장

임상시험기관장은 체외진단용 의료기기의 임상적 성능시험 실시 및 관리를 위하여 다음에 사항에 대하여 표준작업지침서를 작성·수행한다.

가. 검체보관 및 관리에 대한 사항
  1) 임상적 성능시험에 사용되는 검체의 범위

예시
□ 검체의 범위 예시 　가. 해당 임상적 성능시험에 참여하는 검체제공자로부터 동의를 받아 채취한 검체 　나. 잔여검체 　　1) 의료기관에서 해당 임상적 성능시험과 상관없이 일상적인 치료 또는 진단목적으로 채취하여 사용하고 남은 검체 　　2) 특정한 연구의 목적으로 채취되어 사용하고 남은 인체에서 유래된 검체 중 다른 목적으로 2차적으로 사용하려는 것에 대해 검체제공자로부터 검체채취 당시 포괄적인 동의를 받은 검체 　　3) 인체유래물은행에 수집·보관된 검체 등

  2) 검체의 적합성검토 및 채취, 보존, 관리, 제공 및 폐기 등 처리 절차
     *「생명윤리 및 안전에 관한 법률」,「폐기물관리법」 등의 관련 법령에 따른다.

나. 검체제공자의 개인정보 보호 업무에 대한 사항
  1) 검체의 익명화 처리 방법
  2) 개인정보 보호를 위한 물리적·행정적 절차
  3) 개인정보 제공 범위 및 방법
  4) 임상시험기관 휴·폐업시 보관중인 검체 이관에 따른 개인정보 처리 방안
  5) 검체의 폐기 시 개인정보 처리 방안
  6) 검체에 대한 익명화 해제 조건 및 익명화 해제 후 검체제공자의 개인정보 보호대책
  7) 임상시험기관 직원 등에 대한 개인정보 보호 교육
  8) 보안책임자 지정 및 운영 임상시험기관장은 체외진단용 임상적 성능시험에 사용

되는 검체의 관리 및 검체제공자의 개인정보 보안을 담당하는 책임자(이하 보안책임자)를 지정하여 운영할 수 있다.

보안책임자 지정 및 운영(잔여검체의 관리 예시)

가. 임상시험기관의 장은 잔여검체의 개인정보를 관리하고 보안을 담당하는 책임자(이하 "보안책임자"라 한다)를 지정할 수 있다.

나. 보안책임자는 다음의 업무를 수행한다.
    1) 의료기관에서 치료, 진단 목적으로 사용하고 남아 폐기할 목적으로 보관중인 잔여검체를 시험책임자의 요청 등에 따라 의료기기 임상적 성능시험에 사용할 목적으로 전용하기 위한 익명화 처리
      (가) 잔여검체에 고유식별코드(숫자, 문자 등) 부여
      (나) 검체제공자 개인식별정보와 잔여검체에 부여된 고유식별코드 간 연결을 위한 식별코드대장 작성 및 기록 및 관리
      (다) 검체제공자의 개인정보 관리 및 보안
      (라) 검체제공자 및 잔여검체 정보에 대한 데이터베이스 등 시설 관리
          - 잔여검체 보관 장소 및 정보시스템 운영 장소에 대한 보안
          - 정보시스템과 외부네트워크에 대한 방화벽 등 접근성 관리
          - 정전 등 긴급 상황에 대비 및 정보시스템 백업장치 구비 등
      (마) IRB로부터 피험자(검체제공자) 서면동의 면제 승인을 받은 잔여검체의 익명화 여부 검토 및 익명화 방법의 적절성 검토서 작성·발급
    2) 임상적 성능시험의 목적으로 임상시험기관 내 반입되는 잔여검체의 인수, IRB의 승인을 받은 임상시험의 시험책임자에게 잔여검체 불출 및 제공

다. 보안책임자는 임상시험기관에 사용할 목적으로 임상시험기관에서 관리되고 있는 잔여검체의 보관 및 보안 현황과 관련하여 주기적으로 임상시험기관장에게 보고하여야 하며, IRB에 검체관리정보(개인정보 제외)를 제공하여야 한다.

라. 보안책임자는 임상적 성능시험에 참여하지 않아야 한다. 그러나 유관기관에서 시행하는 보안교육 또는 임상시험기관 관련 종사자들에 대한 교육에 포함된 보안 관련 교육에 적극 참여해야 한다.

다. 사용검체의 적합성 및 피험자(검체제공자)동의에 대한 IRB 심사기준 및 절차 (제6호 및 제7호 참고)

라. 고위험 감염성 검체를 사용하는 임상적 성능시험 시 시험자 감염 등에 대한 안전보호대책 (제7호 및 제8호 참고)

마. 임상시험검사의 위·수탁 계약

1) 임상시험기관장은 임상검사 중 일부 또는 전부를 실시하지 않을 경우에는 타 의료기관 또는 검사기관에서 실시할 수 있도록 위·수탁 계약을 맺어 실시할 수 있다.
2) 임상시험기관장은 임상검사 위·수탁 계약 체결 시 수탁기관에 대하여 다음에 해당하는 사항을 확인한다.
   가) 검사실이 최근1년간 외부 정도관리 진단을 받았는지
   나) 검사실에서 정상치에 대한 정도관리를 주기적으로 실시하고, 그 결과를 보관하고 있는지
   다) 각 임상검사의 제반 과정을 기술해 놓은 표준작업지침서를 마련해 놓고 있는지
   라) 임상검사에 필요한 각종 설비 및 비품의 예방점검을 정기적으로 실시하고 있는지
3) 임상시험기관장은 임상검사 중 일부 또는 전부를 위탁하여 임상적 성능시험을 실시하고자 하는 경우, 검체의 보관, 이송, 인수 등 관리에 필요한 사항을 계약서에 포함하여야 하며, 위·수탁 기관 간 업무분장에 관한 사항을 상세하게 작성한다.

5.4.6 임상시험심사위원회

체외진단용 의료기기 임상적 성능시험의 실시 및 관리를 위하여 IRB는 다음에 해당하는 업무를 수행한다.

가. 사용 검체의 적합성 등 검토
  1) 체외진단용 의료기기의 임상적 성능시험에 사용되는 검체 채취, 제공 및 취득 방법의 적절성
  2) 해당 검체의 사용이 의학적, 과학적으로 타당한지와 개인정보 보호 대책의 적절성
  3) 검체의 사용으로 얻을 수 있는 사회적 이익이 검체제공자에 대한 권리 침해를 정당화하는지 판단
  4) 검체제공자의 개인정보가 익명화되어 제공된 잔여검체를 사용하는 경우 익명화 방법의 적절성

나. 잔여검체에 대한 피험자(검체제공자)동의 심사

IRB는 「의료기기법 시행규칙」 제24조제4항에 따라 잔여검체를 사용하는 체외진단용 의료기기의 임상적 성능시험의 경우 다음의 요건을 모두 갖춘 경우에는 피험자의 서면 동의 면제를 승인할 수 있다. 다만, 친권자 또는 후견인 등의 동의를 받아야 하는 경우에는 그러하지 아니하다.

가) 피험자의 동의를 받는 것이 현실적으로 불가능한 경우

나) 피험자가 동의를 거부할 특별한 사유가 없는 경우

다) 동의를 받지 아니하여도 임상적 성능시험이 피험자에게 미치는 위험이 극히 낮은 경우

□ 잔여검체에 대한 피험자(검체제공자) 동의 면제심사 시 다음의 사항을 포함하여 고려하여야 한다.

가. 임상시험용 의료기기가 「의료기기 품목 및 등급에 관한 규정(식약처 고시)」에 따라 다음 중 어느 하나에 해당하고,
  (D) 체외진단용 시약 Reagents for In vitro Diagnostics(IVD Reagents)
    D01000 혈액 검사용 시약 IVD reagents for Hematology
    D02000 수혈 검사용 시약 IVD reagents for Transfusion medicine
    D03000 요 또는 분변 검사용 시약 IVD reagents for Urine or Feces
    D04000 면역·화학 검사용 시약 IVD reagents for Clinical Immunochemistry
    D05000 임상미생물 검사용 시약 IVD reagents for Clinical Microbiology
    D06000 분자유전 검사용 시약 IVD reagents for Molecular Genetics
    D07000 체외진단 검사지 IVD Strip
    D08000 병리 검사용 시약 IVD reagents for Pathology

나. 임상적 성능시험에 사용하는 검체는 잔여검체로 다음에 해당하고,
  1) 의료기관에서 해당 임상적 성능시험과 상관없이 일상적인 치료 또는 진단 목적으로 채취하여 사용하고 남아 폐기할 목적으로 보관중인 검체
  2) 특정한 연구의 목적으로 채취되어 사용하고 남은 인체에서 유래된 검체 중 다른 목적으로 2차적으로 사용하려는 것에 대해 검체제공자로부터 검체채취 당시 포괄적인 동의를 받은 검체
  3) 인체유래물은행에 수집·보관된 검체 등

다. 익명화 방법 및 검체의 제공방법이 적절하고,
  1) 임상적 성능시험에 사용하는 잔여검체가 익명화 처리되어 시험책임자에게 제공됨으로써 임상적 성능시험에 참여하는 모든 인력(시험책임자, 시험담당자, 의뢰자등)이 검체제공자에 대하여 임상적 성능시험에 필요한 최소한의 임상정보를 제외하고 는 검체제공자의 개인정보를 식별할 수 없어야 하고,
    * 검체의 종류, 채취시점, 기존의 의학적으로 확립된 진단검사에 따른 결과(양성, 음성)
  2) 검체의 채취방법 및 잔여검체를 시험책임자에게 제공할 때의 익명화 방법 및 제공 방법이 관련 법령(생명윤리 및 안전에 관한 법률 등) 및 임상시험 기관의 규정에 적합하고,

라. 의학적으로 정립된 방법에 의하여 이미 진단이 완료된 잔여검체로써 임상적 성능시험의 검사결과가 검체제공자에게 제공될 필요가 없고, 시험 결과가 진단에 영향을 미치지 않는 시험이어야 하며,

마. 시험방법, 검체의 종류 등 시험의 특성에 따라 필요한 안전성에 대한 영향 및 피험자 동의 면제에 대한 윤리적 사항을 고려하여야 한다.

다. 심사결과 통지 등
1) IRB는 사용 검체의 적합성 또는 검체제공자의 동의 등에 대한 심사 결과를 시험책임자에게 문서로써 통지한다.
2) IRB는 검체의 사용 또는 검체제공자의 동의 면제 요청을 승인하지 않은 경우에도 이를 문서화하고 시험책임자에게 알려서 시험책임자가 다른 적합한 검체를 사용하거나 검체제공자로부터 동의를 받아서 사용하도록 한다.

라. 임상시험용 체외진단용 의료기기의 적합성 확인
IRB는 임상시험계획 승인 시 임상시험에 사용되는 체외진단용 의료기기가 「의료기기법 시행규칙」별표2 '시설과 제조 및 품질관리체계의 기준'에 적합하게 제조되었음을 「의료기기 임상시험계획 승인에 관한 규정」 제4조제1항제2호에 따라 확인하여야 한다.

5.4.7 시험자

체외진단용 의료기기의 원활한 임상적 성능시험을 위하여 시험자가 지켜야 하는 의무사항은 다음과 같다.

가. 시험자의 자격요건
시험자는 체외진단용 의료기기 임상시험의 적정한 실시를 위하여 임상시험기관 표준작업지침서 및 동 가이드라인에 따라 적절한 교육·훈련 및 경험을 갖추어야 한다.

나. 임상시험에 필요한 자원 확보
1) 시험책임자는 체외진단용 의료기기의 임상적 성능시험에 사용하는 검체가 관련

법령 및 임상 시험기관의 규정에 따라 적합한 검체를 사용한다.
2) 시험책임자는 임상적 성능시험에 사용되는 검체의 적절한 사용을 위하여 관련 법령 및 임상시험기관장이 정한 절차를 준수한다.
3) 시험책임자는 체외진단용 의료기기 임상적 성능시험 수행에 적절한 시설 및 장비 등이 임상시험기관의 임상시험실 또는 체외진단검사 수탁기관에 확보되어 있는지 여부를 확인하여야 한다.

다. 피험자(검체제공자)동의
1) 시험책임자는 체외진단용 의료기기 임상적 성능시험에 참여하는 피험자(검체제공자)에게 「의료기기법 시행규칙」별표3 '의료기기 임상시험 관리기준' 제7호아목 10)이외에 다음의 사항을 추가로 알리고 동의를 받아야 한다.
   가) 임상적 성능시험의 목적으로 채취되는 검체의 종류 및 양
   나) 채취된 검체의 관리, 사용 및 폐기 등에 대한 사항
   다) 검체제공자 동의 철회 시 검체의 처리에 대한 사항
   라) 개인정보 보호 및 처리 등
2) 시험책임자는 잔여검체를 사용하는 경우 피험자(검체제공자)의 동의 면제가 필요한 때에는, 그 타당성 등을 포함하는 검체제공자의 동의 면제 사유서를 IRB에 제출하고 승인을 받아야 한다.
3) 시험책임자는 상기 검체제공자 동의 면제 사유서와 IRB 승인 문서를 임상적 성능시험의 기본문서로서 보관한다.
4) 「의료기기법 시행규칙」제24조제4항에 따라 IRB 승인을 받아 검체 제공자의 동의를 받지 아니하고 잔여검체를 사용하는 경우에는 검체제공자에 대한 개인정보를 익명화하여 사용하여야 한다.

라. 검체제공자의 개인정보 보호 및 비밀보장
1) 시험책임자는 임상적 성능시험에 참여하는 검체제공자로부터 동의를 받아 검체를 채취하는 경우 등 검체제공자의 권리·안전·복지를 적극 보호 하여야 한다.
2) 시험책임자는 검체제공자의 시험기록에 대하여 비밀보장을 유지해야 하는 책임을 가지고 있으며, 이를 위한 계획을 수립하고 이행한다.
3) 검체제공자의 개인정보 보호 및 비밀보장을 위하여 시험책임자는 다음과 같은 방법을 사용할 수 있다.

가) 최소한의 식별 가능한 정보만을 사용
나) 개인식별정보를 숫자, 문자 등으로 코드화
다) 실명, 주소 등 개인식별정보는 증례기록지에 기록 금지
라) 식별정보를 포함하는 문서(임상시험 기본문서 제외)는 파기
마) 잠금 장치가 있는 곳에 시험기록을 보관
바) 비밀보장의 중요성을 시험담당자에게 교육

마. 시험자 안전에 관한 사항
1) 시험책임자는 고위험 감염성 검체를 접촉하는 임상시험의 경우 임상시험기관의 표준작업지침서 등에 따라 시험자의 안전 대책을 수립한다.
2) 1)에도 불구하고, 시험자에게 감염 등의 안전성 문제가 발생한 경우 시험책임자는 해당 사실을 임상시험기관장 및 의뢰자에게 알리고 임상시험기관 표준작업지침서 등에 따라 필요한 조치를 취한다.

바. 임상시험용 체외진단의료기기는「의료기기법 시행규칙」별표2 '시설과 제조 및 품질관리 체계의 기준'에 따라 적합하게 제조된 의료기기를 사용한다.

5.4.8 의뢰자

체외진단용 의료기기의 임상적 성능시험의 실시를 위하여 의뢰자가 지켜야 하는 의무는 다음과 같다.

가. 임상적 성능시험에 대한 모니터링, 점검 실시
1) 의뢰자는 임상적 성능시험에 대한 지식과 경험을 갖춘 자로 하여금 임상적 성능시험 수행의 전반을 감독하고, 임상적 성능시험에 사용되는 검체의 타당성 등에 대하여 지속적으로 모니터링한다.
2) 의뢰자는 임상적 성능시험이 관련 법령, 임상시험계획서, 임상 시험기관의 표준작업지침서 등에 따라 적절하게 이루어지는지와 임상적 성능시험이 그 목적에 맞게 수행되는지 여부를 점검한다.
3) 모니터링또는 점검 시 해당 임상적 성능시험이 부적절한 검체를 사용하고 있거나, IRB의 승인 없이 피험자(검체제공자)동의를 면제하여 임상시험을 실시하고

있는 등의 사실을 알게된 경우 즉시 이 사실을 시험책임자 및 임상시험기관장에게 알리고 시정조치를 요구한다.

나. 시험자 감염 등 안전성 관련 보고
1) 의뢰자는 검체 채취 시 발생하는 안전성 및 고위험성 감염성 검체 사용 시 시험자에 대한 안전성 평가를 지속적으로 실시하여야 하며, 이상사례, 이상의료기기 사례 등 안전성 문제가 발생된 경우, 의료기기 임상시험 관리기준 및 임상시험기관의 표준작업지침서, 임상시험계획서에 따라 IRB와 식품의약품안전처장에게 보고한다.
2) 의뢰자는 피험자(검체제공자)의 안전을 위협하거나, 임상적 성능시험의 지속실시에 영향을 미치거나 IRB의 결정사항을 변경해야 할 만한 안전성 문제가 있는 경우 IRB, 시험자 및 식품의약품안전처장에게 이를 신속히 보고한다.

다. 임상시험용 체외진단용 의료기기의 공급
1) 의뢰자는「의료기기법 시행규칙」별표2 '시설과 제조 및 품질관리체계의 기준'에 적합하게 임상시험용 체외진단용 의료기기를 제조하여 임상시험기관에 공급한다.
2) 의뢰자는 임상시험용 체외진단용 의료기기가「의료기기법 시행 규칙」별표2 '시설과 제조 및 품질관리체계의 기준'에 적합하게 제조되었음을 입증하는 자료를 임상시험자자료집 등에 포함하여 시험책임자에게 제공한다.

약어풀이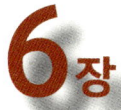

한글번역	약어	풀이
개시된 화학 기상증착법	icvd	initiated chemical vapor deposition
검출한계	LOD	limit of detection
고리형 올레핀 공중합체	COC	cyclic olefin copolymer
고리형 올레핀 중합체	COP	cyclic olefin polymer
고체상 추출	SPE	solid-phase extraction
교질입자 동전기 크로마토그래피	MEKC	micellar electrokinetic chromatography
국소표면 플라스몬 공명	LPSR	localized surface plasmon resonance
기준전극	RE	reference electrode
디프 반응성 이온에칭	DRIE	deep reactive ion etching
나노다공성 은	NPS	nanoporous sliver
나노임프린트 리소그래피	NIL	nanoimprint lithography
도데실황산나트륨	SDS	sodium dodecylsulfate
등속전기영동법	ITP	isotachophoresis
등전자적 전기영동	IEF	isoelectric focusing
랩온어칩	LOC	lap on a chip
리드온칩	LOC	lead on chip
면역크로마토그래피 분석법	ICAT	immunochromatographic assays
모세관 전기영동	CE	capillary electrophoresis
미세유체 종이기반 분석장치	μPADs	microfluidic paper-based analytical devices
미세유체칩	mChip	microfluidic chip
상대전극	CE	counter electrode
서양고추냉이 과산화효소	HRP	horseradish peroxidase
순환 종양세포(혈중 종양세포)	CTC	circulating tumor cells
실시간 핵산서열기반 증폭	RNASBA	real-time nucleic acid sequence-based amplification
실시간 가속 역전사 루프매개 등온증폭	RT-LAMP	real-time accelerated reverse transcription loop-mediated isothermal amplification

한글번역	약어	풀이
알칼리포스파타제	ALP	alkaline phoshatase
압력감지 접착제	PSA	pressure-sensitive adhesive
엇갈린 헤링본 혼합기	SHM	staggered herringbone mixer
열접착 접착제	TBA	thermobond adhesive
유리 전이온도	Tg	glass transition temperature
유전이동	DEP	dielectrophoresis
유전체 전기습윤	EWOD	electrowetting-on-dielectric
인간 융모성 고나도트로핀	hCG	human chorionic gonadotropin
인쇄 작용전극	PWEs	printed working electrodes
자기조립단층	SAM	self-assembled monolayer
작용전극	WE	working electrode
인듐주석 화학물	ITO	indium tin oxide
전립선 특이항원	PSA	prostate-specific antigen
정량한계	LOQ	limit of quanitation
중합효소연쇄반응	PCR	polymerase chain reaction
재조합 중합효소 증폭법	RPA	recombinase polymerase amplification
질량 분광분석 플랫폼	MS	mass spectrometry platform
체적 막대 차트칩	V-Chip	volumetric bar chart chip
최소저해농도	MIC	minimun inhibitory concentration
측면유동 면역분석법	LFIA	lateral-flow immunoassay
컴퓨터 수치제어	CNC	computer numerical control
폴리메타크릴산메틸	PMMA	poly (methyl methacrylate)
폴리디메틸실록산	PDMS	polydimethylsiloxane
폴리스티렌	PS	polystyrene
폴리에스터토너	PT	polyester-toner
폴리에틸렌 글리콜	PEG	polyethylene glycol
폴리카보네이트	PC	polycarbonate
표면 음향파	SAW	surface acoustic waves
표면강화 라만분광법	SERS	surface-enhanced Raman spectroscopydetection method
현장현시검사	POCT	point of care test
혈관내피성장인자	VEGF	vascular endothelial growth factor
활성포도당 산화효소	GOD	glucose oxide
효소결합면역흡착 분석법	ELISA	enzyme-linked immunosorbent assay
C반응 단백	CRP	c-reactive protein
발광다이오드	LED	light emitting diode
폴리에틸렌 테레프탈레이트	PET	polyethylene terephthalte

찾아보기

ㄱ

결합 27
경쟁적 억제분석법 3
고리형 올레핀 중합체 18
국소표면 플라스몬 공명 74
금나노입자 9
기계밀링 25
기준전극 103

ㄴ

나노임프린트 리소그래피 23
능동밸브 32
능동혼합 36
니트로셀룰로오스 막 7

ㄷ

다중 미세유체 종이기반 면역분석법 83
대량신속처리분석법 77

ㄹ

라벨 6
랩온어칩 15

루프매개 등온증폭 84
리드온칩 22
리포솜 6
리포터 업-컨버팅 형광체 기술 7

ㅁ

미세기둥기반 측면유동 면역분석법 플랫폼 9
미세유체역학 현장현시 시스템 28
미세유체 종이기반 분석장치 62
미세유체칩 49
미세접촉인쇄 20
밀봉 27

ㅂ

밸브 32
복제주형 20
비색계검출법 65

ㅅ

사출성형 21
상대전극 103
세계칩 인터페이스 30

세포기반 분석 85
소프트 리소그래피 19
수동밸브 32
수동혼합 36
실시간 가속화 역전사 루프매개 등온증폭 85
실시간 핵산서열기반증폭 39
실크스크린인쇄 63

ㅇ

압력감지 접착제 27
양자점 7
엇갈린 헤링본 혼합기 37
엘라스토머 막 33
엘라스토머 밸브 33
열결합 28
열접착제 27
온칩 혼합 37
왁스인쇄 방법 63
용매결합 29
용매보조 미세주형 21
유전체 전기습윤 35
유체펌프 32

ㅈ

자기조립단층 20
작용전극 103
재조합체 면역블롯검사법 83
적외선 레이저용접 30
전기화학발광법 67
종이기반 간접 효소결합면역흡착측정법 83
종이기반 펩타이드 어레이 87

종이기반 효소결합면역흡착측정법 81
종이생분석법 플랫폼 62
종이접기 63
중합효소연쇄반응 38
직접구조 레이저절삭 24
직접분석법 3
질량분광분석 플랫폼 38

ㅊ

체적막대차트칩 49
측면유동 기기 2
측면유동 면역분석법 2

ㅋ

콜로이드 금 7
콜로이드 탄소입자 6

ㅌ

토너기반 미세유체기기 26
Tagged-amplicon deep sequencing 45

ㅍ

펌프 34
포토 리소그래피 19
폴리디메틸실록산 16
폴리디메틸실록산 밸브 34
폴리에스터토너 칩 26
폴리에틸렌 테레프탈레이트 106
표면강화 라만분광법 71
표본준비 38
표준 효소결합면역흡착측정법 83

Index

플로우스루 면역측정법 42

ㅎ

하이브리드 미세유체 밸브 34
핫엠보싱 22
현장현시(point-of-care, POC)시스템 1
현장현시검사 2
혼합 36, 38
화학발광검출 67
효소결합면역흡착분석법 62
효소결합면역흡착측정법 38, 84
효소결합면역흡착측정법 키트 82